中医药畅销书选粹·名医传薪

姜春华经方发挥与应用

姜春华 戴克敏 著

中国中医药出版社·北京

图书在版编目（CIP）数据

姜春华经方发挥与应用 / 姜春华，戴克敏著. —2版. —北京：中国中医药出版社，2012.1（2025.9重印）

（中医药畅销书选粹. 名医传薪）

ISBN 978-7-5132-0621-1

Ⅰ. ①姜… Ⅱ. ①姜… ②戴… Ⅲ. ①中医学：临床医学–经验–中国–现代 Ⅳ. ①R249.7

中国版本图书馆CIP数据核字（2011）第215904号

中国中医药出版社出版

北京经济技术开发区科创十三街 31 号院二区 8 号楼

邮政编码 100176

传真 010–64405721

北京盛通印刷股份有限公司印刷

各地新华书店经销

开本 880×1230 1/32 印张 13.5 字数 357 千字

2012年1月第2版 2025年9月第7次印刷

书号 ISBN 978-7-5132-0621-1

定价 45.00元

网址 www.cptcm.com

服 务 热 线 010–64405510

购 书 热 线 010–89535836

维 权 打 假 010–64405753

微信服务号 zgzyycbs

微商城网址 https://kdt.im/LIdUGr

官 方 微 博 http://e.weibo.com/cptcm

天猫旗舰店网址 https://zgzyycbs.tmall.com

如有印装质量问题请与本社出版部联系（010–64405510）

出版者的话

中国中医药出版社作为直属于国家中医药管理局的唯一国家级中医药专业出版社，自创办以来，始终定位于“弘扬中医药文化的窗口，交流中医药学术的阵地，传播中医药文化的载体，培养中医药人才的摇篮”，不断锐意进取，实现了由小到大、由弱到强、由稚嫩到成熟的跨越式发展，短短的20多年间累计出版图书3600余种，出书范围涉及全国各级各类中医药教材和教学参考书；中医药理论、临床著作，科普读物；中医药古籍点校、注释、语译；中医药译著和少数民族文本；中医药政策法规汇编、年鉴等。基本实现了“只要是中医药书我社最多，只要是中医药教材我社最全，只要是中医药书我社最有权威性”的目标，在中医药界和社会上产生了广泛的影响。2009年我社被国家新闻出版总署评为“全国百佳图书出版单位”。

为了进一步扩大我社中医药图书的传播效应，充分利用优秀中医药图书的价值，满足更多读者，尤其是一线中医药工作者的需求，我们在努力策划、出版更多更好新书的同时，从早期出版的专业学术图书中精心挑选了一批读者喜欢、篇幅适中、至今仍有很高实用价值和指导意义的品种，以“中医药畅销书选粹”系列图书的形式重新统一修订、刊印。整套图书约100种，根据内容大致分为七个专辑：“入门进阶”主要是中医入门、启蒙进阶类基础读物；“医经索微”是对中医经典的体悟、阐释；“名医传薪”记录、传承名医大家宝贵的临证经验；“针推精华”精选针灸、推拿临床经验；“特技绝活”展现传统中医丰富多样的特色疗法；“方药存真”则是中药、方剂的精编和临床应用；“临证精华”汇集临床各科精妙之法。可以说基本涵盖了中医各主要学科领域，对于广大读者学习中医、认识中医和应用中医大有裨益。

今年是“十二五计划”的开局之年，我们将牢牢抓住机遇，迎接挑战，不断创新，不辱中医药出版人的使命，出版更多、更好的中医药图书，为弘扬、传播中医药文化知识作出更大的贡献。

中国中医药出版社

2012年1月

内容提要

本书是已故“一代名医”姜春华教授的遗作，成书达十年之久。全书汇集姜老一生研究《伤寒论》、《金匮要略》的心得体会，精选其运用经方的临证验案，对后世学习，应用经方实具启发意义，与同类书相较更胜一筹。该书按照类方的形式排列，体例简洁，既是临床实践的良师益友，又是一部具有很高学术价值的著作。

本书可供中医及中西医结合工作者、科研人员及大中院校师生阅读参考。

序

经方者，远古经验之方也。人类始从单味药治疗，而后乃有数味药配伍之复方，经长期无数人之反复使用，证明药证相符而有效者汇集成卷，尊为经方。《汉书·艺文志》（皇家图书馆目录）基于刘氏父子之《七录》增补而成，当时有医经十家二百一十六卷，经方十一家二百七十四卷（内中包含《汤液经法》三十二卷），其余尚录有房中、神仙各若干卷。

世称经方，大率指仲景方而言，其方传自《汤液经法》。《汤液》乃经方之一，仲景既取材于《汤液经》，世人即以经方名之。

晋·皇甫士安《甲乙经》序言："（仲景）论广《伊尹汤经》为数十卷"。梁·陶弘景《辅行诀》亦谓："汉晋以还，诸名医辈张玑（机）、卫汎、华佗、吴普、皇甫玄宴、支法存、葛稚川、范将军（汪）等皆当代名医，咸师式此《汤液经法》"，又言"外感天行之病，经方之治有二旦（阴旦、阳旦，即桂枝、柴胡）、六神大小（即大、小青龙，大、小白虎等）。昔南阳张玑依此诸方撰为《伤寒论》一部。"故后世称仲景方为经方，更信而有征。至于汉晋以还，诸名医采用之经方，书多散佚，部分散录于《千金》、《外台》书中。

前人颂仲景方"效如桴鼓"。又说方证相对，覆杯而愈。盖经数千年亿万人次使用之积累。后人对仲景方不从实效推广应用处着手，唯从文字考订条文注释，以意推求，自谓复其原貌，而今之注解者又多引古注，使古人聚讼一室，相互非难，于是舍经方不议，专议后人之注。

宋·朱肱著《伤寒类证》，清·徐灵胎著《伤寒类方》，方证相汇，疗效主付，以经证经，不着己意，使《伤寒论》成为可读之书。凡从余学者以此二书为介。

一九七〇年教改，戴君克敏从药学系来中医教研室，边从余学习中医，余为教研室同仁讲经方用法，中西药理之可通者通之，适应今病者扩充之。

凡讲仲景经方一年余，戴君手录稿亦几盈寸，又参考各家注释，取其精义及现代科学研究成果与余反复研究作为补苴，有利于学者作为旁证。

如是又数年，复采余临床之方药，以为经方活用之示例，凡余用方用药之经验，俱汇斯集。余师经方之意，不全采其方，盖病万变，尝自从仲景之意增损之。愿学者亦能师仲景之意，参从现代之认识而活用之，庶免按图索骥，以一成不变之方治旦夕万变之病。

姜春华

1990年1月于上海

编写凡例

1. 本书所载方剂，都是仲景常用方，约 160 个，方中所载药物约 120 味。

2. 方剂排列，据《王旭高医书六种》，按类方形式排列。如桂枝汤类、麻黄汤类等。因药物加减而有变化者，如桂枝汤去桂加苓术汤，按理不能列入桂枝汤类，但依习惯排列，暂归于桂枝汤类。

3. 本书方剂按照［单味药药理研究］、［方药组成］、［适应证］、［方解］、［应用］和［研究］统一格式编排。

4. 在每一类方剂之前列一表格。如桂枝汤，先列出桂枝汤的药物组成及适应证。而后在此方基础上进行加减，如桂枝去芍药汤、桂枝加芍药汤、桂枝加大黄汤等，视药味加减和剂量的变化，其适应证有何不同，让学者自己比较，悟出仲景加减活法，编者不固定其耳目、固定其思想，达到举一反三的目的。如一类方剂仅有一个方，则省略表格。

5. ［单味药药理研究］中，先列该方之主药。如桂枝汤的桂枝、白芍等；白虎汤的石膏、知母；承气汤的大黄、芒硝等。后方再出此药时，不再赘述。

6. 药物来源首先讲清所属的科名及学名和药用部分。

7. 药物的性味作用主要根据《神农本草经》的记载。编著者根据中医重要方药著作及现代药理研究成果，对《本经》作了重点评价。

8. 仲景应用药物的考证，主要根据邹润安《本经疏证》，适当参考吉益东洞《药征》，阐述仲景应用药物，指出哪些悉同于《本经》，哪些超越《本经》而有新的发展。

9. 举后世医家的应用，包括后世本草之应用，补《本经》之不足，必要时加以适当归纳小结。其最后也是最重要部分为编著者用药的临床经验。

10. ［方药组成］中药物剂量统一用克。由于古今度量衡不同，考证各异，用药习惯各地也不同，故本书药物用量一般依照仲景原书，不改新量。各地用量可按本地区习惯及病情需要而定。

又方剂的组成剂量，大体以汉代一两相当于现代一钱，约合3克。

11. 煎服法，仲景原著各汤剂后本有煎服法，今原书具在，不必重复引入，以免移字过纸。

12. 方剂［适应证］，主要根据《伤寒论》、《金匮要略》及《王旭高医书六种》所载。

13. ［方解］，多引自《名医方论》、柯韵伯、尤在泾诸家等。如不具名，则为著者意见。

14. ［应用］一节，主要为编著者临床经验及体会。但不囿于此，希望读者举一反三，推而广之。

15. 举案不过为该方之例证，启发读者辨证论治之活法，切勿受医案之限制。

16. ［研究］中主要阐述复方的药理作用，且均注明出处，以供读者查阅。

17. 按语为著者对前人所述的个人见解，本着百花齐放、百家争鸣的精神，供读者参考。

18. 本书最后附药物及方剂索引，便于读者查阅。

姜春华、戴克敏

1990年1月

目　录

一、桂枝汤类

方剂	药物组成	加	减	适应证
桂枝汤	桂枝9克，芍药9克，甘草6克，生姜3片，大枣4枚			太阳病，头痛、发热、自汗、恶风寒、鼻鸣、干呕、脉浮
芍药甘草汤	本方	甘草3克	桂枝9克，生姜3片，大枣4枚	脚挛急或腹痛
芍药甘草附子汤	芍药甘草汤	附子9克		脚挛急或腹痛而恶寒者
桂枝加桂汤	本方	桂枝6克		加桂治奔豚，气上少腹冲心
桂枝加芍药汤	本方	芍药9克		太阴腹满时痛，或桂枝汤证兼腹痛下利
桂枝加大黄汤	本方	大黄6克，芍药9克		太阳病兼阳明腹中大实痛
桂枝加附子汤	本方	附子9克		太阳病，发汗遂漏不止，其人恶风，小便难，四肢微急，难以屈伸
桂枝加黄芪汤	本方	黄芪6克		桂枝汤证而黄汗、自汗或盗汗者
黄芪桂枝五物汤	本方	黄芪9克	甘草6克	血痹
桂枝加黄芩汤	本方	黄芩6克		太阳病挟热，水泻痢疾初起

续表

方　剂	药物组成	加	减	适应证
栝楼桂枝汤	本方	栝楼根6克		桂枝汤证而项背强脉反沉，口渴或略有燥热者
桂枝加葛根汤	本方	葛根12克		项背强几几，汗出恶风者
桂枝去芍药汤	本方		芍药9克	太阳病下之后，脉促，胸满者
桂枝去芍药加附子汤证	本方	附子9克	芍药9克	桂枝去芍药汤证，恶寒
桂枝去芍加茯苓白术汤	本方	茯苓6克，白术6克	芍药9克	太阳病未解，心下满微痛，小便不利
桂枝加芍药生姜人参新加汤	本方	芍药3克，生姜2片，人参9克		素体气虚自汗，或感邪后欲汗无力者
桂枝加厚朴杏子汤	本方	厚朴6克，杏仁6克		桂枝汤证而喘咳、胸闷、腹胀者
小建中汤	本方	芍药9克，饴糖30克		腹中急痛或心中悸而烦
黄芪建中汤	小建中汤	黄芪4.5克		虚劳里急，诸不足
桂枝甘草汤	本方	桂枝3克	芍药9克，生姜3片，大枣4枚	心下悸，欲得按者
桂枝去芍药加蜀漆龙骨牡蛎汤	本方	蜀椒9克，龙骨12克，牡蛎15克	芍药9克	伤寒脉浮，误以火迫劫之，亡阳惊狂者
桂枝甘草龙骨牡蛎汤	本方	龙骨15克，牡蛎30克	桂枝6克，芍药9克，生姜3片，大枣4枚	冲逆，动悸，惊狂，烦躁

续表

方　剂	药物组成	加	减	适应证
桂枝加龙骨牡蛎汤	本方	龙骨15克，牡蛎30克		遗精，体质虚寒之白带漏下，或久泻久痢
桂枝芍药知母汤	本方	桂枝3克，麻黄6克，知母12克，防风12克，附块15克，白术15克	大枣4枚	诸节疼痛，身体瘦弱，脚肿如脱，头眩短气，温温欲吐

桂枝汤（《伤寒论》）

【单味药药理研究】

桂　枝

本品为樟科植物桂树 Cinnamomum cassia Blume 的嫩枝。

一、《神农本草经》记载："辛温无毒，主上气咳逆，结气喉痹。吐吸，利关节。补中益气。"

上气咳逆：实际指哮喘与咳嗽两种疾病，均属肺气上逆。邹润安讲桂枝有下气作用，即指治疗上气咳逆。

结气喉痹：结气指气滞，喉痹同喉闭。

利关节：桂枝辛温，能温经通脉，故利关节。

二、仲景之应用考证

邹润安在《本经疏证》中概括张仲景用桂枝有6个方面：和营；通阳；利水；行瘀；下气；补中。

（一）和营作用*：桂枝汤的主药为桂枝和白芍。桂枝为

* 注：调和营卫是古人对桂枝汤的解释，我们认为桂枝与白芍同用可能具有调节植物神经的功能，故无汗能发汗，有汗能止汗。

阳药，在卫分能解肌发汗；芍药为阴药，走营分能滋养阴血。桂枝和白芍同用能调和营卫，适用于表虚有汗的风寒表证。

（二）通阳作用：桂枝能通阳气而解表，如《金匮要略》的枳实薤白桂枝汤中，桂枝就是用于治疗心阳不振而致的胸痹心痛。

（三）利水作用：水为寒结不化，可用桂枝以化之。如《伤寒论》五苓散中，用桂枝促进肾与膀胱之气化，配二苓、泽泻等利水药，能充分发挥利水作用。

（四）行瘀作用：凡血盛结，无论寒阻、热阻，均可用桂枝。如《金匮要略》中桂枝茯苓丸，有活血化瘀，缓消癥块作用。

（五）下气作用：如《伤寒论》桂枝加桂汤，治气上冲心，奔豚之证，此由于桂枝治上气咳逆，即指下气作用。

（六）补中作用：《伤寒论》小建中汤用桂枝温补中阳，有补益里虚作用。

三、后世医家的应用

《别录》："心痛，胁痛，胁风，温经通脉，止烦出汗。"

甄权说："去冷风头痛。"

元素说："去伤风头痛，开腠理，解表发汗，去皮肤风湿。"

成无己说："泄奔豚，和肌表，散下焦蓄血。""利肺气。"

丹溪说："横行手臂，治痛风。"

后世医家均说桂枝有止痛作用，现代药理也证实了桂枝有镇痛作用。

张元素说："桂枝开腠理解表发汗"，与桂枝抗菌及解热作用相符合。

桂枝的功用，可概括为温通二字，其味辛气温，能通阳、利水、下气、行瘀等均与桂枝的温通作用有关。温通可解释为温寒通阳，也可理解为温经通脉。张元素说去皮肤风湿，也是根据桂枝温通血脉，"治风先治血，血行风自灭"的意思。

四、桂枝的药理作用

（一）解热作用：桂枝挥发油中主要含桂皮醛，对因温刺引起发热的家兔有解热作用。

（二）抑菌作用：桂枝乙醇提取物在体外能抑制大肠杆菌、枯草杆菌、金黄色葡萄球菌、伤寒杆菌、副伤寒杆菌、志贺氏痢疾杆菌、产气杆菌、变形杆菌、肺炎球菌、肠炎沙门氏菌、霍乱弧菌等。

（三）抗病毒作用：用人胚肾原代单层上皮组织培养，桂枝煎剂（1∶20）对流感亚洲甲型京科68～1株和孤儿病毒（$ECHO_{11}$）有抑制作用。在鸡胚上，对流感病毒有抑制作用，以70%醇浸剂作用较好。

（四）促进消化作用：其挥发油对胃、肠有较缓和的刺激作用，促进消化，排除消化道内积气，缓解胃肠痉挛性疼痛。桂枝加桂汤能降冲逆，桂枝的下气作用或由于此。

（五）利尿作用：用五苓散0.25克/公斤体重给麻醉犬静脉注射，可使犬的尿量明显增加，单用桂枝静脉注射0.029克/公斤体重利尿作用比其余四药单用显著，故可认为桂枝是五苓散中主要利尿成分之一。

（六）镇痛作用：应用小鼠压尾法或腹腔注射醋酸扭体法，证明桂枝所含桂皮醛有镇痛作用。

（七）活血通经作用：桂皮油对子宫有特异性充血作用，因而自古以来就认为桂枝用量过多时对孕妇可引起流产。由于本品具有这种特异性充血作用和对兔毛细血管有扩张作用等特点，所以它可能有加强其他活血化瘀药的功效，如桂枝茯苓丸等。

（八）对免疫功能的影响：桂枝浸膏在肾炎研究中，对嗜异性抗体反应显示出抑制补体活性作用，认为有较强的抗过敏反应，因而五苓散对过敏性肾炎有较好的疗效。柴胡桂枝汤对过敏性皮炎或荨麻疹也有疗效。由此可知桂枝或许是这些方剂中抗过敏性疾患的主药。

芍　药

本品为毛茛科植物芍药 Paeonia lactiflora Pall. 的根。芍药有白芍与赤芍之分。赤芍除来源于芍药外，尚有毛茛科植物草芍药：Paeonia obovata Maxim. 及川赤芍 Paeonia veitchii Lynch 的根。

一、《神农本草经》记载：“味苦平，主邪气腹痛，除血痹，破坚积寒热，疝瘕，止痛，利小便，益气。”

止痛：芍药含芍药苷能缓解平滑肌痉挛，并有轻度的镇痛作用。

主邪气腹痛：临床上用芍药甘草汤治疗腹痛效果明显，加大芍药剂量，止痛效果更好。

除血痹：芍药有扩张血管壁作用，故能“行血滞”，使血脉通顺，称除血痹。

破坚积寒热：坚积指腹内有硬块，破坚积是说明赤芍具有散瘀、消积功能。据研究赤芍有抑制血小板聚集作用，为中医散瘀、消积功能提供了科学依据。寒热是指有热。

疝瘕：疝瘕是指升、降、横结肠痉挛成球块，聚散无常。腹内有急性炎症，所以有热度。赤芍抗菌消炎，有凉血活血作用，又能松弛平滑肌痉挛，故可治疗寒热疝瘕。

二、仲景之应用考证

据《药征》：“芍药主治结实而拘挛也，旁治腹痛、头痛，身体不仁，疼痛腹满，咳逆下利肿脓。”

（一）桂枝加芍药汤证——腹满时痛。

（二）小建中汤证——腹中急痛。

（三）桂枝加大黄汤证——大实痛。

以上 3 方芍药皆重用至 18 克，同时三方中均有甘草，说明芍药有解痉及镇痛作用，甘草亦有解痉作用。甘草的解痉作用祖国医学称“缓急止痛”。古代临床已证实二者配伍有明显镇痛作用。现代药理研究证实，甘草与芍药有协同作用。

（四）枳实芍药散证——腹痛烦满。

(五) 芍药甘草汤证——脚挛急。

(六) 桂枝加芍药生姜人参新加汤证——身疼痛。

(七) 芎归胶艾汤证——腹中痛。

(八) 芍药甘草附子汤证——拘挛急迫而恶寒。

以上5方，芍药皆用至12克。

(九) 小青龙汤证——咳逆。

(十) 大柴胡汤证——心下满痛，呕吐而下利。

(十一) 附子汤证——身体痛。

(十二) 真武汤证——腹痛，沉重疼痛自下利，咳。

(十三) 桂枝汤证——头痛，身疼痛。

(十四) 乌头汤证*——历节不可屈伸疼痛，拘急。

(十五) 黄芪桂枝五物汤证——身体不仁。

以上7方芍药皆用至9克。

(十六) 黄芩汤证——自下利。

(十七) 柴胡桂枝汤证——肢节烦疼。

从以上诸方，吉益东洞认为是结实所致。芍药的药征是结实拘挛。结实拘挛是组织神经的紧张收缩，芍药对神经系统某部位有抑制作用，又能缓解平滑肌的痉挛。中医说："芍药有平肝作用。"平肝有镇静、解痉的含义，用词不同而义则同。

三、后世医家之应用

《别录》："酸微寒，有小毒，通顺血脉，缓中，散恶血，逐贼血，去水气，利膀胱大小肠，消痈肿，时行寒热，中恶腹痛，腰痛。"

甄权说："治脏腑壅气，治时疾骨热，妇人血闭不通。"

元素说："泻肝，安脾胃，收胃气，止泻利。"

好古说："肝血不足。"

---

* 注：附子汤证、真武汤证、乌头汤证，其止痛作用肯定有附子或乌头的镇痛作用，但也不能排除芍药的辅助作用。吉益东洞氏将附子、乌头等之主要作用，混在芍药中。桂枝汤的主药有桂枝及芍药，芍药必须配桂枝始有解表作用，表解后，头痛，身疼痛自然解除。不能只讲芍药镇痛。

缪希雍说："《图经》载有二种：金芍药色白，木芍药色赤，赤芍利小便散血，白者止痛下气，赤行血，白补血。"

《本草崇原》："芍药气味苦平，后人妄改圣经而曰微酸，元明诸家相沿为酸寒收敛之品，凡里虚下利者多用之以收敛：夫性功可以强辩，气味不可讹传，试将芍药咀嚼，酸味何在？又谓新产妇人，忌用芍药，恐酸敛耳。夫《本经》主治邪气腹痛，且除血痹寒热，破坚结疝瘕，则新产恶露未尽，正宜用之。若里虚下痢，反不当用也。"可见前人对芍药的性味是有争议的。

然而芍药之性味，《本经》说芍药为苦平，张志聪也认为是苦平。但《别录》说酸，缪希雍也说酸，到底芍药味苦平还是酸寒。张璐自尝味苦不酸。邹润安《本经疏证》论桂枝汤的止汗作用说："芍药、桂枝，一破阴、一通阳，且佐以生姜解其周旋不舍之维，使以甘、枣，缓其相持之势，得微似有汗，诸证遂止，此实和营布阳之功，断非酸收止汗之谓也。"也有人引证仲景《伤寒论》"太阳病，下之后，脉促胸满者，桂枝去芍药汤主之"，认为胸满不利于芍药之酸寒收敛，似乎此为芍药酸收之有力铁证。要知芍药之主治在痛而不在满，脉促胸满，非芍药所主，故去之。《本经疏证》："太阳病下之后，脉促胸满者，桂枝去芍药汤主之。本太阳病，医反下之，因尔腹满时痛者，桂枝加芍药汤主之。同一满也，而芍药有去取之殊，何哉？芍药之用在痛而不在满。腹中满痛，多用芍药。"或曰芍药既非酸收，则芍药之"敛肝"、"柔肝"之说将全无根据。胡以妇人肝病用之多效？肝除藏血，尚有主疏泄与调情志的作用。我们认为芍药有平肝作用较为确当。妇人肝病，神经性疼痛常多，芍药能解郁，故妇人肝病用之多效。"柔肝"、"敛肝"术语，是肝为刚脏，主怒主躁，用之则柔和，非芍药酸敛之作用。

芍药的配伍有以下几种：

（一）芍药与桂枝相配，有调和营卫作用，有汗能止汗，无汗能发汗，这是桂枝汤的主药配伍。

（二）芍药与甘草相配伍，即芍药甘草汤。我们认为芍药有解痉、镇痛作用，甘草也有解痉、镇痛作用，二者有协同作用，故可治疗拘挛急迫诸证。

（三）芍药与理气药香附配伍，治疗痛经有效。

（四）芍药与当归配伍，滋养肝血。王好古说："芍药治肝血不足。"当归有养血作用，配芍药养血作用加强。

（五）芍药与地黄配伍，能滋养肝肾。因地黄滋补肾阴，芍药养肝阴，二者同用，滋养肝肾阴虚。

（六）芍药与柴胡相配，平肝解郁并治胁痛。

（七）芍药与枳实同用，枳实收缩内脏平滑肌，芍药弛缓内脏平滑肌，一收一弛，起到调节作用。

（八）芍药与附子配伍，治风湿骨痛。

（九）芍药与白术配伍，有平肝健脾作用，如痛泻要方即以治疗脾虚肝旺的腹泻。

（十）芍药与丹皮、栀子相配，凉肝泻火以制亢阳，如丹栀逍遥散。

四、芍药的药理作用

芍药根内含芍药苷达 3.3～5.7%，因此芍药的药理作用可以芍药苷为代表而说明之。

（一）解痉作用：芍药苷对豚鼠、大鼠的离体肠管和在位胃运动，以及大鼠子宫平滑肌均表现抑制，并能对抗垂体后叶素所引起的子宫收缩反应。芍药苷的这种作用与甘草的甲醇提取成分 FM_{100} 表现为协同作用。这对临床上用芍药甘草汤治疗平滑肌痉挛引起的疼痛，提供了药理依据。

（二）扩张血管作用：芍药苷有扩张外周血管及冠状血管的作用，对豚鼠呈短暂的降压作用。

（三）对中枢神经系统的作用：芍药苷对中枢神经系统有抑制作用，小鼠腹腔注射 1 克/公斤体重，能减少其自发运动，延长环己巴比妥钠的睡眠时间，并抑制腹腔注射醋酸所引起的扭体反应。大鼠脑室注射 1 毫克，引起轻度镇静；注射 5～10 毫克，则呈睡眠状态，翻正反射消失。

芍药平肝阳，可能与其镇静、降压作用有关。

（四）抑制胃液分泌作用：芍药苷能抑制大鼠胃液分泌，并能预防发生大鼠应激性溃疡病。

（五）抗菌、解热与抗炎作用：白芍煎剂在试管内对志贺氏痢疾杆菌有抑菌作用，此外，还能抑制葡萄球菌，酊剂能抑制绿脓杆菌，白芍浸剂对某些致病真菌亦有抑制作用。芍药苷对小白鼠正常体温有降低作用，对人工发热的小白鼠正常体温有降低作用，对人工发热的小鼠也有解热作用。对大鼠实验性后足跖浮肿有抗炎作用。

甘　草

本品属豆科植物甘草 G1ycyrrhiza uralensis Fisch. 或光果甘草 Glycyrrhiza glabra Linn. 的根和根茎。

一、《神农本草经》记载：“味甘平，主五脏六腑寒热邪气，坚筋骨，长肌肉，倍力，金疮肿，解毒。”

五脏六腑寒热邪气：即脏腑内热。

坚筋骨，长肌肉，倍力：能增强体质。

金疮肿：指外伤发炎。

解毒：有解毒作用。近代实验研究证明，甘草对多种毒物如药物中毒、食物中毒、体内代谢产物中毒及细菌毒素等均见一定解毒作用。（详见药理作用）

二、仲景之应用考证

邹润安所著《本经疏证》记载：“《伤寒论》、《金匮要略》两书中凡二百五十方，用甘草至百廿方。非甘草之主病多，乃诸方必合甘草始能曲当病情也。凡药之散者外而不内（如麻黄、桂枝、青龙、柴胡、葛根等汤）；攻者下而不上（如调胃承气、桃仁承气、大黄甘草等汤）；温者燥而不濡（四逆、吴茱萸汤）；清者洌而不和（白虎、竹叶石膏等汤）；杂者众而不群（诸泻心汤、乌梅丸等）；毒者暴而无制（乌梅丸、大黄䗪虫丸等）；若无甘草调剂其间，遂其往而不返，以为行险侥幸之计，讵诚决胜之道耶？”

《药征》记载："主治急迫也，故治里急、急痛、挛急。而旁治厥冷、烦躁、冲逆之等诸般迫急之毒也。"仲景以芍药甘草汤治脚挛急；甘草干姜汤治厥、烦躁；甘草泻心汤治心烦不得安；甘麦大枣汤治脏躁；甘桔汤治咽痛；桂枝甘草汤、炙甘草汤治心悸；桂枝甘草龙骨牡蛎汤治烦躁；四逆汤治四肢拘急、厥逆；苓桂甘枣汤治心下悸；苓桂五味甘草汤治气从小腹上冲胸咽；小青龙汤治咳逆倚息；小建中汤、黄连汤治里急腹痛；桂枝去芍药加蜀漆龙骨牡蛎汤治惊狂起卧不安；调胃承气汤治不吐不下、心烦；桃核承气汤治其人如狂，又少腹急结等。诸方所治，为痛、为厥、为悸、为烦、为咳逆、为上冲、为惊狂、为急结，皆急迫之证。甘草性味甘平，以缓急迫，功效卓著。甘草缓急之说，创自仲景，历代本草诸家皆有阐述，殆宗仲景经验而来。

至于甘草的用法，邹润安说："大率除邪气，治金创，解毒宜生用；缓中，补虚，止渴宜炙用。"

三、后世医家之应用

《别录》："温中下气，烦满短气，伤脏咳嗽，上渴，通经脉，利血气，解百药毒。"

好古说："吐肺痿之脓血，消五发之。"

东垣说："补脾胃，润肺。"

《本草纲目》："解小儿胎毒，惊痫，降火止痛。"

甘草是常用药物，味甘性平，有补中健脾，润肺，解毒，缓急，和药的功用。分述如后：

（一）补中健脾：配伍桂枝、白芍、生姜、大枣为小建中汤，用于脾胃虚寒、中气不足之症；若配伍党参、白术、茯苓为四君子汤，用于脾胃虚弱，中气不足，食少便溏之证。

（二）润肺：如《千金方》以甘草汤一味润肺治喉。如甘草配伍贝母、杏仁为贝母丸，治疗肺热燥咳；配伍麻黄、杏仁为三拗汤，治疗风寒犯肺之喘咳；若再加石膏为麻杏石甘汤，治肺为郁热之喘咳。以上治疗肺热或外感之喘咳，用甘草主要取其有润肺作用。

（三）解毒：如《别录》记载甘草能解“百药毒”。如四逆汤中甘草与附片同煮，药理试验证明甘草与附片煎煮能降低附片的毒性，而附片的强心作用不变（参阅四逆汤的复方药理研究）。生远志直接入药，能刺激咽喉，须加甘草水浸泡方能降低其毒性。又甘草能解除马钱子、升汞、水合氯醛的毒性，也能解除河豚毒及蛇毒，可单用本品煎汤或与绿豆同煎，以加强疗效。甘草的解毒另一种意义，尚可用于疮毒痈疽外症。

（四）缓急：“急”指筋肉拘急或挛急。据药理研究甘草有缓解平滑肌痉挛作用，与芍药相须为伍之芍药甘草汤，可缓解肌肉痉挛而治疼痛。

（五）和药：甘草能调和诸药，也就是用以缓和其他药物的作用，使疗效恰到好处。如白虎汤中甘草与石膏、知母同用，能缓和药的寒性，以防伤胃；调胃承气汤中用甘草以缓和大黄、芒硝的攻下，使下而不烈；单味桔梗有刺激黏膜作用，得甘草配伍缓和其刺激之性，甘桔汤，可用于咽喉疼痛；麻黄汤中用甘草缓和麻黄、桂枝药性，使不致过于辛燥；四逆汤中用甘草以缓和干姜、附子的辛热外，并可延长附子的作用（参见四逆汤的药理研究）。

四、甘草的药理作用

（一）对消化系统的作用：

1. 对实验性溃疡的疗效：对大白鼠结扎幽门或因注射组织胺引起的实验性溃疡，甘草浸膏具有明显的抑制作用。临床上用甘草治疗消化性溃疡也有效。

2. 对胃酸分泌的影响：甘草的某些成分对胃液分泌有抑制作用，如光果甘草的甲醇提取成分 FM_{100}，对胃液的分泌量以及胃蛋白酶的活性，都有一定的抑制作用。

3. 解痉作用：甘草煎剂、流浸膏对兔离体肠管，先兴奋，后抑制，对在体胃有明显的抑制作用。若肠管处于痉挛状态，则甘草解痉的作用更加明显。甘草煎剂对乙酰胆碱、氯化钡、组织胺引起的肠痉挛有明显的解痉作用。甘草解痉作用的有效成分是甘草苷元、异甘草苷元和甲醇提取物 FM_{100}，其作用机理是由于直接抑制胃肠道的平滑肌。

中医认为甘草能“缓急止痛”，似与甘草的抑制胃酸、胃蛋白酶分泌和平滑肌的解痉作用有关，配合芍药（芍药甘草汤）可起协同作用。同时甘草的这些作用，也可以说明“凡湿阻中焦，脘腹胀满者用之，能令人气壅满闷”的禁忌道理。

（二）镇痛作用：用醋酸腹腔注射引起小鼠扭体反应作为指标的实验中，证明 FM_{100} 有明显的镇痛作用，且与芍药苷有协同作用，可以认为这也是甘草“缓急止痛”的一个重要因素。

（三）镇咳作用：一般认为甘草口服后，能覆盖发炎的咽喉黏膜，减少刺激，从而发挥镇咳作用。18 - β 甘草次酸衍生物对豚鼠有明显的镇咳作用，其强度可与可待因相似。此类制剂对化学性刺激及电刺激猫喉上神经引起的咳嗽，均有显著效果，故认为甘草的镇咳作用为中枢性。

（四）解毒作用：甘草浸膏与甘草甜素对硝酸士的宁、水合氯醛、乌拉坦、苯砷、组织胺、河豚毒、蛇毒、破伤风毒素、白喉毒素等都有解毒作用；对四氯化碳、四氯乙烯及酒精引起的实验动物肝损伤，甘草有保护作用，若与柴胡相配伍为甘柴合剂则有良好的保肝作用。若甘草与附片同煎煮，可使附片的毒性大为减低。

解毒作用原理尚未完全阐明，有人认为甘草甜素水解后产生葡萄糖醛酸，凡毒物在体内经代谢产生羟基或羧基的物质，均可与葡萄糖醛酸起反应，而达到解毒作用。

（五）抑菌作用：甘草的醇提取物及甘草次酸钠在体外对金黄色葡萄球菌、结核杆菌、大肠杆菌、阿米巴原虫及滴虫均有抑制作用，但在有血浆存在情况下，其抑菌和杀灭阿米巴原虫的作用有所减弱。又据报告甘草次酸在试管内增加小檗碱抑制金黄色葡萄球菌效力达 1 倍，甘草苷的这种作用更强。

由此可见，甘草本身虽无较强的抗菌作用，但它能增强其他清热解毒药物对细菌的抑制作用。在临床上甘草常用于疮疡肿毒的治疗，配合银花、玄参、板蓝根、蒲公英等同用，可增强抗菌消炎作用。

（六）肾上腺皮质激素样作用：甘草具有盐皮质类固醇样作用。甘草浸膏、甘草甜素钾盐或铵盐、甘草次酸均有去氧皮质酮样作用，能使多种实验动物出现水钠潴留，钾排出量增加，健康人口服也有类似情况。有报告证明，25毫克甘草次酸较1毫克去氧皮质酮的水钠潴留作用要强，甘草也有一定的糖皮质类甾醇样作用，并能显著延长可的松的效果。甘草的肾上腺皮质激素样作用，临床上可以治疗慢性肾上腺皮质机能减退症患者（阿狄森氏病）：有一定疗效。

（七）抗炎作用：甘草具有保泰松或氢化可的松样的抗炎作用，其抗炎成分为甘草甜素和甘草次酸。甘草次酸对大白鼠的棉球肉芽肿、甲醛性脚肿、皮下肉芽肿性炎症等均有抑制作用，其抗炎效价约为可的松或氢化可的松的1/10。

（八）对免疫功能的影响：有人报导甘草的粗提出物 – Lx（除去甘草甜素以外的热稳定的成分）有免疫抑制作用，对每鼠2毫克静脉注射，可抑制巨噬细胞的免疫反应。最近报告Lx是一种非甘草次酸的苷元糖蛋白，其作用机制是作用于巨噬细胞与吞噬有关的酶，而显示其免疫抑制作用。

（九）对耳前庭功能的保护作用：甘草酸与链霉素碱性基结合成甘草酸链霉素后，不影响其抗菌活性，但能减轻链霉素对前庭神经的损害。

生　姜

附：生姜皮、生姜汁、煨姜

本品为姜科多年生栽培植物姜 Zingiber officinalis Roscoe 的根茎，新鲜采挖，切片生用。

一、《神农本草经》记载：“味辛温，久服去臭气。”这里仅说明生姜有去臭味作用，未说明治病的作用。

二、仲景之应用考证

《药征》：“主治呕，故兼治干呕噫哕逆。”

三、后世医家之应用

《别录》:“归五脏，除风邪寒热，伤寒头痛鼻塞，咳逆上气，止呕吐。”

甄权说:“去除气满，疗咳嗽，时疾。”

孟诜说:“止逆，散烦闷，开胃气，汁作煎服，下一切结实，冲胸膈恶气。”

藏器说:“汁解毒药，破血调中，去冷除痰，开胃。”

元素说:“益脾胃，散风寒。”

《本草纲目》:“生用发散，熟用和中。”

王士雄说:“辛热散风寒，温中去痰湿，止呕定痛。”

兹小结生姜的作用如下:

(一) 解表：用于感冒风寒证，或兼咳嗽者。

(二) 有健胃、温胃止痛作用：止呕吐、呃逆、嗳气等症。

四、生姜的药理作用

(一) 内服对口腔及胃黏膜有刺激作用，能促进消化液的分泌，增加食欲，又能刺激小肠，使肠之乳糜管吸收力增强。

(二) 姜汁浸膏能抑制硫酸铜引起的狗呕吐，服姜汁(10%~50%)30毫升也有效，但(5%)30毫升则无效。从生姜中分离出来的姜油酮及姜烯酮的混合物亦有止吐效果，为生姜临床止呕，提供药理依据。

(三) 含树脂部分的醇提取物，对麻醉猫的血管运动中枢及呼吸中枢有兴奋作用，并对心脏有直接兴奋作用。

(四) 生姜鲜汁滤液用试管稀释法，1:4对堇色毛菌、许兰氏毛菌等有抑制作用。又1:20对阴道滴虫有杀灭作用。

【附】 1. 生姜皮：味辛性凉。有和中利水消肿之功，用治水肿，小便不利。

2. 生姜汁：辛散之力较强，有开痰、止呕之功，可用治恶心呕吐不止及痰迷昏厥的急救。用3~10滴冲服。

3. 煨姜：性味辛温。辛散之力不及生姜，而温中止呕之效则较生姜为胜，适用于胃寒呕吐及腹痛泄泻等症。

大 枣

本品为鼠李科的枣树 Ziziphus jujuba Mill. var. inermis (Bunge) Rehd. 的果实。

一、《神农本草经》记载："味甘平。主心腹邪气，安中，养脾气，平胃气，通九窍，助十二经，补少气，少津液，身中不足，大惊，四肢重，和百药。"

安中，养脾气：大枣有健脾作用，适用于脾胃虚弱，中气不足。

补少气：《景岳全书》："少气者，气少不足以言也。"大枣健脾补中气。

和百药：大枣能与多种药物相配，达到缓和药性作用。大枣配葶苈子为葶苈大枣泻肺汤，能泻肺平喘利尿而不伤肺气；配大戟、芫花、甘遂同用为十枣汤，能泻水逐痰而不伤脾胃，皆籍其缓和之功。

二、仲景之应用考证

《本经疏证》邹润安云："《伤寒论》、《金匮要略》用枣者五十八方，其不与姜同用者，十一方而已，大率姜与枣联，为和营卫之主剂，姜以主卫，枣以主营，故四十七方中其受桂枝汤节制者二十四，受小柴胡汤节制者六，不受桂、柴节制者十七。此盖有二焉，皆有涉于营卫。一者营卫之气为邪阻于外，欲开而达之，又恐其散之猛也，则麻黄剂中加用之以防其太过；一者营卫之气为邪阻于内，欲补而达之，又恐其补之壅也，则人参剂中加用之，以助其不及。防之于外者，欲其力匀称，故分数仍桂枝、柴胡之法；助之于内者，欲其和里之力优，而后外达能锐，故枣重于姜，此实用姜枣之权舆。枣之功能，尤于是足见者也。""《金匮要略》曰：'病有奔豚，有吐脓，有惊怖，有火邪，此四部皆以惊发得之。'据《本经》大枣主大惊，宜无不可用矣，而不必悉用，何哉？其义只在《伤寒论》曰：少阳不可吐下，吐下则悸而惊，是故柴胡加龙骨牡蛎汤，下后证也；桂枝加桂汤，发汗及烧针后证也；茯苓桂枝甘草大枣汤，发汗后证也；奔豚汤证，则未经误治，故独不用枣。若夫《千金》风虚惊悸二十三方，用枣十一方，其方有用独活、细辛、羌活、白鲜皮、银屑、大黄、石膏、蜀椒、菖蒲、防已、铁精、麻黄者，即不用枣，于此见枣之治惊，但治实中之虚，虚中之虚。而虚中有实者，则其所不能任，若实中之实，又所不待言矣。”

三、后世医家之应用

《别录》：“补中益气，坚志强力，除烦闷，疗心下悬，除肠澼。”

孟诜说：“小儿患秋痢，与蛀枣食之良。”

《大明本草》：“润心肺，止嗽，补五脏，治虚损，除肠胃癖气。”

李东垣说：“温以补脾经不足，甘以缓阴血，和阴阳，调营卫，生津液。”

《药品化义》：“养血补肝。”

《现代实用中药》：“为缓和强壮药，与他药配合用为矫味。又为镇咳药，治咳嗽声嗄，胸痛，并有缓下利尿作用。又解秦椒之中毒，及缓和诸药之刺激，与甘草相仿。”

大枣味甘性温，为补中益气，养血安神之药，用于脾胃虚弱、或气血亏损，或血虚脏躁。或与峻烈药同用，而使药力缓和，且不伤脾胃。本品常与生姜相配伍，协助桂枝、芍药，调和营卫，如桂枝汤。若姜枣与补益药同用，生姜能和胃调中，大枣补脾益气，合用能调补脾胃，如黄芪建中汤。

四、大枣之药理作用

小鼠每日灌服大枣煎剂，共3周，体重的增加较对照组明显升高。在游泳试验中，其游泳时间较对照组明显延长，证明有增强肌力作用。被四氯化碳损伤肝脏的家兔，每日喂给大枣煎剂，共1周，血清总蛋白与白蛋白较对照组明显增加。以上试验说明大枣有保护肝脏，增强肌力和增加体重的功效。

【方药组成】桂枝9克　芍药9克　炙甘草6克　生姜3片　大枣4枚

【适应证】1. 治中风伤寒，太阳病头项强痛，发热恶风恶寒，鼻鸣干呕，脉浮弱，汗自出者。

2. 杂病（因劳倦太过或病后，或产后失调），自汗，盗汗，虚疟，虚痢皆可用之。

柯韵伯说："此方为仲景群方之冠，乃滋阴和阳，解肌发汗，调和营卫之第一方也。凡中风、伤寒、杂症、脉浮弱，汗自出而表不解者，咸得而主之；其他组但见一二证即是，不必悉具矣。"又曰"愚常以此汤治自汗、盗汗、虚证、虚利，随手而愈。"

【方解】桂枝汤是治疗外感风寒表虚证的常用方剂，但不限于外感，杂病见有表虚证者亦可应用。旧说所归纳外感风寒"风伤卫，寒伤营"不足为据，表虚是因为营卫不和所致，卫阳不能外固，则肌表空虚，营阴不能自守，肌肤粗疏则汗自出。营卫是代表人体生理与病理的某些表现，有其物质基础，营卫不和亦可能含有植物交感神经与副交感神经的调节问题。桂枝是阳性药，走卫分，白芍是阴性药，走营分，桂枝和白芍能调和营卫，可能是指调节植物交感神经及副交感神经，起到自稳作用，指无汗能发汗，有汗能止汗，自汗、盗汗都可应用。有人认为桂枝汤的主药是桂枝，祝味菊先生认为主药是芍药。我们的看法：桂枝汤的主药应为桂枝和芍药，二者调和营卫，已如前述。又生姜佐桂枝以解表，甘草和中益气，都为辅药。

【应用】桂枝汤不仅用于自汗、盗汗，对于虚疟、久痢、虚寒性胃痛、腹痛、寒性下痢均有疗效。已故夏仲方老医师用桂枝汤预防冻疮。因桂枝汤有温通血脉，促进血液运行之功，凡月经闭止或延迟或经行腹痛或身痛而须温通者均可用之。

桂枝汤有解肌发汗，调和营卫的作用，故是治疗外感风寒表虚证的常用方剂，但不限于外感，杂病见有表虚证者亦可应用（如病例一及二）。表虚是因为营卫不和所致，卫阳不能外固，营阴不能自守，以致失去自控功能，变生诸证。由此可见仲景《伤寒论》所列之方，不仅可以治外感，而且可以治杂病。

病例1

凌×　女，26岁。

患皮肤瘙痒症已半年，肌肤凛寒，如蚁行感，舌苔薄白，脉浮缓。证属风邪外客，营卫不和，血虚失调，以致肌肤失于濡养。投以桂枝汤加当归。

桂枝9克　白芍9克　当归9克　生姜3片　大枣5枚　炙甘草3克　方7剂

按　本案辨证着眼于太阳表证，拟调和营卫，以桂枝汤加当归驱风养血。服药后，瘙痒及凛寒减轻，续原方7剂后痊愈。

病例2

蒋×　女，28岁。

产后虚弱，常自汗，畏风，乏力，足受寒则麻，脉浮，苔白。证属营卫不和，血虚失调，拟以桂枝汤及当归补血汤同用。

桂枝9克　白芍9克　黄芪9克　当归9克　生姜3片　大枣4枚　炙甘草3克　方5剂

按　本案辨证为产后血虚，营卫不调，以桂枝汤调和营卫，又桂枝与当归同用温通血脉。黄芪与当归、白芍相配益气养血以扶正，服药后痊愈。

【研究】桂枝汤有解肌发汗，调和营卫作用，故可治疗汗出恶风的表虚证，本实验证实桂枝汤具有较强的解热、镇痛、抗炎、镇静等作用。

桂枝汤具有较强的解热作用：75%桂枝汤（3毫升/公斤体重）使发热兔肛温下降1.78%，为复方氨基比林（1毫升/公斤体重）降温作用的53.27%，桂枝汤为何有解热作用，本实验提示，桂枝汤除可促使汗腺分泌外，还与镇静作用及中枢降温作用有关，提示桂枝汤解表证发热的药理基础。

桂枝汤有较强的镇痛作用：桂枝汤可使小鼠基础痛阈增高，对小鼠醋酸性扭体反应有抑制作用，显示较强的镇痛作用。临床上用桂枝加芍药汤治疗太阴腹痛，又小建中汤治疗虚寒腹痛，提示桂枝汤镇痛的药理基础。

又桂枝汤有较强的抗甲醛性炎症作用：与以上镇痛作用，提示桂枝汤具有抗风湿性炎症的药理基础，临床上桂枝汤及桂枝附子汤用于风湿性关节炎疼痛。

桂枝汤有镇静作用，实验证明桂枝汤抑制小鼠自由活动，并可增强巴比妥类催眠作用。临床上用桂枝龙骨牡蛎汤治疗失眠有其药理依据［《中成药研究》1983，(3)：25］。

据魏德煜等从免疫角度探讨桂枝汤的药理作用，实验结果说明桂枝汤具有调节生物免疫防御机能。在临床治疗感染（如流行型感冒）及过敏性疾病（如荨麻疹）。感染是免疫功能减弱的表现，过敏是免疫功能过高的反应，桂枝汤对免疫功能过低过高引起的疾病起到治疗作用，此说明桂枝汤在防御机制中起到调节作用。桂枝汤对非特异性免疫的巨噬细胞有促进吞噬率及吞噬指数，对特异性免疫的抗体有调节作用。［《北京中医》1986，(6)：43］

芍药甘草汤（《伤寒论》）

【方药组成】芍药9克　炙甘草9克

【适应证】1. 伤寒脉浮，自汗出，小便数，心烦，微恶寒，脚挛急诸证。

2. 治腹中不和而痛。

【方解】《伤寒论》芍药甘草汤，主治“伤寒脉浮，自汗出，小便数，心烦，微恶寒，脚挛急”诸证。仲景先用甘草干姜汤救其烦躁吐逆，以复其阳，更作芍药甘草汤以复其阴，使脚挛急者得以复伸。吉益东洞氏归纳芍药甘草汤证为“治拘挛急迫”。宋《魏氏家藏方》用治湿热脚气，不能行步者。《朱氏集验方》用于脚弱无力，行步艰难者，屡获良效，故又名“去杖汤”。《本经》说芍药主“邪气腹痛”。《别录》说甘草“通经脉，利血气”。芍药和甘草配合，能医治腹痛，所以

《医学心悟》说："芍药甘草汤治腹痛如神"。

【应用】芍药有解痉、镇痛作用，甘草也有解痉、镇痛作用，二者协同为用则作用加强，故可治疗拘挛急迫诸证。芍药甘草汤临床应用甚广，不仅治脚弱无力行步艰难，亦用于胃肠道疼痛、腓肠肌痉挛性疼痛等。血管扩张性头痛用芍药甘草汤无效，血管收缩性头痛用芍药甘草汤有效。临床上可以从望诊中区分二者，血管收缩性头痛患者多面色㿠白。《本经》说芍药可"除血痹"，我们分析芍药甘草汤既可以缓解血管平滑肌痉挛疼痛，也可以治疗多种平滑肌痉挛性疾病，如由横膈膜肌肉痉挛的呃逆、胃痉挛引起的呕吐等。我们曾治疗神经性呕吐患者，因体质虚弱，误认为由虚所致，用补中益气汤无效，改用小半夏汤治疗有一些作用，但效果不大，后用小半夏汤合芍药甘草汤则止呕作用明显加强，因为芍药有镇静作用，与半夏同用故止呕效果显著。又上海某医学院一干部，手术后呃逆十余日，昼夜不止，前医用旋覆代赭、丁香柿蒂无效，后来改用芍药甘草汤，覆杯而愈。大凡胸、腹、胁、背、腿肌肉及神经性疼痛或内脏平滑肌痉挛性疼痛，无不可以用芍药甘草汤为基础方加减应用，特别是加大芍药剂量时，镇痛作用尤为显著。

我们认为，芍药不仅有缓解止痛作用，又有抗痢疾杆菌及消炎作用。古来张元素、李东垣就曾用芍药甘草汤治疗赤痢，刘河间的芍药汤是治疗痢疾有名的方剂，实际也是从芍药甘草汤变化而来，所以应该在临床实践中推广和扩大经方的应用。

病例3

史× 女，32岁。

劳力后周身酸痛，尤以两腿腓肠肌痉挛，舌淡，苔白，脉弱。拟以活血解痉，用加味芍药甘草汤。

芍药30克　甘草9克　当归9克　鸡血藤15克　方3剂

按　本案以芍药甘草汤治腓肠肌痉挛，加大芍药剂量，则镇痛效果更好。以芍药配伍当归及鸡血藤，活血养血，果药后患者症状大减。

病例4

汤× 男，48岁。

左侧偏头痛，发作频繁，苔薄白，脉弦。证属血管性头痛，脉弦为肝旺，用芍药甘草汤加减。

芍药30克 川芎9克 甘草9克 方7剂

患者偏头痛发作次数减少，症状改善，续原方7剂而愈。

按 白芍平肝，佐以川芎散瘀止痛。宋、元时代多用川芎为主药治偏正头痛，如川芎散、川芎茶调散等，我也曾用川芎茶调散治偏头痛，确有疗效。本案用川芎伍芍药甘草汤，是吸取前人经验，加以自己对芍药的体会，合组成方。

病例5

洪× 女，24岁。

经行腹痛，量多更痛，舌有瘀点，脉细弦。证属气滞血瘀，拟行气活血法。

生白芍24克 生甘草6克 香附9克 醋制元胡15克 益母草30克 经前服7剂

按 痛经有属于子宫肌肉收缩，瘀血不行所致。本案以加味芍药甘草汤缓解平滑肌痉挛性疼痛。加益母草及醋制元胡活血化瘀镇痛。临床治疗痛经，用香附配芍药有效。

病例6

杨× 女，27岁。

产后月余，因食物不洁，腹痛，里急后重，赤痢黏液，日十余次，舌淡，脉弱无力。经检为菌痢。

白芍18克 黄连6克 广木香3克 甘草4.5克 黄芪15克 当归9克 鲜马齿苋60克 方3剂

3剂药尽，腹痛除，痢仅2次，但仍里急后重，舌净，脉平。上方去归、芪，加川朴6克，续方2剂。

按 本案为产后下痢，逐邪与扶正并重。芍药有缓急止痛及抗痢疾杆菌和消炎作用，与黄连伍可治赤痢。初诊以芍药配归芪益气养血以扶正；二诊去归、芪，用香、朴理气，本“气调则后重自止”的原则，病愈未再复诊。

病例7

俞× 女，38岁。

患神经性呕吐已旬日，服多种药物无效。面色㿠白，舌淡，脉弦。投以芍药甘草及小半夏汤。

芍药18克 甘草4.5克 半夏9克 生姜3片 方3剂

按 呕吐可能由于膈肌痉挛所致。本案用芍药甘草汤缓急解痉，芍药与半夏同用，半夏有镇静作用与芍药有协同作用，仅1剂呕立止。

【研究】芍药根中含有芍药苷，甘草中含甲醇提取成分FM_{100}，二者同用表现有协同作用。故欲研究芍药甘草汤复方的药理，可以从芍药苷及甘草FM_{100}的协同作用说明之。

1. 解痉作用：芍药苷与FM_{100}同用，对豚鼠、大鼠的离体肠管和在位胃运动，以及大鼠子宫平滑肌均表现协同的抑制作用，并能协同拮抗催产素引起的收缩。

2. 镇痛、镇静作用：用压迫小白鼠尾部测定痛阈的方法，以芍药苷，FM_{100}分别腹腔注射，镇痛作用不显著；如合并腹腔注射，镇痛作用显著，但口服无效。又芍药苷与FM_{100}合用能延长环己巴比妥钠对小白鼠的睡眠时间。

3. 抗炎、抗溃疡作用：芍药苷有弱的抗炎作用，对大鼠实验性后足跖浮肿有抗炎作用，与FM_{100}表现协同。对大白鼠应激性溃疡有预防作用，在结扎幽门之大白鼠，芍药苷与FM_{100}在抑制胃液分泌方面有协同作用。

芍药苷与甘草FM_{100}表现以上协同作用，与中医用芍药甘草汤的临床治疗基本一致，并提供了科学依据。

芍药甘草附子汤（《伤寒论》）

【方药组成】芍药9克 炙甘草9克 附子9克

【适应证】治伤寒发汗病不解，反恶寒者，虚故也。

【方解】柯韵伯说："脚挛急，与芍药甘草汤，本治阴虚。此阴阳俱虚，故加附子，皆治里不治表之义。"

【应用】 本方尚可推广应用于腹痛，腿脚拘挛痛，骨节疼痛，足冷，恶寒，脉沉微的少阴证。若以附子温经回阳，用量3~6克，若止痛须用大剂量9~12克。

病例8

周× 女，71岁。

两腿拘挛痛，足冷，尤以冬日为甚。舌淡，脉沉。

芍药18克 炙甘草6克 炮附片9克 方7剂

按 本案辨证为少阴证，为阴阳两虚，投以芍药甘草附子汤，续方14剂后，终获痊愈。

桂枝加桂汤（《伤寒论》）

【方药组成】 桂枝15克 芍药9克 炙甘草6克 生姜3片 大枣4枚

【适应证】 治伤寒烧针令其汗，针处被寒，核起而赤者，必发奔豚，气从少腹上冲心者。灸其核上各一壮，与此汤。

【方解】 据《金匮要略》的记载，奔豚病的症状和原因是："气从少腹起，上冲咽喉，发作欲死，复还止，皆从惊恐得之。"可能属于肠胃神经官能症，桂枝有降冲逆作用，故加重桂枝用量。

【应用】 本方还可用于头痛时时发作；或阴雨头痛、身疼者；或感寒腹痛下利者；或消化不良者；或气胀时宽时急者。

桂枝加芍药汤（《伤寒论》）

【方药组成】 桂枝9克 芍药18克 炙甘草6克 生姜3片 大枣4枚

【适应证】 治太阳病下之后，因而腹满时痛者，属太阴也，桂枝加芍药汤主之。

【方解】 柯韵伯说："桂枝加芍药，小试建中之剂。"本方是桂枝汤原方加重芍药一倍剂量组成。芍药与甘草相配治腹痛，已在芍药甘草汤下注解。桂枝加芍药汤，用桂枝汤调和营卫，以解未尽之表邪，加重芍药用量，以和脾、缓急、止痛，宜于下后腹满时痛之证。

【应用】本方尚可通治毒痢腹痛及痢止腹尚拘挛疼痛者。

桂枝加大黄汤（《伤寒论》）

【方药组成】桂枝9克　大黄6克　芍药18克　生姜3片　炙甘草6克　大枣4枚

【适应证】本太阳病，医反下之，大实痛者。

【方解】柯韵伯说："若表邪未解，而阳邪陷入于阳明，则加大黄以润胃，而除其大实痛，此双解表里法也。凡妄下必伤胃气，胃液涸则两阳相搏，故转属阳明。属阳明则腹大实而痛，阳道实也。大实而痛，是燥屎之症。桂枝加大黄汤，微示调胃之方。"

【应用】本方还可用于毒痢腹痛；宿食不化而腹痛者；子死腹中者；行经而腹内拘挛痛甚者及有癥瘕而月经不潮者。总之，辨证腹痛应以拒按实痛为主。

病例9

李×　男，13岁。

痢证初起，腹痛拒按，伴有恶寒发热之表证，解表荡涤兼顾，用桂枝加大黄汤加减。

桂枝9克　芍药18克　大黄9克（后下）　槟榔9克　枳实9克　生姜3片　大枣4枚　炙甘草6克　方3剂

药未尽剂，痢已痊愈。

按　痢疾用泻法，此"通因通用"之意。方中大黄、槟榔、枳实荡涤肠道积滞，清除大肠湿热。伴以桂枝汤解表，俾邪从皮毛出。表里双解，病焉不愈。

桂枝加附子汤（《伤寒论》）

【方药组成】桂枝9克　芍药9克　炙甘草9克　生姜3片　大枣4枚　熟附子9克

【适应证】 1. 太阳病发汗太过，遂漏不止，其人恶风，小便难，四肢拘急，难以屈伸者。

2. 寒疝腹痛，手足冷，身疼不仁。

3. 浮肿，小便少而恶寒肢冷者。

【方解】 凡发汗太过不但伤其津，而且损其阳气。阳虚则恶寒肢冷，汗漏不止则伤津，以致四肢拘急难以屈伸，但是其人表邪未尽，故用桂枝汤以解表，加附子以温经扶阳，使汗不外泄，正以救津，只要津回，则四肢拘急，小便难，不难解决。本方是针对表证兼阳虚者设，若无恶风、头痛、发热等表证，只属亡阳，就不适用本方，而须用急救回阳的四逆汤了。

【应用】 本方可用于腹水或浮肿而小便少者；感寒腹痛甚者或虚痢、虚泻或虚疟而恶寒肢冷者。

病例 10

赵×　女，67 岁。

手脚浮肿，怕冷，醒后坐起自汗淋漓，乏力，下肢凹陷性浮肿，面色萎黄，头晕，脉细弦，舌少苔。治以桂枝加附子汤。

附片 6 克　桂枝 9 克　白芍 9 克　生姜 3 片　甘草 5 克　大枣 12 枚

服药 7 剂，怕冷，自汗及浮肿症状改善，但仍乏力。上方加黄芪 9 克，又服 7 剂而愈。

按　本案辨证属阳虚自汗伴有浮肿，治法调和营卫，温阳固表。桂枝和白芍同用有汗能止，无汗能发，起到调和营卫作用。附子温阳固表，可治阳虚自汗，与桂枝同用能温通血脉，可用治肢冷脉微。因心脏衰弱时，血行缓慢，下肢每多浮肿，附子能加强心脏搏动，改善全身循环功能，消除浮肿。后加黄芪者，以芪附同用不仅能治虚汗，且有扶正之功效。

桂枝加黄芪汤（《金匮要略》）

【单味药药理研究】

黄　芪

本品属豆科植物膜荚黄芪 Astragalus membranaceus (Fisch.) Bunge，内蒙黄芪 Astragalus mongholicus Bunge 的根。

一、《神农本草经》记载：“味甘微温，主痈疽久败疮，排脓止痛，大风，癞疾，五痔，鼠瘘，补虚。”

主痈疽久败疮，排脓止痛：指治疗慢性化脓性疾患，有扶正之功。以此推之，凡炎症化脓久久不愈而败者皆可应用。再推论之，凡慢性疾病，久久不愈者，可补其虚。

大风，癞疾：指皮肤病，不一定是麻风，而麻风可能包括在内。

五痔，鼠瘘：所谓鼠瘘即今结核性肛部瘘管。

二、仲景之应用考证

据《药征》：“黄芪主治肌表之水也，故能治黄汗、盗汗、皮水，又旁治身体肿或不仁者。”

黄芪的应用，仲景在《金匮要略》中有芪芍桂枝苦酒汤、防己茯苓汤、黄芪桂枝五物汤及桂枝加黄芪汤等。所以黄芪能治黄汗、盗汗、皮水，又能治身体肿，是因为皮水与身体肿，皆为肌表之水也。据现代药理研究，黄芪有利尿作用，为仲景主治肌表之水及身体肿等提供科学依据。

邹润安《本经疏证》说：“仲景《伤寒论》绝不用黄芪，即如汗出阳亡，似与黄芪之强卫固表相宜，亦终不及何也。”他的解释是：“若伤寒汗多阳亡，则系阴气逼阳外泄，必以附子振其阳，阴霾始散。”邹氏所指实系虚脱之汗，必以强心（振阳）为治，黄芪不胜其任。

三、后世医家之应用

《别录》："女子藏冷，补丈夫虚损，五劳羸瘦，止渴，腹痛泄痢，益气，利阴气。"

甄权说："主虚喘肾衰耳聋。"

元素说："治虚劳自汗，实皮毛，益胃气，去肌热及诸经之痛。"

好古说："黄芪治气虚盗汗自汗肤痛，是皮表之药；治诸血，壮脾胃，是中州之药也；补肾脏元气是里药。乃上、中、下三焦之药也。"

《医学衷中参西录》："性温，味微甘。能补气，兼能升气，善治胸中大气下陷（即心衰）。《神农本草经》谓主大风者，以其与发表药同用，能祛外风，与养阴清热药同用，更能息内风也。谓主痈疽、久败疮者，以其补益之力能生肌肉，其溃脓自排出也。表虚自汗者，可用之以固表补虚。小便不利而肿胀者，可用之利小便。妇女气虚下陷而崩带者，可用之以固崩带。为其补气之功最优，故推为补药之长，而名之曰耆也。"

黄芪有补气固表，托脓生肌作用。黄芪生用能止汗，对自汗，盗汗均有效。对自体虚弱，感染发热不能作汗者，与发汗药同用又能发汗。本品用于痈疽疮疡，由于气血不足，脓成不溃，可以配当归、穿山甲等，方如透脓散，可以托脓生肌。黄芪尚有利尿作用，适用于气虚不运引起小便不利，如防己黄芪汤。又黄芪对肾炎有一定的对抗作用，据药理研究去尿蛋白有一定的效果。黄芪能治疗慢性肾炎、慢性肝炎，是因为黄芪能提高机体的免疫功能。黄芪又有补气行滞作用，如补阳还五汤，用于治疗中风后遗症半身不遂。黄芪还有补气升阳作用，如补中益气汤治疗中气下陷、内脏下垂。黄芪有补气摄血之功，若气不摄血、便血崩漏者，用归脾汤。

四、黄芪的药理作用

（一）强壮作用：小鼠每日灌服黄芪煎剂，连服三周，可明显延长游泳时间，体重增加亦比对照组为快。小鼠连服9

天，可保护肝脏，防止四氯化碳引起的肝糖原降低。

（二）提高及促进机体的免疫功能：黄芪多糖能使动物脾脏增大，脾内浆细胞增生，促进抗体合成，且能对抗强的松龙等免疫制剂的影响，对体液免疫功能有促进作用。黄芪还可以提高小白鼠血浆中 cAMP 的水平，人在服用黄芪后，血中 cAMP 有显著增加。临床上单独使用或与他药配伍用于预防感冒，防治小儿哮喘以及治疗慢性气管炎等均有较好疗效。

（三）对实验性肾炎有抑制作用：黄芪对实验性肾炎有一定的对抗作用，尤其在去尿蛋白有一定的帮助。大白鼠口服大剂量黄芪粉对注射“免抗鼠肾血清”的血清性肾炎的发病有抑制作用，尿蛋白定量显著低于对照组，病理切片亦证明肾脏病变有所减轻。

（四）利尿作用：黄芪生药或浸膏对实验动物或人体均有显著利尿作用。

（五）对实验性胃溃疡的作用：新疆药品检验所最近实验证明黄芪对防止和治疗大白鼠实验性胃溃疡有一定作用。证实临床上用黄芪建中汤治疗溃疡病有效是一致的。

（六）对心脏血管系统的作用：麻醉家兔静脉注射煎剂对在体心脏有加强收缩作用。对于衰竭的心脏，其强心作用更加显著。黄芪有扩张冠状血管及全身末梢血管作用。煎剂 0.5 克/公斤体重给麻醉犬静脉注射，有降压作用，重复注射则出现快速耐受性。

（七）抑菌作用：体外试验对志贺氏痢疾杆菌、甲型溶血性链球菌、乙型溶血性链球菌、白喉杆菌、肺炎双球菌、金黄色葡萄球菌、柠檬色葡萄球菌、枯草杆菌均有抑制作用。

（八）对实验性肝炎的保护作用：小鼠应用黄芪后，组织化学法检查肝脏可见糖原增加，溶酶体及组织脱氢酶活跃。以小鼠急性中毒性肝炎为病理模型，测其糖原含量作为判断疗效的标准，小鼠每日口服黄芪煎剂（100%）0.4 毫升，于第 8 日给予四氯化碳，结果表明黄芪有保护肝脏、防止肝糖原减少的作用。

【方药组成】 桂枝9克 芍药9克 甘草6克 生姜3片 大枣4枚 黄芪6克

【适应证】 1. 桂枝汤证而黄汗、自汗或盗汗者。

2. 身疼小便不利者。

【方解】 尤在泾说："桂枝黄芪，亦行阳散邪之法，而尤赖饮热稀粥取汗，以发交郁之邪。"

本方用桂枝汤通阳解表，除邪去烦，调和营卫，黄芪扶脾固表。

【应用】 王旭高说："本方治黄汗，黄汗与历节相似，但历节一身尽热，黄汗则身热而胫冷；又与风水相似，但风水恶风，黄汗不恶风为异。且历节、风水、汗色不黄，为可辨也。"

黄芪桂枝五物汤（《金匮要略》）

【方药组成】 黄芪9克 芍药9克 桂枝9克 生姜5片 大枣4枚

【适应证】 血痹证阴阳俱微，寸口关上微，尺中小紧，外症身体不仁，如风痹状。

【方解】 血痹者，由于血气运行不畅，痹于肌肤。血气运行不畅，由于正气不足，营卫不和，长期感受风邪所致。正气不足，故以黄芪益气固卫，与桂枝同用温经通阳，使气血运行舒畅；营阴内虚辅以芍药养血和营；辅以生姜祛散风邪；姜、枣可以调和营卫，合而为剂，能振奋阳气，治疗血痹。

【应用】 本方除治疗血痹外，对中风后遗症之手足无力，肢体不仁者，也可以应用。若气虚则倍加黄芪、党参以补气；若血虚，可加当归、鸡血藤以补血。亦可应用于慢性肾炎浮肿阳虚多汗。

病例11

金× 男，42岁。

码头工人，劳累出汗，卧出感受风邪，初则上肢肩部沉重，酸痛，不以为意，近二日来，上肢麻木、怕冷、酸痛，右上肢抬举困难，患者面色皖白，舌淡白而润，脉沉。证属血痹，以黄芪桂枝五物汤加味。

黄芪24克　桂枝9克　白芍9克　生姜5片　制附子9克　大枣7枚　方5剂

服药后上肢疼痛麻木大减，续方5剂，患者已愈，未再复诊。

按　经云："卧出而风吹之，血凝于肤者为痹。"本案为体劳而汗出，正气已虚，风邪侵袭，故见肌肉麻木，若风邪较重，也可发生疼痛，故《金匮要略》记载："如风痹状。"本案加附子配桂枝温通血脉，祛寒止痛，药证相符，疗效显著。

桂枝加黄芩汤（阳旦汤）（《外台秘要》）

【方药组成】桂枝9克　芍药9克　炙甘草6克　生姜3片　大枣4枚　黄芩6克

【适应证】产后中风，多日不解，头微疼恶寒，时时有热，心下闷，干呕，汗出。

【方解】阳旦汤主治桂枝汤证兼心烦、口苦等里热证者，加黄芩一味，独清里热。

【应用】本方尚可通治太阳病而挟热者，或水泻、痢疾初起有热证者。总之，辨证太阳证兼热性症状，可见口干，消水，舌红，小便色深，脉数有力等。

病例12

杨×　男，24岁。

最近三天来水泻，一日数次，腹痛，肛门有灼热感，小便色深。患者一周前患感冒未愈，午后有低温，动辄自汗，恶风，苔薄黄，脉数。辨证为太阳中风而兼热利，投以阳旦汤。

桂枝9克　白芍18克　甘草4.5克　生姜3片　大枣5枚　黄芩15克　方5剂

按　本案为太阳中风而兼热利。解表宜用桂枝汤，加重芍药剂量，以治腹痛下利。加用黄芩以清大肠湿热，果药后表证除，下利止。

栝楼桂枝汤（《金匮要略》）

【单味药药理研究】

栝楼根（天花粉）

本品又名天花粉，为葫芦科植物栝楼 Trichosanthes kirilowii Maxim. 的根。

一、《神农本草经》记载：“味苦寒。主消渴，身热，烦满，大热，补虚安中，续绝伤。”

消渴：可指口渴，也可指多尿、多饮。

身热，烦满，大热：指热病津伤烦渴之症。

二、后世医家之应用

《别录》：“除肠胃中痼热，八疸，身面黄，唇干，口燥，短气。通月水，止小便利。”

《大明本草》：“通小肠，排脓，消肿毒，生肌长肉，消扑损瘀血。治热狂时疾，乳痈，发背，痔瘘疮疖。”

《本草求真》：“降膈上热痰，又能生津止渴，故凡口燥唇干，肿毒痈乳痔漏，时热狂躁便数等症，服之立能解除。”

本品为清热生津常用药物，可用于热病津伤口渴或肺热燥咳。外科用于疮痈肿毒之症，因其有消肿排脓功效。

三、天花粉的药理作用

（一）中程引产作用：对孕期 30 天的狗注射天花粉注射液（0.5 毫克/公斤体重），结果使胎狗死亡，并娩出。其原理是本品能使胎盘绒毛膜滋养叶细胞变性坏死，引起流产。

据临床报导：天花粉针剂为良好中期引产药，据 2000 例中期妊娠、死胎，过期流产的引产观察，成功率达 95% 左右，其中死胎引产最好。又对恶性葡萄胎、绒毛膜上皮癌也有一定的疗效。

(二) 抗癌作用：临床证实，天花粉蛋白对胎盘滋养叶细胞肿瘤有一定疗效。腹腔注射5毫克/公斤体重，对小鼠实验性肝癌腹水型也有一定的治疗作用，可减少腹水量，延长存活期；对移植性肝癌实体瘤也有轻度抑制作用，但天花粉抗其他肿瘤作用不显著。

【方药组成】 栝楼根6克　桂枝9克　芍药9克　炙甘草6克　生姜3片　大枣4枚

【适应证】 太阳病其证备，身体强，几几然，脉反沉迟，此为痉。

【方解】 太阳病汗出而恶风者，其脉象应见浮缓，今反沉迟，可知由于津液不足，致本证由风邪化燥而成痉。所以用栝楼根，即天花粉滋养津液，合桂枝汤解肌祛邪，以舒缓筋脉。

【应用】 本方通治桂枝汤证而口渴或略有燥热者。

桂枝加葛根汤（《伤寒论》）

【方药组成】 桂枝6克　芍药6克　炙甘草6克　葛根12克　生姜3片　大枣4枚

【适应证】 太阳病项背强几几，汗出恶风者。

【方解】 原书中有麻黄，参考《金匮玉函经》无麻黄，林亿亦云："桂枝加葛根汤，恐是桂枝中但加葛根耳。"当删去麻黄。汗出恶风，为太阳表虚证，故用桂枝汤，加葛根者治项背强几几。

【应用】 可用于桂枝汤而项背强，微有热性证如口渴者，也可用于高血压病兼患风寒感冒者。

病例13

杨×　女，65岁。

患高血压病，项背强，近患感冒，有汗，鼻塞，头痛，舌淡，苔白，脉浮弦。

桂枝6克　芍药6克　葛根30克　甘草6克　生姜3片

大枣4枚　方3剂

按　风寒感冒表虚有汗，宜用桂枝汤解表。高血压病项强，宜用葛根降血压并治项强。桂枝加葛根汤，药证相符，果服药后诸证悉除。

病例14

马×　女，34岁。

头痛已半年，项强，遇风冷则痛剧，得汗则稍减，舌淡苔白，脉弦。证属风寒入侵，阻遏脉络所致，拟以桂枝加葛根汤加味。

桂枝6克　芍药18克　炙甘草4.5克　葛根9克　川芎6克　细辛1.5克　生姜3片　大枣4枚　方3剂

按　本案头痛，遇风冷则痛剧，得汗则稍减，辨证为风寒入侵，阻遏脉络所致。用桂枝加葛根汤去风寒项强，辅以川芎、细辛治风寒头痛。果一剂痛减，三剂诸症悉除，无复发。

桂枝去芍药汤（《伤寒论》）

【方药组成】桂枝9克　炙甘草6克　生姜3片　大枣4枚

【适应证】太阳病下之后，脉促胸满者。

【方解】脉促者，示表未解。据《伤寒论》："太阳病下之，其脉促，不结胸者，此为欲解也。"这就意味着正气未因误下而内陷，表证欲解尚未解也。宜用桂枝汤解表，但见胸满闷，故用桂枝汤去芍药。

【应用】本方可用于脾胃虚寒，食欲不振，腹中气胀不舒者。总之，桂枝汤去芍药较桂枝汤证少拘挛及胸闷。

桂枝去芍药加附子汤（《伤寒论》）

【方药组成】桂枝9克　炙甘草6克　生姜3片　大枣4枚　附子9克

【适应证】1. 太阳病，下之后，脉促胸满而微恶寒者，桂枝去芍药加附子汤主之。

2. 阳虚体质而感风寒者或自汗背寒肢冷者。

【方解】 据《伤寒论》第22条“若微恶寒者，桂枝去芍药加附子汤主之。”微有恶寒，所以用上方加附子以固护阳气。

【应用】 本方还可以用于浮肿腹水而小便不利者；呼吸气短者；腹泻肢冷者；疟疾寒多者；麻疹不透者；阳虚无别证，惟常啬啬恶寒，背如冷水浇或四肢冷疼者。

病例15

高×　男，65岁。

患者素有阳虚，常四肢不温，背恶寒如冷水浇，近患感冒，头痛，恶风，汗出，胸闷，精神不振。脉浮弱，舌淡、苔白而润。投以桂枝加附子汤。

桂枝9克　炙甘草5克　生姜5片　大枣4枚　附片6克

按　该案辨证为太阳表虚证，有汗理应用桂枝汤以调和营卫，因患者胸满闷，故去芍药。方中倍用生姜与大枣相配，亦能佐桂枝起调和营卫作用。因患者素有阳虚，故加附子以温阳固表，使汗不外泄。若脉沉细，反发热者，属于少阴证，用麻黄附子细辛汤，不可不辨。

桂枝去桂加茯苓白术汤*（《伤寒论》）

【方药组成】 桂枝9克　炙甘草6克　生姜3片　白术6克　茯苓6克　大枣4枚

【适应证】 太阳病服桂枝汤，或下之，仍头项强痛，翕翕发热，无汗，心下满微痛，小便不利。

【方解】 服桂枝汤或误用下法以后，表证仍旧存在。旧说心下满痛，小便不利，是脾不转输，水气内阻，加茯苓渗湿利

---

* 注：《医宗金鉴》说：“去桂枝当是去芍药。此方去桂将何以治头项强痛、发热无汗之表乎？”日人丹波元简、山田正珍诸氏亦认为不当去桂。因此理应从《医宗金鉴》及丹波、山田正珍诸氏说，将“去桂”改为“去芍”，庶几药与证合。

水，白术健脾除湿。因心下满，即胸满故去芍药。按仲景心法，汗下后伤阴津少，故小便不利，不当再用苓、术利水。此方可泛用于不因汗下而致之小便不利。

【应用】本方通治胃肠胸膈间有积水者；吞酸吐水多涎沫者；浮肿小便不利者；心下满，不欲食，消化不良者；持久咳嗽痰涎多者；脚气胫肿者；妊娠浮肿者；阴天而身体疼重者；鼻多清涕者；困倦多寐者。

病例 16

谢×　女，32 岁。

妊娠已七月，两足浮肿，少气乏力，脉弱。此为子肿，拟以桂枝去芍加茯苓白术汤再加附子。

桂枝 9 克　附片 6 克　白术 9 克　茯苓 9 克　炙甘草 6 克　生姜 3 片　大枣 5 枚　方 5 剂

按　本案子肿，表示循环障碍，殆由于怀孕七月之压迫，心脏负担太重所致，故加附片与桂枝同用，增强心力，加茯苓、白术利水，颇有实际效果。

桂枝加芍药生姜人参新加汤（《伤寒论》）

【方药组成】桂枝 9 克　芍药 12 克　炙甘草 6 克　人参 9 克　大枣 4 枚　生姜 5 片

【适应证】1. 发汗后，身疼痛而脉沉迟者。

2. 素体阳虚自汗，或感邪后欲汗无力者。

【方解】发汗后诸症皆去，但身疼未除，是表邪未尽。其脉沉迟者，过汗亡津伤气。此方用桂枝汤调和营卫，以解未尽之邪，加人参益气生津。人参有扶正作用，助虚人欲汗无力。多加芍药，以芍药和血，能养营阴之汗液，多加生姜以宣通其衰微之阳气。总之，本方为调和营卫兼益气养阴而设。

【应用】本方可用于脾胃虚弱，消化不良，而脘闷腹胀时有增减者；或痘疹无力外透者；或下利腹部虚软而困乏者；或经事不调者；或自汗、盗汗较重者；或发汗后四肢拘挛，心下痞塞，神气衰疲者；或身体衰弱，感邪欲汗无力者。

病例17

汪× 男，53岁。

近受风寒侵袭，头痛有热，全身困倦而疼，少气乏力，有汗，心悸，舌淡，苔腻，脉弱。夙患气虚，言语音低，纳差，平素少气乏力，稍一劳动则大汗淋漓，少寐。治宜调和营卫，益气养阴，投以桂枝加芍药人参新加汤。

桂枝9克 芍药12克 炙甘草6克 党参30克 生姜5片 大枣12枚 方3剂

按 汪某禀赋不足，气血虚弱，受表邪侵袭，欲汗无力。本案投以桂枝加芍药生姜人参新加汤者，因加重党参代人参以扶正，多加芍药得参之力补营阴而益卫阳，复加重生姜之量，专治营卫气血不足之身疼痛，诚为扶正逐邪之良剂，药未尽剂，诸症悉除。

桂枝加厚朴杏子汤（《伤寒论》）

【单味药药理研究】

厚　　朴

本品属于木兰科植物 Magnolia officinalis Linn. 的树皮。

一、《神农本草经》记载：“味苦温，主中风，伤寒，头痛，寒热，惊悸，气血痹，死肌，去三虫。”

中风，伤寒，头痛，寒热：邹润安认为三阳表证，或指外感证，但后世少用。

气血痹：因气血虚弱的痹证。由于当风睡卧，或因劳汗出，风邪乘虚侵入，使气血闭阻不通所致。

死肌：不知痛痒寒热。

二、仲景之应用考证

《药征》：“主治胸腹满也，旁治腹痛。”

三、后世医家之应用

《别录》：“温中益气，消痰下气，疗霍乱及腹痛胀满，胸中呕不止，泄痢淋露，除惊去留热，心烦满，厚肠胃。”

甄权说：“治积年冷气，腹内雷鸣，虚吼，宿食不消，除痰饮，去结水，破宿血，消化水谷，止痛。大温胃气，呕吐酸水。”

好古说：“主肺气胀满，膨而喘咳。”

厚朴的主要作用有二：一、治腹部胀满，脘腹气滞胀痛，与大黄、枳实同用，如《金匮》厚朴三物汤，治热结便秘，腹部胀痛；与大黄、枳实、芒硝相配，如大承气汤；治急性肠胃炎腹泻，可与黄连等同用，如连朴饮等。二、消痰下气，如痰饮阻肺，仲景用厚朴麻黄汤或桂枝加厚朴杏子汤。

四、厚朴的药理作用

（一）对平滑肌的作用：厚朴煎剂对小鼠及豚鼠的离体肠管，小剂量出现兴奋，大剂量则为抑制，表现张力降低，振幅减小。

（二）厚朴箭毒碱能阻断神经肌肉间的传递，使全身肌肉松弛，呈箭毒样麻痹作用。

（三）降低血压：厚朴箭毒碱给兔或猫小剂量注射，引起血压明显下降，心率加快。

（四）抑菌：煎剂对肺炎球菌、白喉杆菌、溶血性链球菌、枯草杆菌、志贺氏及施氏痢疾杆菌、金黄色葡萄球菌、炭疽杆菌及若干皮肤真菌均有抑制作用。

苦杏仁

本品为蔷薇科植物杏 Prunus armeniaca Linn. 或山杏 Prunus armeniaca Linn. vat. ansu Maxim. 等的种子。夏季果实成熟时采收种子，晒干入药。亦有捣碎或压去油后以霜入药。

一、《神农本草经》记载：“味甘温，主咳逆上气，雷鸣，喉痹，下气，产乳，金疮，寒心，奔豚。”

主咳逆上气，雷鸣：指杏仁有下气作用，故能治咳逆上气。

喉痹：指急性咽喉炎。

下气：有降肺气作用，故能治咳逆。

产乳：临产时忽然晕厥。

金疮：指刀剑所伤。

寒心：指心里冷。

奔豚：指气向上冲。

二、仲景之应用考证

《本经疏证》："麻黄汤、大青龙汤、麻黄杏仁甘草石膏汤、麻黄加术汤，麻黄杏仁薏苡甘草汤、厚朴麻黄汤、文蛤汤，皆麻黄、杏仁并用。盖麻黄主开散，其力悉在毛窍，非借杏仁伸其血络中之气，则其行反濡缓而有所伤，则可谓麻黄之于杏仁，犹桂枝之于芍药，水母之于虾矣。"

三、后世医家之应用

《别录》："主惊痫，心下烦热，风气去来，时行头痛，解肌，消心下急，杀狗毒。"

甄权说："治腹痹不通，主温病脚气，咳逆上气，喘促。"

元素说："除肺气，治上焦风燥，利胸膈气逆，润大肠气秘。"

《本草纲目》："杀虫，治诸疮疥，消肿，去头面诸风气皶疱"。

四、苦杏仁的药理作用

（一）镇咳平喘作用：苦杏仁含苦杏仁苷约3%～4%，经酶或酸水解后产生氢氰酸（0.2%）等。微量的氢氰酸，有轻度抑制呼吸中枢，而达镇咳、平喘作用。

（二）对消化系统的功能：苦杏仁苷水解后同时产生苯甲醛，在体外以及在健康者或溃疡病者体内，均能抑制胃蛋白酶的消化功能。

（三）抗肿瘤作用：体外实验，苦杏仁热水提取物粗制剂，对人子宫颈癌 JTC～26 株的抑制率为 60%～70%。氢氰酸、苯甲醛、苦杏仁苷体外实验证明均有微弱的抗癌作用，氢氰酸加苯甲醛，苦杏仁苷加 β－葡萄糖苷酶，均能明显提高抗癌效力。大鼠接种W－265癌肉瘤5天后，用苦杏仁苷等进行治疗，结果，对照组平均生存期为23天，苦杏仁苷组为33天，苦杏仁苷加β－葡萄糖苷组为41天。给小鼠自由摄食苦杏仁，可抑制艾氏腹水癌的生长，并使生存期延长。此外，据报告癌细胞内硫氰化酶较正常细胞少，因此对氢氰酸的解毒能力弱，故苦杏仁对肿瘤细胞有一定的选择性作用。

（四）毒性：大量口服苦杏仁易产生中毒*。首先作用于延脑的呕吐、呼吸、迷走及血管运动等中枢，均引起兴奋，随后进入昏迷、惊厥，继而整个中枢神经系统麻痹，由于呼吸中枢麻痹而死亡。

日人猪仔博士说：苦杏仁少量无治喘咳作用，至接近中毒剂量时方起作用，因此时逸人先生反对用苦杏仁镇咳，我们治咳亦少用苦杏仁。

【方药组成】桂枝9克 炙甘草6克 生姜3片 芍药9克 大枣4枚 厚朴6克 杏仁6克

【适应证】1. 太阳病下之后，微喘者，表未解故也。

2. 桂枝汤证而喘咳胸闷腹胀者。

【方解】以桂枝汤解肌发汗而去表邪，加杏仁止咳定喘，厚朴下气消痰。本方适用于有汗而见喘咳之证，无汗身疼而喘者不适用本方。若为无汗喘证，寒喘挟有痰饮者为小青龙汤证，若为热喘则宜麻杏石甘汤。

【应用】本方还可用于喘咳而感外邪者；或喘咳而胸满者；或便秘而腹胀者。

病例18

唐× 男，42岁。

有气塞于胸中，上冲，即咳嗽气急有声，已三四年，近受

---

* 注：苦杏仁中毒急救主要用亚硝酸盐和硫代硫酸钠。先给亚硝酸盐使血红蛋白形成高铁血红强白，与氰离子结合成氰化高铁血红蛋白，使细胞色素氧化酶恢复活性。随后予硫代硫酸钠，与氰化物发生反应，形成无毒的硫氰酸盐，迅速由尿排出。

风寒侵袭，喘咳大作，有汗，脉浮缓，舌质淡，苔白。

桂枝9克　白芍9克　川朴9克　杏仁6克　枳实9克　生姜3片　甘草3克　大枣4枚　方7剂

病人主诉，服药后咳喘气急大为减轻，精神亦好。

桂枝9克　白芍9克　枳实9克　川朴9克　杏仁9克　茯苓9克　生姜3片　大枣4枚

药服5剂，病愈。

按　本案宿有喘咳，近受新感诱发宿疾，辨证为太阳中风兼有喘咳，故投以桂枝加厚朴杏子汤加减。厚朴与杏子及枳实相须为用，药后患者症状大为减轻，二诊去甘草防其中满，加茯苓则更利于去痰湿。

小建中汤（《伤寒论》）

【单味药药理研究】

饴　糖

本品为米、大麦、小麦、粟或玉蜀黍等粮食经发酵糖化制品。饴糖分软、硬两种，药用以软饴糖为佳。

一、《别录》：“饴糖味甘微温，主补虚乏，止渴。”

饴糖有补脾益气作用，主补虚乏，止渴。

二、后世医家之应用

《千金要方》：“补虚冷，益气力，止肠鸣咽痛，治唾血，消痰、润肺止嗽。”

孟诜说：“补虚止渴，健脾益气，去留血，补中。”

《大明本草》：“益气力，消痰止嗽，并润五脏。”

《本经逢原》：“止暴嗽，补虚冷。熬焦酒服，能消食积。”

《本草求真》：“能补脾润肺，化痰止嗽。并仲景建中汤用此以为补中健脾。”

饴糖为缓中补虚之品，不仅可用于虚寒腹痛，如小建中汤，也可用于咳嗽气喘，单用本品，或配百部、贝母等止咳平喘药同用。

【方药组成】芍药 18 克　桂枝 9 克　炙甘草 9 克　生姜 3 片　大枣 4 枚　饴糖 30 克

【适应证】1. 虚劳里急，悸衄，腹中痛，梦失精，四肢痠疼，手足烦热，咽干口燥等证。

2. 黄疸小便自利，及伤寒阳脉涩，阴脉弦，腹中急痛。

3. 伤寒二三日，心中悸而烦者。

【方解】柯韵伯说："桂枝汤为治里而设，佐以芍药者以自汗故耳。自汗本表证，而所以自汗者，因于烦，烦则由里热也。此汤倍芍药，加胶饴，名曰建中，则固为里剂矣！然由伤寒内热虽发，而外寒未除，势不得去桂、姜，以未离于表，而急于建中，故以小名之。其剂不寒不热，不补不泻，惟甘以缓之，微酸以收之，故名曰建中。所谓中者有二：一心中悸而烦，烦则为热，悸则为虚，是方辛甘以散太阳之热，酸苦以滋少阴之虚，是建膻中之宫城也；一腹中急痛，急则为热，痛则为虚，是方辛以散厥阴之邪，甘以缓肝家之急，苦以泻少阳之火，酸以致太阴之液，是建中州之都会也。若夫中气不足，劳倦所伤，非风寒外袭者，《金匮》加黄芪，以固腠理而护皮毛，则亡血失精之症自宁，此阳密乃固之理也。"

【应用】本方尚可用于溃疡病虚寒腹痛；产后拘挛腹痛；新久痢疾腹痛；吐泻后拘挛；而心脾虚而心中悸烦者。

腹痛有实痛及虚痛之分，若大实痛必拒按，非本方所宜。若腹痛按之软，重按久按则痛减，得热敷则痛减，脉弦而涩者，宜本方。

病例 19

陈×　女，24 岁。

产后半月，面色青白，腹痛绵绵喜按，得热则减，四肢欠温，脉细而迟，舌质淡，苔白。证属血虚兼寒引起腹痛，宜养血散寒。

芍药 18 克　桂枝 9 克　甘草 9 克　生姜 3 片　大枣 7

枚　当归9克　饴糖30克　方7剂

按　本案产后腹痛，以当归建中汤养血祛寒。芍药与甘草配伍治疗腹痛有效，特别加大芍药剂量时，镇痛作用才显著。王好古说：“芍药治肝血不足。”当归养血，配芍药相须，养血作用加强，与桂枝、饴糖相配，全方具有温中补虚功效，故可治疗产后腹痛。

黄芪建中汤（《金匮要略》）

【方药组成】黄芪4.5克　桂枝9克　白芍18克　炙甘草6克　生姜3片　饴糖30克　大枣5枚

【适应证】1. 虚劳里急，诸不足之证。

2. 伤寒汗后身疼，表虚恶寒，脉迟弱者。

【方解】据《金匮要略》：“虚劳里急，诸不足，黄芪建中汤主之。”此诸不足，从药推证可为气虚、阳虚及脉无力等证，本方较小建中汤补虚之力更强。

本方由桂枝汤倍用白芍，再重用黄芪、饴糖组成。桂枝汤亦可为和解剂，有健胃、解痉、镇痛作用，故可应用于内伤杂病，倍芍药，与甘草同用，解痉镇痛之效力更强。黄芪能使机体免疫力增强，和桂枝、生姜同用，能兴奋呼吸中枢及血管运动中枢，有增强血液循环，促进新陈代谢，故有扶正作用。又甘草所含甘草次酸与饴糖相配对胃黏膜有保护作用，并可促使溃疡愈合，故本方用于溃疡病疼痛，尤为适宜。

【应用】本方多用于慢性病虚寒不足之证，尤其多用于消化系统疾病，如溃疡病、慢性胃炎、慢性消化不良等。

病例20

李×　男，35岁。

患溃疡病7年，曾经住院治疗，胃肠造影，诊断为十二指肠球部溃疡。近数月来饮食失调，症状加重。疼痛在饥饿时严重，进食则缓解，夜间疼痛尤剧，放射至腰背部，进食生冷则疼痛加剧。疼痛发作时畏寒，喜热喜按，乏力气短，纳食不佳，痛时有恶心、吐酸水，面色青白。舌质淡，苔白，伸舌颤抖，脉细而无力。拟黄芪建中汤。

黄芪9克　当归9克　桂枝9克　炙甘草9克　芍药18克　大枣7枚　高良姜4.5克　胶饴30克（冲）　煅瓦楞15克　方7剂

服药后，胃脘疼痛显著减轻，不嗳酸水，食欲也增加。守上方，续服7剂。

按　本案十二指肠球部溃疡，辨证属于脾胃虚寒，故用黄芪建中汤补气温中、养血止痛。其中黄芪配饴糖、高良姜温中补虚；黄芪加当归为补血汤，补气养血，又倍芍药伍甘草缓急止痛。甘草内含甘草次酸与饴糖相配能促使溃疡愈合，煅瓦楞制酸，方药对症，故胃脘疼痛减轻，食欲增加。

【研究】复方实验研究证明，黄芪建中汤加当归可防止结扎幽门所致的胃溃疡发生，抑制胃液分泌，减少游离酸和总酸度，使胃液 pH 值上升，可抑制鸽胃的正常运动及家兔的肠运动，并能对抗乙酰胆碱和毛果芸香苷所致的肠痉挛。〔《药学学报》1965，12：（7）〕

【备注】本方适用于一切虚寒不足之证。凡阴虚燥热者不用此方，应用滋阴法治疗之。

桂枝甘草汤（《伤寒论》）

【方药组成】桂枝12克　炙甘草6克

【适应证】发汗过多，其人叉手自冒心，心下悸，欲得按者。

【方解】汗为心之液，发汗过多，则心气虚。二味主治心气虚，桂枝助心阳，甘草补营益气。

【应用】本方除治心下悸，腹中气上冲者外，也可用于感寒胃中清冷不舒者。阴虚心悸非本方所主。

病例21

黄×　女，30岁。

患神经性官能症，一直心悸忐忑不安。若人欲捕之状。二便正常，时有自汗出，脉缓，苔薄白。拟以甘麦大枣汤及桂枝甘草汤加减。

桂枝18克　甘草9克　小麦15克　大枣4枚　方14剂

按　本案脏躁，多由心气虚所致，取桂枝甘草汤治心下悸，又加甘麦大枣汤，养心安神，和中缓急，药后病情痊愈。

桂枝去芍药加蜀漆龙骨牡蛎救逆汤

【单味药药理研究】

龙　骨

本品为古代哺乳动物象、犀牛、三趾马、羚羊等的骨骼化石。

一、《神农本草经》记载：“性甘平无毒，主心腹鬼疰，咳逆，泄利，脓血，女子漏下，癥瘕坚结，小儿热气惊痫。”

心腹鬼疰：指心腹刺痛，或闷绝倒地，瘥后连绵停住，死后转注旁人。

咳逆，泄利，脓血：龙骨镇静，可减轻咳逆。又龙骨收敛，故可治疗下痢脓血。

女子漏下：月经持续不断的称为漏下，龙骨收敛，有止漏下作用。

癥瘕坚结：癥是固定不移的，瘕是聚散无常的，都是腹内且肿块。

小儿热气惊痫：龙骨有定惊镇痛作用，可治疗惊痫。

二、仲景之应用考证

《药征》：“主治脐下动，旁治烦惊失精。”

三、后世医家之应用

《别录》：“疗心腹烦满，四肢痿枯，汗出，夜卧自惊……肠痈内阻，阴蚀，止汗，缩小便，尿血，养精神，定魂魄，安五脏。白龙骨疗梦寐泄精，小便泄精。”

甄权说：“逐邪气安心神，止冷痢下脓血，女子崩中带下，止梦泄精，梦交，治尿血，虚而多梦纷纭加而用之。”

《大明本草》：“健脾，涩肠胃，止泻痢，渴疾，怀孕漏胎，肠风下血，崩中带下，鼻洪，吐血，止汗。”

《本草纲目》：“益肾镇惊，止阴疟，收湿气，脱肛，生肌敛疮。”

章次公说：“古代视龙为神秘之动物，飞腾变化，莫可端倪，故谓其遗骨有潜阳育阴之妙，凡人身气血滑脱，心神耗散，肠胃洞泄，皆能愈之。实则本品之用，重可镇怯，涩以固脱。”

所以龙骨的作用：一是镇静，二是收敛。

牡　蛎

本品为软体动物瓣鳃纲牡蛎科动物近江牡蛎 Ostrea gigasThunb.，长牡蛎 O. rivularis Gould 或大连牡蛎 O. talienwhanensis Crosse 等的贝壳，捣碎生用，或火煅粉碎。

一、《神农本草经》记载：“性咸微寒无毒。主伤寒寒热，温疟洒洒，惊恚怒气，除拘缓，鼠瘘，女子带下赤白。”

伤寒寒热，温疟洒洒：谓牡蛎有解热作用，但后世少用。

惊恚怒气：指牡蛎有镇静作用。

除拘缓：即解痉挛。

鼠瘘：有两种解释：一为瘰疬；二为肛门结核，俗名偷粪老鼠。

二、仲景之应用考证

《药征》：“主治胸腹之动，旁治惊狂烦躁。”

三、后世医家之应用

《别录》：“除留热在关节荣卫，虚热去来不定，烦满；止汗，心痛气结，止渴，除老血，涩大小肠，止大小便，疗泄精，喉痹，咳嗽，心胁下痞热。”

藏器说：“粉身止大人小儿盗汗。”

孟诜说："治女子崩中止痛，除风热风疟。"

李珣说："男子虚劳，补肾安神，去烦热，小儿惊痫。"

好古说："去胁下坚满，瘰疬，一切疮。"

《本草纲目》："化痰软坚，清热除湿，止心脾气痛，痢下，赤白浊，消疝瘕积块，瘿疾结核。"

《现代实用中药》："为制酸剂，有和胃镇痛作用，治胃酸过多，身体虚弱，盗汗及心悸动惕，肉瞤等。对于怀孕妇及小儿钙质缺乏与肺结核等有效。"

牡蛎的临床应用：

（一）消虚热，如烦热、留热、风热等。

（二）镇静作用，如惊恚、烦躁、惊痫、心悸动惕。

（三）收敛作用，如盗汗、带下、滑精、白浊、下血、下利。

（四）软坚消结，如胁下坚满、瘰疬、瘿疾结核、疝瘕积块等。

（五）制酸，煅牡蛎可治胃酸过多。

（六）平肝潜阳，如治疗高血压病或甲亢的肝阳上亢。

常山（附：蜀漆）

本品为虎耳草科多年生落叶灌木黄常山 Dichroa febrifuga-Lour. 的根。

一、《神农本草经》记载："苦寒有毒，主治伤寒寒热，热发温疟，胸中痰结吐逆。"

伤寒寒热，热发温疟：即疟疾寒热往来。

胸中痰结吐逆：痰结即老痰积饮，欲吐不能，为吐逆。

二、仲景之应用考证

《本经疏证》："凡药物非鳞介飞走，未有云气腥者。惟仲景用蜀漆，必注曰，洗去腥，则可知其气恶劣，异于他草木矣。人身恶劣之气钟为症者，在肺无如痰涎；在肠胃之间，无如募原之邪；在肝胆之间，无如积聚。故痰涎之发，为咳逆寒热；募原之发为疟；积聚之凝，为腹中癥坚与痞，蜀漆并能治之。在上在中者，以吐而除，在下者，以利而解。"

三、后世医家之应用

《别录》："疗水胀，洒洒恶寒，鼠瘘。"

甄权说："治诸疟，吐痰涎，治项下瘤瘿。"

《本草求真》："常山为除疟疾老痰积饮要药。"

陈修园说："一切疟疾，欲急取效，三发之后，以小柴胡加常山三钱，服之自愈。"

常山能杀灭疟原虫，为中医沿用已久的抗疟药，可以控制疟疾症状的发作，并有较好的退热作用。至于常山有催吐的副作用，与槟榔、草果等相配伍，可以减轻。

四、常山的药理作用

（一）抗疟：常山碱甲、乙、丙都为抗疟的有效成分，常山碱丙的抗疟作用最强，约比奎宁大95～152倍，常山碱乙次之，但也比奎宁高89倍，常山碱甲与奎宁的效力相当。

（二）抗阿米巴原虫：常山碱乙体外抗阿米巴原虫的作用较依米丁为强；对幼大鼠感染阿米巴原虫后的疗效也较依米丁高；治疗指数也比依米丁大1倍。临床证明，常山能迅速清除血中疟原虫，但维持时间短，易复发。

（三）解热：常山碱甲、乙对人工发热的家兔均有退热作用，故前者称异退热碱，后者称退热碱。

（四）催吐：其催吐作用，是药物刺激肠道黏膜，引起反射性地兴奋呕吐中枢所致。

（五）毒性：常山碱中毒症状为恶心、呕吐、腹泻、便血、肾脏损害等。常山碱治疟效力高、速，但它的治疗剂量与中毒剂量相近，因此限制了临床上推广使用。

【附】蜀漆

蜀漆即为常山的苗叶，其药理作用及治疟同常山。

《神农本草经》记载："味苦平，主疟及咳逆发热，腹中癥坚痞结积聚。"按：腹中癥坚痞结积聚即指疟母。

《续药征》："蜀漆主治胸腹及脐下动剧者，兼治惊狂火逆疟疾。"

据鸡疟实验，蜀漆的抗疟效价为常山的5倍。

据研究常山植株所含常山碱，以叶的含量为最高，茎次之，根含量最少。

【方药组成】 桂枝9克　炙甘草6克　生姜3片　大枣4枚　牡蛎15克　蜀漆9克　龙骨12克

【适应证】 治伤寒脉浮，误以火迫劫之，亡阳惊狂者。

【方解】 徐灵胎说："此与少阴汗出之亡阳迥别。盖少阴之亡阳，乃亡阴中之阳，故用四逆辈，回其阳于肾中；今乃火逼汗，亡其阳中之阳，故用安神之品，镇其阳于心中。"

尤在泾说："被火者，伤其心，则惊狂，起卧不安，故当用龙、牡。其去芍药，加蜀漆者，盖欲甘辛急复心阳，而不须芍药更益营气也。蜀漆即常山苗，味辛，能去胸中邪结气。此证火气内逼心包，故须以逐邪而安正耳！"

【应用】 本方通治疟疾而有腹上冲动者；连续多日失眠而狂躁者；烫火伤烦闷疼痛者；亦可治自汗、盗汗、梦遗、滑精、带下、泄利。辨证以阳虚失禁为主。

桂枝甘草龙骨牡蛎汤（《伤寒论》）

【方药组成】 桂枝3克　炙甘草6克　龙骨15克　牡蛎30克

【适应证】 1. 治火逆下之，因烧针烦躁者。

2. 亡阳烦躁胸腹动剧者。

【方解】 火逆复用下法，因烧针以致心阳受伤，而且烦躁不安之状。用桂枝、甘草温通心阳，牡蛎、龙骨，以止烦躁。

【应用】 常用桂枝甘草龙骨牡蛎汤治疗失眠，梦遗滑精，白带清稀如水，心悸怔忡等症。凡病人表现寒性肌体衰弱时，此方有一定疗效。龙骨、牡蛎有镇静收敛作用；桂枝、甘草有兴奋作用，阳药与阴药同用，动中求静，静中求动，实质是相成。如治疗失眠，比单用镇静效果好。

病例 22

高× 女，31 岁。

患神经衰弱，失眠一年以上，服过多种安神镇静药罔效，现头昏、失眠、心悸、怔忡、面色苍白虚浮。脉弱，舌胖有齿印。

桂枝 6 克　炙甘草 9 克　牡蛎 30 克（先煎）　龙骨 15 克（先煎）　黄芪 9 克　方 7 剂

服上方后失眠症状有改善，但心悸、怔忡等症状依旧。前方再加淮小麦 30 克，大枣 7 枚，续方 7 剂。

按　本案长期失眠，服镇静药罔效，用桂枝甘草龙骨牡蛎汤于失眠有一定疗效。其道理正说明阳药与阴药同用，相反相成，兴奋与镇静同用，比单用镇静效果好。

桂枝加龙骨牡蛎汤（《伤寒论》）

【方药组成】 桂枝 9 克　芍药 9 克　甘草 6 克　生姜 3 片　大枣 4 枚　龙骨 15 克　牡蛎 30 克

【适应证】 1. 失精家，少腹弦急，阴头寒，目眩发落。

2. 脉极虚芤迟，为清谷亡血失精。

3. 脉得诸芤动微紧，男子失精，女子梦交。

【方解】 桂枝汤对外感能解表祛邪，对内伤能补虚弱，加龙骨、牡蛎以固涩止遗精。

【应用】 用此方除治遗精外，并可用于一切羸弱而胸腹有动之病。如心悸、怔忡、多汗、盗汗；吞酸吐水；久泻久痢；白带漏下或遗尿者，均有一定疗效。

病例 23

秦×　男，35 岁。

面色苍白无华，眩晕，失眠健忘，患遗精及早泄半年以上，乏力，纳差。舌质淡红，苔薄白，脉虚。

桂枝 6 克　白芍 6 克　炙甘草 6 克　生姜 6 克　大枣 7 枚　龙骨 15 克　牡蛎 30 克　方 7 剂

服上方后头眩晕症状好转，但仍有失眠，本周服药期间未发现梦遗，上方再加附子6克，五味子6克。

未遗精，眩晕、失眠显著好转。续方14剂后治愈，随访半年未发。

按 我们的临床经验：桂枝加龙骨牡蛎汤，复加五味子、附子，治疗眩晕、遗精、失眠有效。因附、桂同用有调节全身脏腑功能，并有强阳摄阴作用。五味子既能安神，配龙、牡又有收敛固涩镇静之功，治疗失眠、遗精、眩晕，一举数得。附、桂与龙骨、牡蛎、五味子合用，动中求静，静中求动，伏其所主，先其所因，故三病同愈矣！

桂枝芍药知母汤（《金匮要略》）

【单味药药理研究】

防　风

本品属于伞形科植物防风 Saposhnikovia divaricata (Turcz.) Schischk. 的根。

一、《神农本草经》记载：“味甘温，无毒，主大风，头眩痛，恶风，风邪，目盲无所见，风行周身，骨节疼痹，烦满。”

大风，头眩痛：指因风寒引起的头眩痛，如血管性头痛。

恶风：指皮肤病。

风行周身，骨节疼痹：指周身关节疼痛。

二、后世医家之应用

《别录》：“胁痛，胁风头面去来，四肢挛急，字乳，金疮内痉。”

《大明本草》：“治三十六般风，男子一切劳累，补中益神，风赤眼，止泪及瘫缓，通利五脏关脉，五劳七伤，羸损盗汗，心烦体重，能安神定志，匀气脉。”

元素说："治上焦风邪，泻肺实，散头目中滞气。"

好古说："搜肝气。"

《本草求真》："治上焦风邪，头痛目眩，脊痛项强，周身尽痛。"

防风从《本经》及后世本草记载可用于风寒性头痛，身痛，拘节疼痛，可见防风有祛风解表作用。又用于骨节疼痹，四肢挛急，体重，周身痹痛。《别录》云金疮内痉，似指破伤风，后世方中有用防风配白附子、天南星等为玉真散治疗破伤风。唐代又用防风治疗风疹块或皮肤生丘疹，此恐与防风抗过敏作用有关。到金代刘河间《宣明论》创防风通圣散，为表里双解法，用于表里俱实，风火壅盛的实热证，临床用于肝炎，面多痦瘰，荨麻疹等有良效，对于其他若干炎症过敏性疾患亦有效。又防风有止泻作用，如痛泻要方即以防风为主药。

三、防风的药理作用

（一）解热作用：对用疫苗发热的家兔，以防风煎剂及乙醇浸剂以 2 克/公斤体重灌胃，有解热作用，可持续 150 分钟，煎剂较浸剂作用强。

（二）镇痛作用：小鼠灌服防风 50% 乙醇浸出液（蒸去乙醇），用电刺激鼠尾法，发现能明显提高痛阈，皮下注射，同样有效。

（三）抑菌作用：新鲜防风榨出液在体外试验，对绿脓杆菌及金黄色葡萄球菌有一定的抗菌作用。并且防风对哥伦比亚 SK 病毒和羊毛样小芽胞癣菌有抑制作用。

【方药组成】 桂枝 12 克　芍药 9 克　甘草 6 克　麻黄 6 克　附子 15 克　防风 12 克　知母 12 克　白术 15 克　生姜 3 片

【适应证】 1. 治诸节疼痛，身体尪羸，脚肿如脱，头眩短气，温温欲吐。

2. 治疗类风湿性关节炎，见有风毒肿痛，憎寒壮热，口渴脉数者。

【方解】 桂枝芍药知母汤是综合了桂枝附子汤、甘草附子汤、麻黄加术汤及乌头汤诸方，是治疗类风湿关节炎疗效较好的方剂。本方的治则是通阳行痹，祛风逐湿。本方以桂枝、麻黄、防风，祛风逐湿以解其表；芍药、知母、甘草养阴清热以和其里；生姜、甘草和胃调中；白术、附子同用，通阳逐湿，对痹证、肌肉或关节痛每有良效。本方辛温而不伤阴，故可治疗风、寒、湿三邪所致的痹证。

【应用】桂枝芍药知母汤治疗类风湿性关节炎，疗效显著，当临床症状和阳性体征将消失时，于桂枝芍药知母汤方再加生黄芪15克，可增强机体的免疫力，从而使有效病例治疗效果获得巩固。附子有毒性，先煎半小时，并与生甘草及生姜同煎合用则毒性大为减低。实践证明，若方中不用附子，疗效骤减，说明附子是治疗风湿性关节炎的重要药物。

病例24

夏× 女，29岁。

三个月以来，全身关节游走性疼痛，伴指关节呈梭形肿大，屈伸不便。经西医诊断为“类风湿性关节炎”。抗“O”750单位，血沉30毫米/小时，用桂枝芍药知母汤。

桂枝12克 芍药9克 甘草6克 麻黄6克 附子15克(先煎半小时) 知母9克 白术9克 防风9克 生姜3片

方14剂

服药14剂后自觉症状好转，照原方加生黄芪15克，续方14剂后，全身关节疼痛消失，手指关节梭形肿大消退，经化验检查抗“O”小于320单位，血沉6毫米/小时。

【研究】据报道：类风湿性关节炎患者在疾病发作期间血液流变学的各种指标较正常人高，服桂枝芍药知母汤后，全血黏度（比）、血浆黏度（比）、红细胞电泳时间有明显下降，三项指标趋于恢复正常。治疗后，可见到抗“O”明显下降，病人自觉症状及阳性体征消失或好转，尤其是血液流变学指标趋于正常，说明桂枝芍药知母汤很可能是从改善血液流变性来达到治疗效果〔《中医杂志》1981，(1)：38〕。

二、麻黄汤类

方　剂	药物组成	加	减	适应证
麻黄汤	麻黄9克，桂枝6克，炙甘草3克，杏仁9克			太阳表实证，脉浮紧，无汗而喘等
麻黄加术汤	本方	苍术12克		寒湿身体疼烦，无汗、恶寒、发热者
麻黄杏仁薏苡甘草汤	本方（但量减）	薏苡仁1.5克	桂枝6克	湿重之一身尽疼，发热日晡所剧者
麻杏石甘汤	本方	石膏24克	桂枝6克	肺热喘咳
越婢汤	本方	麻黄3克，石膏24克，生姜3片，大枣4枚	桂枝6克，杏仁9克	风水水肿，里热无汗
越婢加术汤	越婢汤	白术12克		风水水肿，肿而甚者
越婢加半夏汤	越婢汤	半夏15克		肺胀咳喘，脉浮大者
大青龙汤	本方	麻黄3克，生姜3片，大枣4枚，石膏24克		太阳表实证，里热无汗，烦躁
甘草麻黄汤		炙甘草3克	桂枝6克，杏仁9克	哮喘咳逆；里水
麻黄附子细辛汤	本方	细辛3克，附子9克	桂枝6克，杏仁9克	感冒，痰饮喘咳，手足冷，有表证而脉微弱者

续表

方　剂	药物组成	加	减	适应证
麻黄附子甘草汤	本方	附子9克，甘草3克	桂枝6克，杏仁9克	证较麻黄附子细辛汤为轻，表微热
小青龙汤	本方	芍药、五味子、半夏各9克，甘草6克，桂枝、干姜各3克	杏仁9克	寒饮喘咳而兼表证或否
小青龙加石膏汤	小青龙汤	石膏15克		寒饮并见烦躁
厚朴麻黄汤	本方	厚朴15克，石膏24克，半夏15克，五味子15克，小麦30克，细辛3克，干姜6克	桂枝6克，甘草3克	胸满气逆有痰饮，略有里热证
射干麻黄汤	本方	射干9克，细辛3克，紫菀9克，款冬9克，生姜3片	桂枝6克，杏仁9克，甘草3克	咳嗽有寒饮作水鸡声
麻黄连翘赤小豆汤	本方	连翘6克，赤小豆30克，生梓白皮30克，大枣4枚，生姜3片	桂枝6克	黄疸、小便不利，或疮疡内攻、浮肿喘满证

麻黄汤（《伤寒论》）

【单味药药理研究】

麻黄* 附 麻黄根

本品的来源为麻黄科植物草麻黄 Ephedra sinica Stapf，木贼麻黄 E. equisetina Bunge，及中麻黄 E. intermedia Schenket C. A. Mey 及麻黄属中多种植物均可入药。麻黄以干燥的草质茎入药。

一、《神农本草经》记载：麻黄亦名龙沙，“味苦温，主中风伤寒头痛，温疟。发表出汗，去邪热气，止咳逆上气，除寒热，破癥坚积聚。”

主中风伤寒头痛，发表出汗，去邪热气：指治疗风寒性表实证。

止咳逆上气，除寒热：指治疗外感引起的咳喘。

破癥坚积聚：徐灵胎说：“能深入积痰凝血之中，凡药力所不到之处，此能无微不到。”如阳和汤以麻黄与熟地、鹿角胶、炮姜等相伍，治阴疽顽证有一定效果。足证徐氏说麻黄深入积痰凝血之中，破癥坚积聚非虚语。

温疟：据《素问·疟论》“此先伤于风，而后伤于寒，故先热而后寒也，亦以时作，名曰温疟。”

二、仲景与后世医家之应用

（一）消斑疹：《别录》“消赤黑斑毒。”所谓消斑疹，可包括荨麻疹、麻疹、丹毒等。据“肺主皮毛”，用麻黄宣肺以

* 注：今人常言麻黄治伤寒，桂枝治中风，其实中风，伤寒不必拘。仲景书中有“太阳中风，脉浮紧，不汗出而烦躁；阳明中风，脉弦浮大，不得汗。”又“太阳病，或未发热，或已发热，必恶寒体痛呕逆，阴阳俱紧者，名曰伤寒。”不言无汗。若“太阳病，头痛发热，身疼腰痛，骨节疼痛，恶风，无汗而喘者，麻黄汤主之。”用麻黄汤并不称伤寒。若拘伤寒、中风之说，则麻黄、桂枝之用混，有汗不用麻黄为妥。不以病名为据，而以证为主。

透发麻疹，如防风通圣散中即有麻黄。

（二）治肌肤麻痹：甄权说："治皮肉不仁。"指肌肤部分麻痹，失去知觉。按：仲景方麻黄加术汤可治痹证。

（三）发作性胁痛：《别录》："主五脏邪气缓急，风胁痛。"所谓风胁痛，中医谓胁痛似风有倏忽来往之义。

（四）疟疾：《神农本草经》指"温疟"，甄权说"山岚瘴气"。

（五）结膜炎：《本草纲目》："散赤目肿痛。"

（六）黄疸：《千金方》载麻黄醇酒汤，据云引自仲景方，用治一身面目黄肿，小便不利。

（七）水肿：仲景方治里水（甘草麻黄汤）；恶风，一身悉肿（越婢汤）；水肿，脉沉（麻黄附子甘草汤）。

（八）喘咳：仲景方治汗出而喘（麻杏石甘汤）；其人如喘，目如脱状（越婢加半夏汤）；咳而微喘（小青龙汤）。

（九）心满痛：《范旺方》治心胸满（闷）之通命丸，以麻黄为君。《本经疏证》说麻黄通心阳，散烦闷。

近世医家畏用麻黄，尤以苏派医生为甚。问其理由，莫不以麻黄的发汗作用太悍，不慎将汗出不止而死。我们的临床经验是：麻黄对可用之证而用之，虽当夏月，而无流水不止之患。其麻黄的应用可归纳为：发汗散寒；宣肺平喘；利水消肿；散阴疽，消癥结；抗过敏作用。

1. 发汗散寒：麻黄单用发汗力不强，但得桂枝相须为用，发汗散寒之力方显，如麻黄汤用于无汗发热之证；若麻黄与葛根配伍可解表热；若麻黄与羌活相配，除发汗散寒外并治头痛及全身疼痛；若与术配伍用于风湿腰痛。据"肺主皮毛"理论，以麻黄配伍西河柳或芫荽以透发麻疹；又配薄荷、蝉衣等治风疹身痒。

2. 宣肺平喘：麻黄配杏仁，宣肺平喘相须为用，如三拗汤、麻黄汤等；麻黄与白果配伍，麻黄宣肺平喘，白果敛肺定喘，二者相配一开一合如定喘汤；又五味子也有敛肺定喘作用，麻黄与五味子相配，平喘止咳作用加强。如小青龙汤、射干麻黄汤等；麻黄与石膏相伍，发表作用减弱，而清郁热解烦渴作用加强，如麻杏石甘汤；若咳喘见血必须用麻黄时，也可与生地相佐，以生地控制出血，使麻黄达到平喘目的。

3. 利水消肿：麻黄除本身有利尿作用外，据“肺为水之上源”，麻黄宣肺的同时，也能助下焦水气宣化而达到行水消肿的目的。所以麻黄也被用于肺失通调而引起的水肿，如越婢汤以麻黄配伍生姜、石膏、甘草等药，以治风水水肿。据报道用越婢加术汤治疗肾炎水肿有效。又据“肺与大肠相表里”，以麻黄配伍葶苈子、大枣，可使水湿痰饮从大便而解。又如麻黄与赤小豆、连翘相配，可使黄疸从小便而泄（如麻黄连翘赤小豆汤)。又麻黄与芦根相配亦有利水消肿作用。

4. 散阴疽，消癥结。据《本经》麻黄有破癥坚积聚的记载，如阳和汤，麻黄与熟地相配伍，得鹿角、肉桂温补肾阳相助，可以消散阴疽、痰核、流注结块等病。

5. 抗过敏作用：麻黄与防风配伍有抗过敏作用，如《宣明论》的防风通圣散，用于治疗肝炎、面多痞瘰和荨麻疹等有效。

三、麻黄的药理作用

（一）对平滑肌的作用：麻黄碱对支气管平滑肌有松弛作用，当支气管处于痉挛状态时，其作用更为显著，故用于止喘。对虹膜辐射肌兴奋、收缩，产生扩瞳作用；对血管平滑肌收缩产生升压作用。伪麻黄碱作用类似，而扩瞳、升压作用较小。从临床验证，如治喘用的小青龙汤、麻杏石甘汤、定喘汤等，均以麻黄为平喘主药，这与麻黄所含的麻黄碱及伪麻黄碱松弛支气管平滑肌药理有关。

（二）解热发汗作用：麻黄挥发油对人工发热的家兔有解热作用，对正常小鼠有降温作用。麻黄碱对正常人无发汗作用，但在高热条件下，汗分泌量比未用麻黄碱者为多。

（三）对循环系统的作用：麻黄碱能使心率加快，外周血管收缩，血压上升，作用类似肾上腺素，但较弱而持久，反复使用可产生快速耐受性。所以患高血压病或心脏病患者，禁忌用麻黄。

（四）利尿作用：伪麻黄碱有显著的利尿作用，这与中医临床验证是一致的。《伤寒论今释》也说："麻黄冷服，颇得利尿之效，而始终不见发汗。"

（五）对中枢神经系统的作用：麻黄碱对大脑皮层及皮层下中枢均有兴奋作用，大剂量可引起失眠、不安和震颤。

（六）抗过敏作用：对荨麻疹或过敏性皮炎有一定的疗效，局部应用滴鼻，能使鼻黏膜血管收缩，可治疗鼻炎。

【附】麻黄根　为麻黄的根部，将麻黄根浸膏注射于猫、家兔的静脉，有降低血压作用，增大呼吸幅度。此作用与麻黄浸膏完全相反。据报道，麻黄根含伪麻黄碱，有止汗作用。

【方药组成】麻黄 9 克　桂枝 6 克　杏仁 9 克　炙甘草 3 克

【适应证】1. 太阳病，风寒在表，头项强痛，身疼腰痛，骨节疼痛，发热恶寒，恶风无汗，胸满而喘，其脉浮紧或浮数者。

2. 风、寒、湿三气成痹，及冷风哮嗽，最为有效。

【方解】尤在泾说："寒邪伤人阳气，郁而成热，皮肤闭而成实。麻黄轻以去实，辛以发阳气，温以去寒气。杏仁佐麻黄通肺气，使腠理开泄，王好古谓其为治卫实之药者是也。"

吕椽村说："伤寒脉紧而无汗，营邪不易汗出，宜主麻黄走卫发汗，必兼籍桂枝以散营分之寒也。本方着眼全在'无汗而喘'四字，杏仁下气定喘，甘草和中保液。此本发汗之峻剂，故更不须啜稀粥以助药力也。不用姜枣者以姜性升而枣味滞，虑碍杏仁下气定喘之功也。"

【应用】本方除用于感冒或流感之属于风寒表实证者外，尚可通用于风寒湿痹证、冷风哮喘证、百日咳、支气管炎、麻疹不透及肾炎浮肿等。总之，应用本方以恶寒发热，无汗而喘，脉浮紧为辨证要点。

本方去桂枝（麻黄不去节，杏仁不去皮尖，甘草不炙），名三拗汤（《和剂局方》）。我们临床用三拗汤加减治疗哮喘，急慢性支气管炎、咳嗽，有一定的效果。

麻黄汤乃辛温解表之峻剂，不可误用于风热表证，亦不可误用于表虚证。《伤寒论》指出“疮家”、“淋家”、“衄家”、“亡血家”、“汗家”、血虚而脉见“尺中迟”、误下而见“身重心悸”、“尺中脉微”等，虽有伤寒，亦禁用本方。以上诸症的形成，不外乎气、血、津、液有所偏虚，若再用麻黄汤解表，势必导致“虚虚之戒”。

病例25

胡× 女，46岁。

胸闷窒塞，呼吸不利，不能平卧，喉间作水鸡声，稍有咳，无痰，苔白，脉软。

麻黄6克　桂枝6克　川朴9克　枳实9克　杏仁9克　甘草6克　方2剂

药后，咳喘减轻。

麻黄9克　桂枝9克　枳实9克　杏仁6克　陈皮3克　甘草3克　方3剂

按　病者所患寒喘，胸闷窒塞，呼吸不利，不能平卧，喉间作水鸡声，主要有痰饮在肺，不易咳出，故用麻黄汤宣肺平喘，以厚朴助麻黄平喘，厚朴、枳实下气去满。二诊去厚朴加陈皮，以健脾和胃。

病例26

宋× 女，6岁。

感寒后咳嗽六日，痰黄不多，恶寒发热，苔薄白黄，脉浮紧数。风寒外束，肺有痰热，治宜解表清肺。

麻黄9克　桂枝9克　黄芩6克　大贝3克　甘草3克　方4剂

按　本案辨证属于风寒外束，肺有痰热，属寒包火，治宜解表清肺。是方系麻黄汤易杏仁为大贝。杏、贝同用有祛邪化痰止咳之功，但杏仁苦温，大贝苦寒。此证肺有痰热，故用大贝。加用黄芩者独清肺热。我们应用麻黄汤、三拗汤加减治疗咳喘，灵活加减，收效明显，此处可见一斑。

【研究】麻黄汤主要用于发汗解表，宣肺平喘。据实验研究，麻黄汤具有解热、促腺体分泌作用。麻黄汤对正常小鼠皮肤温度影响迅速，降低兔肛温作用较缓慢，麻黄汤对小鼠唾液腺分泌及对支气管腺分泌酚红作用强，而桂枝汤对照作用弱，说明了麻黄汤用于无汗表实证，而桂枝汤用于有汗表虚证的明显差异。

再者麻黄汤用于喘而胸满，本实验亦显示麻黄汤具有镇咳、促支气管腺体分泌、抑制黏膜上皮纤毛运动及扩张支气管等作用，与麻黄汤临床治喘咳应用基本相符。

麻黄汤具有镇咳平喘作用，其解释为麻黄碱属于拟肾上腺素药，具有α和β受体作用，同时亦能促肾上腺素对神经末梢释放递质，间接发挥了拟肾上腺素作用，因此，可松弛支气管平滑肌发挥平喘作用。杏仁在体内分解产生氢氰酸，抑制呼吸中枢和咳嗽中枢而起镇咳作用。

此外，病检中发现麻黄汤可致静脉瘀血和出血，并可致眼窝内出血等。此与“淋家不可发汗，汗出必便血”；“衄家，不可发汗，汗出必额上陷脉急紧，直视不能眴……”相合。这就是说，麻黄汤用之不当，可导致出血或脉络的病变〔《中医杂志》1984，(8)：63〕。

麻黄加术汤（《金匮要略》）

【单味药药理研究】

术

按《神农本草经》及张仲景《伤寒论》、《金匮要略》书中用术，不分白术与苍术。苍、白术之区别，可见于《名医别录》。二者均属菊科植物。白术的植物来源是 Atractylodes macrocephala Koldz. 的根茎。苍术的植物来源有三：有南苍术、北苍术及关苍术的区分。南苍术的植物来源是 Atractylodes lancea (Thunb.) DC. 北苍术植物来源是 Atractylodes chinensis (DC.) Koidz.；关苍术植物来源是 Atractylodes japonica Koidz. ex Kitam.

一、《神农本草经》记载：“味苦温，主风寒湿痹死肌，痉疸，止汗，除热，消食。”

风寒湿痹死肌：可理解为风湿性关节炎，肌肉麻木不仁。

痉疸：痉指关节强直，疸指黄疸。术能利水，故能退黄疸。

止汗，除热：邹润安说：“非如桂枝汤之治中风能止汗除热也，亦系风湿相搏之证，发热汗出体痛身重者得术而悉蠲矣！”说明术治湿热。金元人作为一般解表药者误矣！

二、张仲景之应用考证

邹润安在《本经疏证》中论及“仲景治痹诸方，其用术者非兼烦必兼重。如麻黄加术汤下之‘身烦疼’；防己黄芪汤下之‘身重’；桂枝附子汤去桂加白术汤下之‘身体疼烦’；甘草附子汤下之‘骨节疼烦’，‘掣痛不得屈伸或身微肿’；干甘苓术汤下云‘腰重如五千钱’；桂枝芍药知母汤下之‘肢节疼痛，脚肿如脱’；附《近效方》术附汤下之‘头重’。”邹氏认为凡湿重者用术最宜，寒胜者差减。术不如乌附之镇痛，但利水较强，故痉重之属湿者宜之。又仲景用术治眩冒，邹润安氏释为“非治其眩，乃治痰与水。”其说有理。如苓桂术甘汤证为“心下有痰饮，又云头眩”，泽泻汤证为“其人苦冒眩”，盖痰饮为本，眩冒为其证，以术治痰与水，则眩冒自解。

三、后世医家之应用

请参考理中汤前白术资料，这里只讨论苍术：

《别录》：“主头痛，消痰水，逐皮间风水结肿，除心下急满及霍乱吐下不止，暖胃消谷嗜食。”

甄权说：“主大风痛痹，心腹胀痛，水肿胀满，除寒热，止呕逆，下泄冷痢。”

《大明本草》：“治筋骨软弱，痃癖气块，妇人冷气癥瘕，山岚瘴气温疾。”

《珍珠囊》：“能健胃安脾，诸湿肿非此不能除。”

《药品化义》：“味辛主散，性温而燥，燥可去湿，专入脾胃。主治风寒湿痹，山岚瘴气，皮肤水肿，皆辛烈逐邪之功也。”

苍术为祛风湿要药，可用于风湿或寒湿引起的关节肢体疼痛，如麻黄加术汤。苍术与黄柏相配为二妙丸，可用于热痹，或湿热下注引起的带下秽浊之症，若再加牛膝则为三妙丸，用于腰膝关节疼痛。苍术燥湿健脾，与厚朴、陈皮配伍为平胃散，用于湿阻脾胃，脘闷呕恶，吐泻不食。苍术散寒解表，与藁本、白芷等同用为神术散，用于外感风寒，头痛无汗等。

四、苍术的药理作用

（一）降血糖作用：本品煎剂给实验性四氧嘧啶糖尿病的家兔灌胃，有降血糖作用。在给药10天内，血糖不断下降，停药后血糖未见回升。

（二）本品煎剂10～40克/公斤体重灌胃，对大鼠有排钠、排钾作用，但未见利尿作用。

（三）抗夜盲症：其有效成分为维生素A，可治疗缺乏维生素A引起的夜盲症及角膜软化症。

（四）催眠作用：苍术的催眠作用，是由于苍术中的苍术醇与β－桉油醇的协同作用所致。

（五）少量苍术油对金线蛙有镇静作用，但大剂量对中枢神经系统呈麻痹作用，最后呼吸麻痹而死。

（六）烟熏才有消毒作用：以苍术和艾叶制成消毒香或烟熏剂，对多种病毒（流感病毒等）、乙型链球菌和金黄色葡萄球菌以及黄曲稼菌和其他致病真菌等都有杀灭作用。细菌经苍术艾叶合烟熏后发生变形，呈退行性变化。

【方药组成】麻黄9克　桂枝6克　杏仁9克　炙甘草6

克　术* 12 克

【适应证】寒湿身体疼烦，无汗恶寒发热者。

【方解】王旭高说："本方治寒湿之表之正法，麻黄得术，自不至于过汗，术得麻黄，并可行表之湿。"

【应用】本方尚可通治遍身浮肿、痰饮。近报导治疗小儿急性肾炎。

病例 27

项×　男，51 岁。

一年前受风寒雨淋，发为痹证，下肢关节疼痛，阴雨天疼痛尤剧，并见肿重，舌质淡、苔薄白，脉濡弦。西医诊断为风湿性关节炎。证属风湿阻遏经络，以麻黄加术汤合当归。

麻黄 9 克　桂枝 9 克　杏仁 6 克　甘草 3 克　苍术 12 克　当归 12 克　方 7 剂

药后痛减，续方 14 剂后病愈。

按　本案痹证，证属风湿阻遏经络，治宜解表祛湿，温经通络。用麻黄加术汤以驱在表之风湿。又麻、桂与当归同用可温经通络，本"血行风自灭"之意。

麻黄杏仁薏苡甘草汤（《金匮要略》）

【单味药药理研究】

薏苡仁

本品属于禾本科植物 Coix lacryma - jobi Linn. 的成熟种仁及其变种植物川谷 Coix lacryma - jobi Linn. var. ma - yuer (Roman.) Staf. 的种仁。

一、《神农本草经》记载："味甘微寒，主筋急，拘挛不可屈伸，风湿痹，下气。"

---

* 注：日人丹波元简对治湿家身烦疼的麻黄加术汤，使用白术曾提出异议。他说："加术以驱表湿，此方之术，宜用苍术，非逐里湿也。"

筋急，拘挛不可屈伸：凡风湿病人常有风湿关节变形，似指腱稍弯曲而言。

风湿痹：即指上病。

二、仲景之应用考证

《本经疏证》："论者谓益气，除湿、和中，薏苡与术略相似，而不知其有毫厘之差，千里之谬也。盖以云乎气则术温而薏苡微寒，且术气味俱厚性急，薏苡气味俱薄性缓，故仲景往往用此而不用彼。"

仲景用薏苡仁有三方，即薏苡附子散、薏苡附子败酱散及麻杏薏苡甘草汤。薏苡附子散治胸痹缓急，邹润安引《内经》之论，辞费而义不明，称"缓急"二字，其义实等于"急"，如有"缓急之需"，即"急需"，或作"时缓时急"亦通。薏苡附子败酱散治肠痈，如肿状，又肠痈病人右脚缩不可屈伸，古人称为筋急。麻黄杏仁薏苡甘草汤即麻黄杏仁甘草石膏汤加薏苡仁，则可用于咳喘浮肿。"从以上三方观之，仲景用薏苡仁率与《本经》相符。

三、后世医家之应用

《别录》："除筋骨中邪气不仁，利肠胃，消水肿，令人能食。"以薏苡仁消水肿作为利湿药，后世医家治湿温伤寒，用三仁汤，殆本于此。

甄权说："治肺痿，肺气积脓血，咳嗽涕唾上气煎液，破毒肿。"

张师正《倦游录》："南宋大词人辛稼轩劳累后忽患疝疾，阴囊重坠，大如杯，用薏苡仁炒黄后水煎熬膏服，服后疝坠即愈，辛稼轩友人程沙患疝，服后亦效。"以上证殆指阴囊水肿。

《本草纲目》："健脾益胃，补肺清热，去风胜湿……煎饮，利小便热淋。"

后世医家用本品利水渗湿，和中健脾。又叶橘泉云："日人用薏苡仁治皮肤疣有效，但国产者无显著疗效"。我们亦用薏苡仁治疗皮肤疣有效，并推广用于肠疣。又据报告薏苡仁有抑制癌瘤细胞，可治疗肠癌，可试服，每次用30～60克，水煎服。

四、薏苡仁的药理作用

（一）薏苡仁油的作用

1. 薏苡仁油小剂量兴奋呼吸，大剂量麻痹甚至可使呼吸停止。

2. 薏苡仁油能使肺血管显著扩张，低浓度对离体蛙心呈兴奋作用，高浓度呈抑制作用。

3. 用石油醚浸出的薏苡仁油对蛙的横纹肌及运动神经末梢的作用，低浓度呈兴奋，高浓度呈麻痹。

4. 对离体兔肠平滑肌低浓度呈兴奋作用，高浓度呈抑制作用；对家兔及豚鼠子宫，能使其紧张度增加，振幅加大。

（二）薏苡素的作用

1. 解热镇痛：以大鼠尾部电刺激法实验，薏苡素有镇痛作用，强度与氨基比林相似。对TTG性发热，有解热作用。

2. 薏苡素对蛙横纹肌有抑制作用。

3. 抗肿瘤：薏苡素及薏苡仁煎剂有抑制艾氏腹水癌细胞的作用。

【方药组成】麻黄1.5克（汤泡）　炙甘草3克　薏苡仁1.5克　杏仁1.5克

【适应证】湿重之一身尽疼，发热日晡所剧者。

【方解】麻杏薏苡甘草汤为麻黄汤去桂加薏苡仁而成，在药量上较麻黄汤原方为轻，故发汗祛湿作用较麻黄加术汤为弱，治疗外感风湿之症，一身尽疼，日晡所剧者。

本方还可加大薏苡仁的用量，有利水作用，适宜于湿重类型。

【应用】本方尚可用于浮肿、身疼、喘咳和肺痈初起咳唾臭痰者，亦可用于治疗湿疹或多发性疣。

麻黄杏仁石膏甘草汤（《伤寒论》）

【方药组成】 麻黄9克　杏仁9克　炙甘草6克　石膏24克

【适应证】 1. 汗出或不汗出，喘咳烦渴者。

2. 太阳温病，无汗而喘，热渴者。

3. 肺气因热而闭，喘逆气急，甚则鼻翼煽动，口渴，苔黄，脉数。

【方解】 柯韻伯说："石膏为清火之重剂。此但热无寒，故于麻黄汤去桂枝之辛热，取麻黄之开，杏仁之降，甘草之和，倍石膏之大寒除内蓄之实热，斯湊湊汗出，而内外之烦热与喘悉除矣！"

尤在泾说："汗出而喘，无大热者，其邪不在经腠，而在肺中，故非桂枝所能发。麻、杏辛甘，入肺散邪气；肺被邪郁而生热，石膏辛寒，入肺除热气；甘草甘温，安中气，且以助其散邪清热之用。乃肺脏邪气发喘之剂也。"

【应用】 本方辨证以发热、喘急、苔黄及脉数为要点，不论有汗无汗，均可应用。若汗出而喘，为热壅于肺，石膏用量可5倍于麻黄；若无汗而喘，为热闭于肺，石膏用量可3倍于麻黄。

本方可用于肺炎、百日咳、支气管炎、哮喘、小儿咳喘、鼻渊、白喉、上感等疾病。辨证属于肺热炽盛的可以本方加减治疗。

病例28

郭×　男，22岁。

哮喘已9年，目前咳喘气急，胸闷，痰黄稠。唇、咽、舌俱红，舌有刺，脉数滑。

麻黄9克　生石膏30克　杏仁9克　甘草6克　开金锁15克　五味子6克　全瓜蒌24克　方5剂

另佐以牛黄解毒片。

药后胸闷已舒，咳喘、气急已明显减轻。照上方去全瓜蒌，续方5剂。

按　本案为热喘，痰热壅肺，故用麻杏石甘汤宣肺清热平喘；开金锁为野荞麦根，清热解毒，活血散瘀专治肺热咳嗽；全瓜蒌清泄痰热并治胸闷；五味子为常用镇咳平喘药，无论内伤外感咳嗽都可以用。据现代药理研究，五味子有良好的抗应激作用，能增强机体对非特异性刺激防御的能力，增强肾上腺皮质功能，能影响糖代谢，加快肝糖原分解，提高血糖及乳酸水平，所以是味强壮药，同时又有较好的镇咳祛痰作用，因此对于多年喘咳的患者，扶正止咳，一举二得。

病例29

江×　男，12岁。

高热（39.5℃），鼻翼煽动，呼吸气粗，汗出而热不解，咳喘，痰色黄稠，舌红，苔黄，脉洪大。西医诊断为小儿支气管肺炎，治拟宣肺化痰，清热解毒。

麻黄9克　生石膏30克　杏仁9克　甘草6克　黄芩15克　银花15克　鲜鸭跖草30克　方5剂

按　本案为小儿支气管肺炎，辨证为痰热壅肺，投以麻杏石甘汤加味，尤恐清热解毒不够，又辅以银、黄清解肺热并逐邪，鲜鸭跖草能退高热，果药后痊愈。

【研究】复方实验研究表明，麻杏石甘汤对链球菌、溶血性链球菌、肺炎双球菌、金黄色葡萄球菌等多种常见致病菌，均无抗菌效能，仅麻黄有抗病毒效能。因此，使用本方于呼吸道感染疾病，如能加入清热解毒药，或与抗菌素配合使用，则可提高疗效〔《上海中医药杂志》1957，(3)：15〕。

动物实验表明：麻杏石甘汤浸膏剂对盐酸组织胺所引起的支气管和肠道平滑肌收缩都有抑制作用，对乙酰胆碱引起的支气管平滑肌痉挛有轻度抑制作用。麻杏石甘汤对支气管病变所致的咳嗽有效，对正常的支气管无作用。

由于麻杏石甘汤的显著疗效，最近天津第三中药厂按“麻杏石甘汤”，经科学方法提取有效成分，加工制成“止咳定喘片”，用以治疗肺炎、支气管炎、支气管哮喘等疾病。

大青龙汤（《伤寒论》）

【方药组成】 麻黄 12 克　桂枝 6 克　炙甘草 6 克　杏仁 6 克　石膏 24 克　生姜 3 片　大枣 4 枚

【适应证】 1. 太阳中风，脉浮紧，发热恶寒，身疼痛，不汗出而烦躁者。

2. 伤寒脉浮缓，身不疼，但重，乍有轻时，无少阴证者。

【方解】 柯韻伯说：“此麻黄证之剧者，故于麻黄汤加味以治之也。诸证全是麻黄，而喘与烦躁有别，喘者是寒郁其气，升降不得自如，故多用杏仁之苦以泄气。烦躁者是热伤其气，无津不能作汗，故特加石膏之甘以生津，然其性沉而大寒，恐内热顿除，而表邪不解变为寒中，而协热下利。故必倍麻黄以发表，又倍甘草以和中，更用姜、枣双调营卫，一汗而表里双解，风热两除，此清内攘外之功，所以佐麻桂二方之不及也”。

【禁忌】 柯韻伯说：“少阴亦有发热恶寒，无汗烦躁之症与大青龙同，但脉不浮头不痛为辨，法当温补。及脉浮弱自汗者，是桂枝证，反与麻黄、石膏，则真阳立亡矣！胃气不至于四肢，故手足厥冷，太阳不周于一身，故筋惕肉瞤，仲景所深戒也。必细审其所不可用，然后不失其所当用。”柯氏又说：“盖仲景凭脉辨症，只审虚实，故不论中风伤寒，脉之缓紧，但于指下有力为实，脉弱无力为虚；不汗出而烦躁者实，汗出而烦躁者为虚；证在太阳而烦躁者为实，证在少阴而烦躁者为虚。实者可服大青龙，虚者便不可服。”

【应用】 大青龙汤除用于伤寒表实重证、里有热象者外，且能发越水气，故《金匮要略》用以治疗溢饮而兼有里热的证候。此外也可用于麻疹无汗热郁不透者；四肢浮肿而挟热者；肺胀喘急者。

病例30

陈× 男，26岁。

西医诊断为上呼吸道感染，发热至38.9℃已2天，主诉恶寒，头痛，浑身酸疼，不汗出，觉室内狭隘，烦躁，脉浮紧有力，舌红苔白。

麻黄12克 桂枝6克 杏仁6克 甘草6克 生姜3片 大枣7枚 生石膏30克

嘱病人一服若得汗解，即莫再服。

按 此案为表寒里热证，大青龙证悉具。表寒为恶寒、头痛、发热、不汗出，脉浮紧。见里热为觉室内狭隘，烦躁、舌红，发热甚高。服大青龙汤表里双解，风热两除，果一剂即得汗解。

越婢汤（《金匮要略》）

附：越婢加术汤 越婢加半夏汤

【方药组成】麻黄12克 石膏24克 生姜3片 大枣4枚 甘草6克

【适应证】1. 风水一身悉肿，脉浮而渴（经文作不渴），喘咳发热者。

2. 里水一身面目黄肿，其脉沉小便不利，故令病水。假如小便自利，此亡津液，故令渴也，越婢加术汤主之。

【方解】喻嘉言说："越婢汤者，示微发表于不发之方也，大率取其通调营卫。麻黄、石膏二物，一甘热，一甘寒，合而用之，脾偏于阴，则和以甘热，胃偏于阳则和以甘寒。乃至风热之阳，水寒之阴，凡不和于中土者，悉得用之何也？中土不和，则水谷不化其精悍之气以实营卫。营卫虚，则或寒或热之气，皆得壅塞其隧道，而不通于表里。所以在表之风水用之，而在里之水兼渴，而小便自利者，咸必用之，无非欲其不害中土耳。不害中土，自足消患于方明矣！"。

费伯雄说："风与水在皮肤之间，故但肿而不胀，变小青龙之制，使风水俱从毛窍而出，故名越婢。越婢者，悦脾也。”

【应用】本方可通治子痫风毒，凡辨证属于表实里热者可用，虚寒勿用。

【附】1. 越婢加术汤：本方加术（白术12克）为越婢加术汤，可用于疠风（即大麻风），脚气胫肿而弱。

2. 越婢加半夏汤：本方加半夏15克，为越婢加半夏汤，治肺胀咳喘，目如脱状，脉浮大者。

喻嘉言说：“越婢方中有石膏无半夏；小青龙方中有半夏无石膏。然而越婢汤加半夏与小青龙汤加石膏，全重石膏、半夏二物，协力建功。石膏清热，藉辛热亦能豁痰；半夏豁痰，藉辛凉亦能清热。此越婢加半夏汤下气定喘，又藉半夏入清热药中。仲景加减成方，无非化裁后学矣！”

病例31

丁× 女，13岁。

目窠如卧蚕状，其肿先见于面部，今两足、腹部亦肿，恶风发热，时咳，苔薄白，脉浮。西医检查为急性肾炎，辨证为风水，拟以越婢汤加减。

麻黄9克 生石膏24克（先煎） 白术9克 生姜3片 大枣4枚 甘草6克 方4剂

按 《金匮要略》：“视人之目窠上微肿，如蚕新卧起状，其颈脉动，时时咳，按其手足上，陷而不起者，风水。”本案辨证为风水，故用越婢汤加白术，发表除湿，果药后浮肿全退，诸症悉愈。

甘草麻黄汤（《金匮要略》）

【方药组成】炙甘草6克 麻黄9克

【适应证】1. 里水脉沉，面目黄肿，小便不利。

2. 风湿水病，身体面目肿不仁而重者。

【方解】肺为水之上源，若肺气闭塞，水精不布，肿胀乃成。麻黄宣通肺气，肺气通则小便利，即所谓“提壶揭盖法”，可以退肿，甘草和中，并缓和麻黄之温燥。

前人认为甘草与麻黄同用则不伤阴，邪从表散。

【应用】本方尚可通治哮喘咳逆，伤风头痛，并治疗疮一切肿毒，手足疼痛，风痹不仁。

病例32

顾× 女，62岁。

哮喘15年，冬重夏轻，发作时不能平卧，现喉间紧束，有哮喘音，脉细，舌净。证属风寒束肺，治宜宣肺平喘。

麻黄9克 枳实9克 玄参9克 甘草6克 方3剂

另砒矾丸，每次服5丸，日2次。共30粒。

按 本案以甘草麻黄汤加味治疗咳喘。麻黄宣肺平喘，枳实宽胸，玄参利咽，另砒矾丸治疗寒喘有奇效。按：砒矾丸即为许叔微《本事方》所载的紫金丹，方子的组成以砒石1、明矾3、豆豉10为比例，研粉糊丸，绿豆大小，每服5~7丸，对寒性哮喘，效果很好，但对热性哮喘无效，而且用后发得更重。不过药量要适中，少则无效，多则中毒。连服2周无效即停，有效可间断服，不能连续用至1月。有肝肾病者、出血者忌用。

病例33

李× 男，36岁。

咳嗽十二年，哮喘三年，喉间有水鸡声，痰多。舌淡苔白，脉弦滑。证属肺气上逆，痰热壅肺，治宜止咳祛痰。

麻黄9克 百部9克 射干9克 甘草3克 方3剂

另砒矾丸，每次服5丸，每日2次。共30粒。

按 本案亦以甘草麻黄汤加味治疗咳喘。百部为止咳之良药，温润不燥，有开泄降气作用，以新鲜百部止咳效果最好。据药理研究百部有抑制流行型感冒病毒及肺部多种病菌感染，又能抑制咳嗽反射。麻黄配射干宣肺豁痰，射干治喉中作水鸡声。

麻黄附子细辛汤（《伤寒论》）

附：麻黄　附子　甘草汤

【方药组成】麻黄6克　附子9克　细辛3克

【适应证】1. 治少阴病始得之，无汗恶寒，头不痛，但欲寐，反发热脉沉者。

2. 手足冷，发热脉沉者或脉微细而恶寒甚者。

【方解】柯韵伯说："夫发热无汗，太阳之表不得不开，沉为在里，少阴之枢又不得不固，设用麻黄开腠理，细辛散浮热，而无附子以固元阳，则少阴之津液越出，太阳之微阳外亡，去生便远，惟附子与麻黄并用，则寒邪散而阳不亡，精自藏而阴不伤。"

程郊倩说："沉属少阴不可发汗。而始得即发热属太阳，又不得不发汗。须以附子温经助阳，托住其里，使真阳不致随汗而升，其麻黄始可合细辛用耳！"

按　仲景治病，非常注意病人循环系统的变化，见脉微、脉沉，用附子强心，防止心力衰竭休克。

【应用】可用于痰饮喘咳、头痛连脑、冷痹恶寒、老年感冒嗜卧等。总之，本方用于虚衰者，实热亢奋证勿用。

【附】麻黄附子甘草汤　本方去细辛加炙甘草6克，名麻黄附子甘草汤。《伤寒论》主治"少阴病，得之二三日"，"无里证"，须"微发汗者"或水气病而见浮肿、气短、小便不利、脉沉小者。柯韵伯说："言无里证，则有表证可知"。又说："若表微热，则受寒亦轻，故以甘草易细辛而微发其汗，甘以缓之，与辛以散之者又少间矣！"

麻黄附子甘草汤还可通用于浮肿、喘咳、冷痹等证。

病例34

薛×　男，53岁。

形寒畏冷，哮喘已廿多年，现热天亦发，咳嗽，痰不多，舌淡、苔粉白带蓝，脉沉。

麻黄9克　附片6克　细辛2.4克　桂枝9克　款冬9克　紫菀9克　方5剂

按　本案哮喘廿多年，为沉痼之病，缠绵反复，正气溃散，精气内伤，症状错综出现，但毕竟寒痰阴凝于内，用附子偕麻黄、细辛，俾离照当空，阴霾自化，能使喘平痰减。本案辅以桂枝解表，佐以款冬及紫菀治久咳气逆。

病例35

俞×　女，19岁。

哮喘3年，感寒易发，咳剧痰多，胸闷气窒，形神疲乏，易寐，舌淡有齿印，苔白，脉弦滑。

麻黄9克　附片6克　枳实9克　川朴9克　前胡9克　款冬9克　甘草6克　方4剂

按　本案辨证为少阴寒喘，故用麻黄附子甘草汤加味，麻黄配前胡宣肺豁痰，辅枳、朴下气，佐款冬止咳，果服药后诸症减，续方3剂，终获缓解。

小青龙汤（《伤寒论》）

【单味药药理研究】

细　辛

本品的植物来源为马兜铃科植物辽细辛 Asarum heteropoides Fr. Schmidt var. dahuricum（Maxim.）Kitagawa 及细辛 Asarum sieboldi Miq. 的干燥带根全草。

一、《神农本草经》记载：“味辛温，主咳逆，头痛，脑动，百节拘挛，风湿，痹痛，死肌”。

主咳逆：即指气急咳嗽。对急慢性支气管炎、哮喘性支气管炎均有效。

头痛，脑动：外感风寒之头痛。

百节拘挛：指风寒性关节拘挛和重感冒时浑身酸痛拘挛。

风湿，痹痛，死肌：用于关节炎。死肌，麻木不仁。

二、后世医家之应用

《别录》："温中下气，破痰，利水道，开胸中滞结，除喉痹，齆鼻不闻香臭，风痫癫疾，下乳结，汗不出，血不行，安五脏，益肝胆，通精气。"

甄权说："治嗽，去皮风湿痒，风眼泪下，除齿痛，主血闭，妇人血沥腰痛。"

《本草纲目》："辛温能散，故诸风寒风湿头痛、痰饮……宜用之。"

细辛辛温，能温散风寒，治风寒感冒、咳逆上气、风寒头痛、全身酸痛、关节拘挛等。但细辛解表作用弱，常与辛温解表药同用，如麻黄、桂枝或羌活、防风相配伍。细辛少用于风热之证，罕与辛凉之药相配伍。我们在农村看病时，多见风寒感冒之证，农村医生喜用羌、独活，葛根配细辛，治风寒头痛有卓效；而城市中则多风热感冒，细辛较少应用。细辛配麻黄、前胡及百部可宣肺止咳；若配当归则活血祛寒镇痛，治风湿痹痛，细辛常与羌活、川乌等同用。关于细辛用量，有"辛不过五"的说法，即细辛用量不超过1.5克。我们的经验认为细辛可用至3克，以不超过3克为宜，不宜用大量。据药理报告，细辛挥发油作动物试验有毒性，初呈兴奋现象，继即陷于麻痹状态，最后呼吸麻痹而死亡。又细辛对心肌、平滑肌有直接抑制作用。

三、细辛的药理作用

（一）局部麻醉作用：细辛水浸剂或醇浸剂（20%～100%）能阻断蛙坐骨神经的冲动传导，在豚鼠皮丘试验中，有浸润麻醉效力，但煎剂无效。细辛挥发油有表面麻醉作用，但刺激性较强，不适合作表面麻醉剂。

（二）解热和镇痛作用：其挥发油对动物试验有解热镇痛作用，强度与安替匹林相当。

（三）抑菌作用：细辛乙醇浸液对金黄色葡萄球菌、枯草杆菌、痢疾杆菌以及伤寒杆菌有抑制作用。

（四）对血压的作用：细辛的挥发油能使麻醉动物血压下降，而煎剂则使血压上升。

（五）细辛油对中枢神经系统有明显抑制作用。小剂量细辛油可使动物安静、驯服、自主活动明显减少，大剂量则能使动物出现睡眠及麻醉状态。细辛油与戊巴比妥钠、水合氯醛合用，能使清醒动物进入深度睡眠，其增强作用与剂量成正比。

（六）对呼吸系统的影响：华细辛浸剂静注于兔，可对抗吗啡所致的呼吸抑制。其油内主要成分甲基丁香酚对豚鼠离体气管有显著的松弛作用。北细辛醇浸剂对离体肺灌流量先呈短暂的降低，而后持续增加，可维持15～30分钟。上述作用对于阐明中医应用细辛治疗“痰饮喘咳”，提供了药理学基础。

（七）毒性：细辛挥发油中所含的黄樟醚，毒性较大，系致癌物质，在饲料中混入此物，两年后使28%大鼠发生肝癌。细辛浸出液毒性大于水煎剂，华细辛煎剂给小鼠灌服与静注的LD_{50}分别为12.375及0.778克/公斤体重。

五味子

本品属于木兰科植物五味子 Schisandra chinensis（Turcz.）Baill. 的果实。

一、《神农本草经》记载：“味酸温，主益气，咳逆上气，劳伤羸瘦，补不足，强阴，益男子精。”

益气，补不足：益气指治呼吸气短；有强壮作用故能补不足。

咳逆上气：指咳嗽，气往上冲，包括哮喘在内。

劳伤羸瘦：劳伤，指五劳七伤，羸瘦属于虚劳病。

强阴，益男子精：五味子有补肾作用，肾藏精，精盛则阴强。

二、仲景之应用考证

《本经疏证》说：“五味子所治之证：《伤寒论》仅言咳逆，《金匮要略》则兼言上气，如射干麻黄汤之咳而上气，喉中水鸡声；小青龙汤加石膏汤之肺胀咳逆上气，烦躁而喘也。”

三、后世医家之应用

《别录》：“养五脏，除热，生阴中肌。”

甄权说：“治中下气，止呕逆，补虚劳，令人体悦泽。”

李东垣说：“生津止渴，治泻痢，补元气不足，收耗散之气，瞳子散大。”

五味子在《别录》及《千金方》中已多应用，概括可分为两点：一是强壮作用，二是治咳逆上气。五味子的强壮作用为治心悸、不寐、头晕、目眩、失眠、多梦，如《千金方》配合人参、麦冬为“生脉散”可治气阴两虚；配人参、蛤蚧为“参蛤散”，补肾纳气，用于虚喘。至于用五味子治咳逆上气，仲景方中配麻黄、干姜，盖麻黄、干姜有开散作用，五味子有收敛作用，一开一合故可用于喘咳，其实五味子不配干姜也可，故久咳体虚的病人，用五味子扶正止咳，一举两得。耳源性眩晕，辨证属于肝肾两虚者，我们在临床上重用五味子至9克为主药，常取得显著疗效。

四、五味子的现代药理作用

（一）五味子与人参相似，具有适应原作用，但较人参作用弱，它能增强对非特异性刺激的防御能力，增强肾上腺皮质功能，故是一味强壮药。

（二）对中枢神经系统的作用：对健康人的中枢神经系统各部分所进行的反射性反应均有兴奋与强壮作用，能改善人的智力活动，提高工作效率。

（三）对呼吸的影响：五味子素对呼吸有兴奋作用，煎剂（浓度100%，pH值为2.6～3.2）0.1～0.5毫克/公斤体重静脉注射，对清醒及麻醉家兔的呼吸有兴奋作用（频率增加，振幅加大）；对麻醉犬、猫也能兴奋呼吸；对吗啡抑制呼吸的作用有拮抗作用。

（四）镇咳祛痰作用：本品的醚提取物，无论口服或腹腔注射，对氨水引咳的小鼠均有止咳作用；小鼠酚红试验有祛痰作用。从醚提取物中分离得的两种结晶，均有明显的镇咳作用。此外，挥发油也有一定的镇咳作用，酸性部分有祛痰作用。

（五）对代谢的影响：能影响糖代谢，加快肝糖原分解，使脑、肝及肌肉组织中果糖及葡萄糖的磷酸化过程加强，可提高血糖及乳酸水平，但也有报告对血糖无影响。每天给小鼠乙醚提取物0.25克灌胃，连给6天，能使幼小鼠的胸腺萎缩，说明有增强肾上腺皮质的功能。

（六）对子宫的作用：对离体及在体家兔子宫平滑肌均有兴奋作用，主要表现在节律性收缩加强，对张力影响较小，不产生挛缩，也不升高血压。五味子酊对滞产妇的阵缩微弱，甚至对过期妊娠也有加强分娩活动的作用，如分娩活动已自然发生，效果很好。

（七）对肝脏的影响：五味子对中毒性肝损害动物的肝细胞能轻度增加肝糖原含量，减轻肝细胞脂肪变性，减轻中毒性致病因子对肝细胞线粒体和溶酶体的破坏，故具有保护肝脏和促进肝细胞再生，增强肝脏解毒的机能作用。但五味子降低血清谷丙转氨酶机理初步研究表明，可能是在肝脏有损害的基础上抑制了肝细胞对酶的合成，而对正常的肝脏则无明显作用。对已有损害的肝脏，更加抑制其酶的活性。

（八）抗菌作用：五味子的乙醇浸液在体外对炭疽杆菌、金黄色葡萄球菌、白色葡萄球菌、副伤寒杆菌A和B、肺炎球菌、伤寒杆菌、志贺氏痢疾杆菌、异型痢疾杆菌、霍乱弧菌、肠炎沙门氏细菌、产气杆菌、变型杆菌等皆有抑制作用，对绿脓杆菌亦有较强的抗菌作用，在体内和体外都有抗病毒作用。

【方药组成】麻黄9克　桂枝9克　芍药9克　细辛3克　干姜3~6克　炙甘草9克　五味子9克　半夏9克

【适应证】1. 伤寒表不解，心下有水气，咳而微喘，干呕，发热不渴，或渴或利，或小便不利，少腹满者。

2. 治溢饮，身体重痛，肌肤悉肿。

3. 咳逆，倚息不得卧，小青龙汤主之。

4. 妇人吐涎沫，医反下之，心下即痞。当先治其吐涎沫，小青龙汤主之。涎沫止，乃治痞，泻心汤主之。

【方解】 柯韻伯说："寒热不解而咳，知内有水气射肺。干呕，知水气未入于胃而在心下也。水气之变幻不可拘，如下而不上，则或渴或利。上而不下，则或噎或喘。留于肠胃，则小便不利而少腹因满矣。惟发热而咳为定证，故于桂枝方去大枣之泥，加麻黄开腠理，细辛逐水气，半夏除呕，五味、干姜以除咳。以干姜易生姜者，生姜之气味不如干姜之猛烈，其大温足以逐心下之水，苦辛可以解五味之酸，且发表既有麻、细之直锐，更不借生姜之横散也。"

按 小青龙汤证，为外感风寒与内停水饮相搏结，单纯解表则水饮不化，单纯化饮则外邪不解，惟解表散寒，温肺化饮并用，才能使外邪得以宣解，停饮得以蠲化。本方药虽八味，但配伍严谨，共成散寒解表、化饮平喘之剂。

【应用】 本方可通治慢性支气管炎、支气管哮喘及老年性肺气肿见喘咳、痰白清稀，舌淡苔白滑者。

【附】 小青龙加石膏汤（《金匮要略》） 小青龙汤加石膏15克，主治小青龙汤证而兼有里热、烦躁者。

王旭高说："肺胀咳喘，多因水饮，而烦躁则挟热邪，故于小青龙加石膏，寒温并进，水饮俱蠲。"本方通治慢性气管炎急性发作、哮喘性气管炎、支气管哮喘、肺气肿等，辨证为外感风寒，内有寒饮，兼有邪热烦躁者。

病例 36

管× 男，56岁。

咳嗽十余年，每年发作一二次，此次发作始于去年小雪，伴有喘鸣气急胸闷，痰多泡沫清稀，咳时心跳，畏寒肢冷，舌淡苔白，脉沉弱。证属寒饮伏肺，肾不纳气，治宜温肺纳肾。

麻黄9克 桂枝6克 附片6克 细辛2.4克 姜半夏6克 五味子6克 干姜3克 甘草6克 蒌仁9克 枳实9克 方7剂

另吞服黑锡丹、坎炁各1.5克，每日2次。

药后喘平，诸症减退。续方7剂，以资巩固。

按 《景岳全书》谓："肺为气之主，肾为气之本"。今病者久咳、畏寒、肢冷且喘鸣气急，为肾不纳气之象，故以黑锡丹、坎炁、附片温肾纳气。又见痰多泡沫清稀，肺寒伏饮明显，故用小青龙汤加减以温肺化饮。

病例 37

屠×　男，44 岁。

67 年开始患支气管炎，逢冬必发，至翌年春末，才见好转。近年来发作愈加频繁，时间也延长。病程每年约 7 个月。面色晦暗，形寒怕冷，气急，痰清稀，色白，咳时胸胁痛。舌胖、湿润、苔薄白，脉弦滑。西医诊断为哮喘性支气管炎，一直吃氨茶碱等治疗未见效。辨证为肺寒伏饮，拟小青龙汤以温肺化饮。

麻黄 6 克　桂枝 6 克　白芍 9 克　细辛 2.4 克　五味子 6 克　干姜 6 克　半夏 9 克　炙甘草 6 克　方 5 剂

服药 3 剂后，即感痰减、喘平。拟以左、右归丸各 120 克，每次各服 6 克，日服 2 次，以防其发作。

按 本案为寒喘兼里有水饮，小青龙汤证悉具。投以小青龙汤三剂后，患者即显著好转，此可谓急则治其标。按："哮喘发作时治肺，平时治肾。"本案所以用左、右归丸者，所以温肾固本，以防哮喘发作。若无左、右归丸，常服七味都气丸亦可。

【讨论】 按大、小青龙汤同是表里双解的方剂，何以本案用小青龙而不用大青龙汤？因本案表里俱寒兼有痰饮，故用麻、桂解其表寒，配以干姜、细辛、半夏温化寒饮，五味子敛肺治喘咳，伍以芍药、甘草以缓解其气管平滑肌的痉挛。又前一病例陈×为表寒里热之证，故投以大青龙汤，也用麻、桂解其表寒，但重用石膏清里热而解烦躁。从大、小青龙汤立方用药，比较发表药相同，均用麻黄、桂枝，而治里药各异，对照分析，可以省悟仲景立方用药的妙处。然而《金匮要略》中又有小青龙加石膏汤和越婢加半夏汤治疗肺胀、咳而上气，其用意何在？盖小青龙加石膏，治喘而烦躁，重在加石膏去烦热以治寒饮挟热的哮喘。越婢加半夏汤，以越婢汤辛凉宣肺泄热，重在用半夏辛温豁痰，降逆平喘。一用石膏，一用半夏，二者启发用药的思路。盖诊病要独立思考，灵活辨证，在不变中有变，变中有不变，学者可举一反三，触类旁通。

【研究】据临床报导，用小青龙汤合剂，每毫升相当原方生药2克，成人每次服5~8毫升，每日4次，温开水冲服。通过8000余人次的临床观察，证明本方对解除发热恶寒、咳嗽喘息、咯痰等呼吸症状，疗效显著〔《江西中医药》1955，(5)：28〕。

厚朴麻黄汤（《金匮要略》）

【方药组成】厚朴15克　麻黄12克　石膏24克　杏仁9克　干姜6克　细辛3克　小麦30克　五味子15克　半夏15克

【适应证】1. 咳而脉浮者。

2. 哮喘咳嗽上气，有表证或无表证而略兼里热者。

【方解】尤在泾说："按厚朴麻黄汤，与小青龙加石膏汤大同，则散邪蠲饮之力居多，而厚朴辛温亦能助表，小麦甘平，则同五味敛安正气者也。仲景之意，盖以咳皆肺邪，而脉浮者，气多居表，故驱之使从外出为易。"

【应用】本方辨证以胸满气逆为主，表证不显略有里热者。亦可用于感冒头痛者；心中清冷欲吐者；停痰宿饮咳唾清涎者。

【研究】据南京医学院报告收集治疗支气管哮喘的常用中医复方11个，通过新斯的明对麻醉猫所形成的实验性支气管痉挛进行筛选，发现3号处方（厚朴12克，麻黄9克，石膏30克，杏仁12克，五味子9克，半夏12克，干姜4.5克，细辛4.5克）10%的煎剂，每公斤体重1毫升静脉注射，有显著解除支气管痉挛的作用。

射干麻黄汤（《金匮要略》）

【单味药药理研究】

射　干

本品为鸢尾科多年生物射干 Belamcanda chinensis（Linn.）Leman 的根茎。

一、《神农本草经》记载：“味苦平，主咳逆上气，喉痹咽痛不得消息，散结气，腹中邪逆，食饮大热。”

咳逆上气：射干善降气，如《金匮要略》射干麻黄汤，治咳而上气。

喉痹咽痛不得消息：射干解毒利咽，故可治疗咽喉肿痛之证。痰多气结在喉中作水鸡声，故曰不得消息。

二、仲景之应用考证

《金匮要略》：“咳而上气，喉中水鸡声，射干麻黄汤主之。”射干降气散结，所以邹润安说：“射干降气开结之力猛，故其名独冠一方之首”。与《本经》记载相同。

三、后世医家之应用

《别录》：“疗老血在心脾间，咳唾，言语气臭，散胸中热气。”

《本草纲目》：“射干能降火，故古方治喉痹咽痛为要药。”

射干清热而解毒，消肿利咽降气，适用于痰多喘咳症，如《金匮要略》射干麻黄汤，用于喉中作水鸡声的痰饮咳嗽。

四、射干的药理作用

（一）射干对外感及咽喉疾患中的某些病毒（腺$_3$病毒、$ECHO_{11}$）也有抑制作用。

（二）射干煎剂用试管稀释法对许兰氏毛菌及堇色毛菌等8种皮肤真菌有抑制作用。

（三）射干醇浸液能使兔血压下降。

（四）射干乙醇提取物20~100毫克/公斤体重给兔灌胃，能引起唾液分泌增加，注射给药作用更迅速。

款冬花

本品为菊科多年生草本植物款冬 Tussilago farfara Linn. 的花蕾。

一、《神农本草经》："味辛温，主咳逆上气，善喘，喉痹，诸惊痫，寒热邪气。"

咳逆上气：指咳喘肺气上逆。

善喘：本品有平喘作用。

喉痹：为咽喉肿痛病证的统称。

二、后世医家之应用

《别录》："消渴，喘息呼吸。"

甄权说："疗肺气心促急，热乏劳咳，连连不绝，涕唾稠粘，肺痿肺痈，吐脓血。"

邹润安《本经疏证》说："《千金》、《外台》凡治咳逆久嗽，并用紫菀、款冬者十方而九。……而其异在《千金》、《外台》亦约略可见。盖凡唾脓血失音者，及风寒水气盛者，多不用款冬，但用紫菀；款冬则每同温剂、补剂用者为多。"

款冬辛散而润，温而不燥，为润肺化痰止嗽之良药，不论暴咳、久咳、咳嗽、气喘之证，均可应用，尤适宜于寒饮喘咳，如仲景射干麻黄汤中有款冬花，定喘汤中也有款冬。为加强消痰止咳作用，常以款冬配紫菀相须为用。

三、款冬花的药理作用

（一）对呼吸系统的作用：款冬花具有镇咳祛痰、止喘及兴奋呼吸的作用。煎剂1.6克/公斤体重给猫灌胃，对用碘液注入胸腔所产生的咳嗽，有镇咳作用；1克/公斤体重灌胃，促进猫的气管分泌，有轻度祛痰作用。对离体家兔、豚鼠和猫的气管灌流实验，证明款冬花醚提取物小剂量可使灌流滴数略见增加，较大剂量时，滴数减少。对组织胺引起的豚鼠气管痉挛，其解痉效力不如氨茶碱。乙醇提取物给麻醉猫注射，对呼吸有兴奋作用，大剂量时部分动物先抑制后兴奋。

（二）对循环系统的作用：款冬花煎剂及醇提取物对麻醉猫、兔等动物静脉注射后，血压先微降而后急剧上升。经研究证明醇溶醚溶部分确具升压作用，而醇溶醚不溶部分则表现为降压，醇提取物对动物血管灌流显示有收缩血管作用。

（三）对胃肠和子宫平滑肌的作用：款冬花醚提取物对胃肠平滑肌呈抑制作用，可对抗氯化钡引起的肠管收缩。对在位和离体子宫，小量时兴奋，大量时则呈抑制，或兴奋后继以抑制。

（四）毒性：款冬花煎剂小鼠灌服的 LD_{50} 为 124 克/公斤体重；醇提取物小鼠灌服的 LD_{50} 为 112 克/公斤体重；醚提取物小鼠腹腔注射的 LD_{50} 为 43 克/公斤体重。

紫　菀

本品为菊科多年生草本植物紫菀 Aster tataricus Linn. 的根茎及根。

一、《神农本草经》记载：“味苦温，主咳逆上气，胸中寒热结气，去蛊毒痿蹶，安五脏”。

咳逆上气：治咳喘肺气上逆，本品有润肺下气作用。

胸中寒热结气：可能指外感引起的肺气壅塞的咳喘痰多之证。

二、后世医家之应用

《别录》：“疗咳唾脓血，止喘悸，五劳体虚，补不足，小儿惊痫。”

紫菀治疗久咳，有润肺下气，消痰止咳作用。如《医学心悟》止嗽散，即以本品配百部、桔梗、荆芥、甘草，用于外感咳嗽，咳痰不爽。我们用紫菀配百部、板蓝根、佛耳草、前胡治疗咳嗽、支气管炎有一定疗效。

三、紫菀的药理作用

（一）祛痰，镇咳：本品煎剂 1 克/公斤体重灌胃，可增加麻醉兔支气管的黏液分泌。其醇提取物分离出一种白色针状结晶，对小鼠实验性咳嗽有镇咳作用。

（二）抑菌：本品对结核杆菌、金黄色葡萄球菌、变形杆菌、伤寒杆菌、副伤寒杆菌、宋内氏痢疾杆菌、大肠杆菌、绿脓杆菌及霍乱弧菌均有抑制作用，对流感病毒亦有抑制作用。

（三）对心血管作用：款冬花醇提取物和煎剂静脉注射，对猫的血压先呈短暂微降，继之急剧上升，并维持较长时间。醚提取物试于猫、兔、犬和大鼠，一般无先期降压现象，而升压作用更明显。对于失血性休克猫，醚提取物 0.2 克（生药）/公斤体重的升压作用极为显著，升压幅度平均为 120 毫米汞柱。其升压作用特点是用量小、作用大，作用发生快，持续时间久，反复给药，无快速耐受性。

【方药组成】射干 9 克　麻黄 12 克　生姜 3 片　细辛 3 克　紫菀 9 克　款冬 9 克　五味子 15 克　半夏 15 克　大枣 7 枚

【适应证】咳而上气，喉中如水鸡声者。

【方解】尤在泾说："咳而上气，肺有邪，则气不降而发逆也。肺中寒饮，上入喉间，为呼吸之气所激，则作声如水鸡。射干、紫菀、款冬降逆气，麻黄、细辛、生姜发邪气，半夏消饮气，而以大枣安中，五味敛肺。恐劫散之药，并伤及其正气也。"

【应用】本方用于哮喘、肺胀、久咳、小儿顿咳。主症以咳嗽为主，用于寒性类型，但发热证不忌。干咳痰稠勿用。

病例 38

陈×　女，37 岁。

哮喘 5 年，遇冷即发，咳喘，痰稀作白沫状，夜间喉中作水鸡声，舌淡、苔白，脉滑。证属肺有寒饮，拟以射干麻黄汤加减。

射干 9 克　麻黄 9 克　前胡 9 克　紫菀 9 克　干姜 3 克　细辛 3 克　五味子 6 克　半夏 9 克　方 5 剂

按　本案为肺有伏饮，哮喘遇冷即发。方中射干利咽降气，治喉中作水鸡声为主药。麻黄平喘，配伍前胡、紫菀宣肺降逆。辅以细辛、干姜、半夏同用有温散水饮的作用。方中五味子是味强壮药又有较好的镇咳祛痰作用，对哮喘多年的患者，扶正止咳一举两得。

麻黄连翘赤小豆汤（《伤寒论》）

【单味药药理研究】

连 翘

本品为木犀科木本植物连翘 Forsythia suspensa（Thunb.）Vahl. 的果实。

一、《神农本草经》记载：“味苦平，主寒热，鼠瘘，瘰疬，痈肿，恶疮，瘿瘤，结热，蛊毒。”

寒热：可理解为外感寒热，也可理解为火毒疮疡的寒热。

鼠瘘：即颈腋部淋巴结核。

瘰疬：小的为瘰、大的为疬。又名疬子颈。

痈肿、恶疮：即疮疡。

瘿瘤：即甲状腺肿大。

二、后世医家之应用

《别录》：“去白虫。”

甄权说：“除通利五淋，小便不通，除心家客热。”

《大明本草》：“通小肠，排脓。治疮疖，止痛，通月经。”

元素说：“连翘之用有三：泻心经客热，一也；去上焦诸热，二也；为疮家圣药，三也。”

《本草求真》：“连翘味苦微寒，质轻而浮，书虽载泻六经郁火，然其轻清气浮，实为泻心要剂，心为火主，心清则诸脏之火皆清矣。……且经有言，诸痛疮疡皆属心火，连翘实为疮家圣药也。”

连翘有清热解毒，散结消肿的功能，与银花、荆芥、薄荷等解表药相配，适用于风热感冒及热病初起；与丹皮等相配可清血热，用于慢性肝病可降低锌浊度；与夏枯草、玄参、贝母相配伍可治瘰疬结核；与赤芍、桃仁及栀子、黄芩等清热解毒药同用，可用于痈肿疮毒。

三、连翘的药理作用

（一）抑菌作用：本品煎剂用试管稀释法，对志贺氏、福氏痢疾杆菌、鼠疫杆菌、人型结核杆菌、金黄色葡萄球菌、伤寒、副伤寒杆菌、霍乱弧菌、肺炎双球菌、大肠杆菌、白喉杆菌、溶血性链球菌均有抑制作用，其醇提取物7.8毫克/毫升，对钩端螺旋体有杀灭作用。连翘酚为其有效成分，对金黄色葡萄球菌、痢疾杆菌、副伤寒杆菌、白喉杆菌有较强的抑制作用。

（二）抗炎作用：用人工方法给大白鼠复制无菌性炎症肉芽囊模型，腹腔注射连翘液，有抗渗出作用，未见抗增生作用。注射连翘液的大白鼠，其血中P^{32}标记红细胞渗入“炎性肉芽囊”内的数量明显减少。表明该药有降低炎灶微血管壁的脆性作用。

临床报告以单味连翘治疗肠脓肿、肺结核、紫斑病和视网膜出血有效，这与连翘的抗菌及抗炎作用有关。

（三）解热作用：实验证明连翘的煎剂，对人工发热的家兔有解热作用。

（四）抗肝损伤作用：用四氯化碳造成大白鼠肝损伤与对照组比较，用连翘后的动物，肝脏变性和坏死明显减轻，肝细胞内的肝糖原及核糖核酸含量大部分恢复或接近正常，血清谷丙转氨酶活力显著下降，示连翘有抗肝损伤作用。其有效成分之一是齐墩果酸，齐墩果酸能对抗大白鼠由四氯化碳引起的肝损伤作用，并对治疗急性黄疸性肝炎有一定疗效。

（五）镇吐：本品煎剂能对抗洋地黄鸽静脉注射的催吐作用，又能抑制犬皮下注射阿朴吗啡所引起的呕吐。这种镇吐作用，可能是抑制延脑的催吐化学感受区引起的。

赤小豆

本品为豆科植物赤小豆 Phaseolus calcaratus Roxb. 的成熟种子。同属植物赤豆 Phaseolus angularis Wight 的种子也作赤小豆用，但质量稍次。

一、《神农本草经》记载：“主下水，排痈肿脓血。”

下水：即利小便。

排痈肿脓血：赤小豆能清热解毒故可用于痈肿。

二、后世医家的应用

《别录》：“疗寒热热中消渴，止泄痢，利小便，下胀满，吐逆卒澼。”

甄权说：“消热毒，散恶血，除烦满，通气，健脾胃……捣末与鸡子白调涂热毒痈肿。”

《日华子本草》：“赤豆粉治烦，解热毒，排脓，补血脉。”

《本草纲目》：“辟温疫，治产难，下胞衣，通乳汁。”

赤小豆消肿除水作用明显，可治脚肿腹水又能使湿热外泄而退黄，如仲景用麻黄连翘赤小豆汤。

【方药组成】 麻黄6克　连翘6克　杏仁6克　赤小豆30克　大枣4枚　生梓白皮30克　生姜3片　炙甘草6克

【适应证】 1. 伤寒瘀热在里，但头汗出，小便不利，身发黄者。

2. 身黄发热肿满，喘咳无汗或小便不利者。

【方解】 尤在泾：“瘀热在里者，汗不得出而热瘀于里也。故与麻、杏、生姜之辛温以发越其表，豆、翘、梓皮之苦寒甘以清热于里，大枣，甘草甘温悦脾，以为散湿驱邪之用。用潦水者，取其味薄不助水气也。合而言之，麻黄连翘赤小豆汤是散热之剂；茵陈蒿汤是下热之剂；栀子柏皮汤是清热之剂也。”

【应用】 本方尚可推广应用于伤寒发热身痛，疮疡湿毒引起的浮肿，黄疸小便不利无汗和皮肤疹痒。

本方即麻黄汤去桂枝加入连翘、梓白皮、赤小豆与姜、枣，连翘治疮疡消肿利小便止呕；梓白皮清热去毒；赤小豆利小便，故本方以解表、清热利水为主，用于湿热郁表之实证。

病例39

张× 男，37岁。

向患脚癣湿疹，且多滋水，因外用单方治之才愈数日，忽通身红肿来诊。伴见尿少，口干，虽天热亦无汗，食欲稍差。以麻黄连翘赤小豆汤加减。

麻黄9克 连翘9克 杏仁9克 赤小豆30克 桑白皮15克 茯苓9克 白术9克 生姜3片 大枣3枚 甘草6克 茅根15克 方7剂

药后身肿渐消，惟腹部尚肿，另以五皮饮加减。

苏梗9克 陈皮9克 桑白皮9克 大腹皮9克 茯苓皮9克 冬瓜皮15克

服14剂，病愈。

按 本案辨证为瘀热在里，小便不利，身肿满。用开鬼门、净府法，以麻黄连翘赤小豆汤加减。果药后身肿渐消，二诊转用五皮饮以加强理气利湿法，终获痊愈。

病例40

倪× 男，28岁，工人。

赴鄞道中辛苦，加以酒食过度，遂发热，微恶寒，身目俱黄，心下痞，作呕，溲赤，苔白。以麻黄连翘赤小豆汤加减。

麻黄9克 连翘9克 赤小豆15克 桂枝9克 桑白皮15克 杏仁9克 川黄连3克 鲜茅根15克 全瓜蒌15克 方7剂

药后，倦怠，尿欠多。上方加黄芪15克、太子参9克、防己15克，再进7剂后，黄疸退，诸证若失，随访一年未发。

按 本案黄疸，为湿热郁表之实证。用麻黄连翘赤小豆汤加减，意为解表清热利水。二诊加参、芪、防己，增强益气利水之作用，疗效满意。

病例41

丘× 女，35岁。

湿疹一身皆是，尤以下肢两腿外侧为甚，入夜瘙痒更甚，局部灼热，舌苔转黄，脉弦数。证为湿热郁表，以麻黄连翘赤小豆汤加减。

麻黄6克　连翘9克　赤小豆24克　苦参12克　薏苡仁15克　当归9克　生地黄12克　甘草6克　生姜3片　大枣4枚　方5剂

药后湿疹消退减半，瘙痒大减，续进5剂而愈，随访一年未发。

按　本例湿疹，辨证为湿热郁表，治宜解表清热，祛风养血。以麻黄连翘赤小豆汤解表清热为主，加苦参、薏苡仁清化湿热，辅以当归、生地养血祛风，果获痊愈。

病例42

向×　男，27岁，农民。

患者全身发风疹，奇痒难熬，每次发作持续周余，经某医院皮肤科诊断为“荨麻疹”，但服药欠效。今年已发过四次，昨日又发作，疹块以胸部明显，焮红灼热，遇风发作增剧，舌红，苔薄白，脉弦数。证为风热内蕴肌表，以麻黄连翘赤小豆汤加减：

麻黄6克　连翘9克　赤小豆30克　金银花9克　赤芍9克　丹皮9克　当归9克　生甘草3克　方3剂

药后风疹消失，续服2剂痊愈。

按　本案风疹，为风热内蕴肌表，治宜祛风解表，清热养血。方中麻黄配甘草祛风解表，银花、连翘清热解毒，赤小豆利湿，赤芍配丹皮，当归活血凉血。本“治风先治血，血行风自灭”之意。

麻黄升麻汤*（《伤寒论》）

【单味药药理研究】

升　麻

本品为毛茛科植物大三叶升麻（关升麻）Cimicifuga heracleifolia Komar.、兴安升麻 Cimicifuga dahnrica（Turcz.）Maxim. 及升麻（西升麻）Cimicifuga foetida Linn. 等的根茎。

一、《神农本草经》记载："味甘辛，主解百毒，辟温疾障邪，毒蛊。"

解百毒：升麻解毒力强，可用于多种毒证。

辟温疾障邪：温疾指古代急性传染性疾病；障邪指瘴疟，恶性疟疾等。

二、后世医家之应用

《别录》："味苦，微寒。解百毒，辟瘟疫瘴气邪气，中恶腹痛，时气毒疠，风肿诸毒，喉痛口疮。"

甄权说："小儿惊痫，热壅不通，疗痈肿，豌豆疮，水煎，棉沾，试疮上。"

元素说："去皮肤风邪，解肌间风热，疗肺痿。"

好古说："牙根浮烂恶臭。"

《滇南本草》："表小儿痘疹，解疮毒，咽喉（肿），喘咳音哑，肺热，止齿痛，乳蛾，痄腮。"

《本草纲目》："消斑疹，行瘀血，治阳陷眩晕，胸胁虚痛，久泄下痢后重，遗浊，带下，崩中，血淋，下血，阴痿足寒。"

陆九芝说："凡属三焦大热，诸见恶血及阳毒发斑色紫暗者，犀角之所司也。而误投升麻，则血溢罔制，斑黑胃烂，鲜不殆者。今人之误，则又误在升麻证而竟用犀角，凡属痘疹初

---

* 注：麻黄升麻汤方药杂乱，疑非仲景方。

起，喉痧初发，宜先透达者，升麻之所任也。而误投犀角，送邪入里，转陷转深，永不得出，亦无不死。故凡当用升麻提邪出表时，而用犀角之降者，未有不随之而陷者。”

升麻为清热解毒之药，可治时气温热病。又东垣认为升麻长于升举清阳之气，善治久痢，久泻，脱肛，子宫下垂等症；且能泄热透疹解毒，可用治痘毒斑疹不透，及疮疡肿毒等症。若与葛根配伍为升麻葛根汤，用于麻疹透发不畅；配伍黄连、生地、当归等为清胃散，可治胃火牙痛，口舌生疮；配伍银花、连翘、大青叶、赤芍等可治疮疡肿毒等；配伍黄芪、党参、柴胡等，为补中益气汤。

三、升麻的药理作用

（一）抑菌作用：本品水浸剂在试管中能抑制结核杆菌的生长；对皮肤病的真菌有抑制作用。

（二）对平滑肌的作用：对动物离体肠管和妊娠子宫有抑制作用，对膀胱和未孕子宫呈兴奋作用。

（三）北升麻酊具有镇静作用，并有解热和抗惊厥作用。

（四）毒性：人应用大剂量后出现头痛、震颤、四肢强直性收缩、阴茎异常勃起，可引起胃肠炎，严重时可发生呼吸困难、谵语等中毒症状。

（五）对心血管系统的作用：升麻有抑制心脏，减慢心率，降低血压的作用。

（六）抗惊厥作用：北升麻醇提取物可抑制樟脑或士的宁所致的小鼠惊厥。

（七）抗炎作用：异阿魏酸系升麻成分之一，北升麻提取物，分别用2克/公斤体重给大鼠灌胃，对角叉菜胶或右旋糖酐所致脚肿均有消炎作用；对乳酸或醋酸引起的肛门溃疡，有使其面积缩小的趋势。

玉 竹

本品为百合科植物玉竹 Pologonatum odoratum（Mill）Druce 的根茎。《神农本草经》所载萎蕤，即《别录》的玉竹。

一、《神农本草经》记载："气味甘平，主中风暴热，不能动摇，跌筋结肉，诸不足。久服去面䵟黑，好颜色，润泽。"

中风暴热，不能动摇：中风是外感风邪的病证。

跌筋结肉：可能是筋肉之间硬结，张隐庵说："跌筋者，筋不柔和也。结肉者，肉无膏泽也。"

诸不足：虚损。

久服去面䵟黑，好颜色，润泽：长服则津液充满，能去面上之黑斑，好颜色而肌肤润泽。

二、后世医家之应用

《别录》："主心腹结气虚热，湿毒腰痛，茎中寒，及目痛眦烂泪出。"

甄权说："主时疾寒热，内补不足，去虚劳客热，头痛不安。"

《大明本草》："除烦闷，止消渴，润心肺，补五劳七伤虚损，腰脚疼痛。"

《滇南本草》："补气血，补中健脾。"

《本草纲目》："主风温自汗灼热，及劳疟寒热，脾胃虚乏，男子小便频数，失精，一切虚损。"

《本草求真》："味甘性平，质润。据书载能补肺阴，及入肝脾肾以祛风湿。"

玉竹有益阴、祛风、除湿作用，用于神经衰弱之咳嗽头痛，虚热喉干，干咳，消耗性发热，痿痹足软。

三、玉竹的药理作用

（一）对血压的影响：来自青岛崂山玉竹茎叶浸剂、煎剂等，无论小量或大量均使兔血压缓缓上升；而对麻醉犬，小剂量无影响，较大剂量可使血压暂时下降。

（二）强心作用：崂山玉竹煎剂、酊剂、小剂量能使离体蛙心搏动迅速增强，大剂量则使心跳减弱甚至停止，有谓根茎、浆果中含有与铃兰相同之强心苷，故有强心作用。

（三）对血糖的影响：家兔口服玉竹浸膏，血糖先升后降，对肾上腺素引起的高血糖则有显著抑制作用；对葡萄糖、四氧嘧啶引起的大鼠高血糖也有抑制作用。

（四）抑菌作用：煎剂用平板稀释法，1∶320 对金黄色葡萄球菌，1∶160 对变形杆菌，1∶40 对绿脓杆菌，1∶20 对大肠杆菌，均有抑制作用。

（五）对血脂及实验性动脉粥样硬化斑块的影响：给实验性高脂血兔灌服 100% 玉竹煎剂，每次 5 毫升，每日 3 次，共 30 日。与对照组相比，在给药后 10、20、30 日甘油三酯、血胆固醇及 β－脂蛋白均能下降。有人认为玉竹煎剂对动物动脉粥样硬化斑块的形成（肉眼观察）有一定的缓解作用。

（六）其他作用：腹腔注射 100% 玉竹注射液，可延长小鼠耐缺氧的时间，但死亡未超过 30 分钟。玉竹灌服对葡萄糖和四氧嘧啶引起的大鼠血糖升高有抑制作用。对实验性结核病的小鼠饲以含 2.5% 玉竹的饲料，每日约食入药物 50～75 毫克，相当于 2.5～3.75 克/公斤体重，能降低其死亡率，但病变减轻不明显。

天门冬

本品是百合科植物天冬 Asparagus cochinchinensis （Lour.） Merr. 的块根。

一、《神农本草经》记载：“味苦平，主诸暴风湿偏痹，强骨髓，杀三虫，去伏尸。”

诸暴风湿偏痹：暴发的风湿痹痛。按：天冬治风湿偏痹，现代罕用。

杀三虫，去伏尸：可解释为杀虫灭菌作用。《巢氏病源》说：“伏尸之病，隐伏在人五脏内，积年不除。未发之时，身体平调如无恙，若发动则心腹刺痛，胀满喘急。”

二、后世医家的应用

《别录》：“保定肺气，去寒热，养肌肤，益气力，利小便，冷而能补。”按：《别录》天门冬可作为滋养药，用补肺胃之虚。

《本草纲目》：“润燥滋阴，清金降火。”

天门冬作为滋养药，用补肺胃之阴。如王孟英之用三才汤，即天冬、生地、人参所组成，可治温病气阴两伤之证。

对于温病伤津或高热伤阴的病人，胃阴受损，不欲饮食，师王孟英法，用养阴法。选用天门冬、麦门冬、枇杷叶加石斛等，往往服数剂药后，病人食欲顿开，效果很好。

三、天门冬的药理作用

（一）抗菌作用：煎剂体外试验对炭疽杆菌、甲型及乙型溶血性链球菌、白喉杆菌、类白喉杆菌、肺炎双球菌、金黄色葡萄球菌、柠檬色葡萄球菌、白色葡萄球菌及枯草杆菌，均有不同程度的抑菌作用。

（二）抗肿瘤作用：体外试验对急性淋巴细胞型白血病、慢型粒细胞型白血病及急性单核细胞型白血病患者白细胞的脱氢酶有一定的抑制作用，并能抑制急性淋巴细胞型白血病患者白细胞的呼吸。

【方药组成】 麻黄 7.5 克　升麻 3.8 克　当归 3.8 克　知母 2.4 克　黄芩 2.4 克　萎蕤 2.4 克　芍药 0.8 克　天门冬 0.8 克　桂枝 0.8 克　茯苓 0.8 克　炙甘草 0.8 克　石膏 0.8 克　白术 0.8 克　干姜 0.8 克

【适应证】 用于厥阴寒热错杂之上寒下热证，吐血咽疼，四肢厥逆，泄泻不止。

【方解】 此方寒、热、温、清、收、缓、渗、泄均备，处方复杂，古方少见，举此一例，说明有此一种格式。

旧说阳热陷于厥阴，经脉为邪气所遏，致下部脉不至，上部则见咽喉不利，唾脓血，邪遏经脉，故用麻黄、桂枝开发肌表，以泄外热；用白虎、越婢清润肺胃，以化里热；更以芍药、甘草合黄芩汤寒因寒用；甘草、干姜合肾著汤热因热用，以病情复杂，乃采逆顺兼施之法。总之，证情复杂，故方亦复杂。

三、葛根汤类

方剂	药物组成	加	减	适应证
葛根汤	葛根12克，麻黄9克，桂枝6克，生姜3片，甘草6克，芍药6克，大枣4枚			治风寒在表，头项强痛，背亦强，牵引几几然，脉浮，无汗恶风而下利者
葛根加半夏汤	本方	半夏9克		太阳、阳明合病，呕而兼下利
葛根黄芩黄连汤	本方	葛根12克，黄芩9克，黄连9克	麻黄9克，桂枝6克，芍药6克，生姜3片，大枣4枚	急性肠炎、腹泻、痢疾初起，见有表证未罢而兼有里热者

葛根汤（《伤寒论》）

【单味药药理研究】

葛　根

本品是豆科植物葛 Pueraria lobata（Willd.）Chwi 的根。

一、《神农本草经》记载：“味甘平，主消渴，身大热，呕吐，诸痹，起阴气，解诸毒。”

消渴：指渴而饮多，食多而反消瘦，类似糖尿病。葛根生津止渴，故可治疗消渴。

身大热：是指葛根有解热作用。

呕吐：葛根有止呕作用。

诸痹：痹者闭也，概念广泛，如咽肿、肢体疼痛，关节活动。

二、仲景之应用考证

《本经疏证》："葛根之应用，妙在非徒如栝楼但浥阴津，亦非徒如升麻但升阳气，而能兼擅二者之长。故太阳、阳明合病，自下利者（葛根汤证）。太阳被下，利遂不止，脉促喘汗者（葛根芩连汤证）咸用之。"

三、后世医家之应用

《别录》："疗伤寒中风头痛，解肌，发表，出汗，开腠理，疗金疮，止痛，胁风痛"，"生根汁，疗消渴，伤寒壮热。"

甄权说："治天行上气，呕逆，开胃下食，主解酒毒，止烦渴。"

《大明本草》："治胸膈热，心烦闷热狂，止血痢，通小肠，排脓破血，敷蛇虫啮。"

《开宝本草》："小儿热痞，以葛根浸捣汁饮之。"

元素说："发散表邪，发散小儿疮疹难出。"

李东垣说："干葛，其气轻浮，鼓舞胃气上行，生津液，又解肌热，治脾胃虚弱泄泻圣药。"

归纳葛根的应用如下：（一）发表解肌退热；（二）透发痘疹；（三）生津止渴；（四）升阳止泻。

葛根能解表热，但发汗力量有限，若以解风寒，仍须配麻黄、桂枝，如葛根汤。葛根与麻黄、桂枝不同，有清凉滋润之功效，不仅治项背强急，也能治刚痉。葛根与升麻配伍为升麻葛根汤，用以透发麻疹；葛根配天花粉、麦门冬、芦根可用于热病口渴或消渴证；葛根与党参、白术、藿香相配，可治脾虚泄泻；葛根与芩连配伍，如葛根芩连汤，可用于痢疾兼有表证。此外，单用葛根，治疗高血压病头痛、项强、冠心病心绞痛及暴发性耳聋，均有一定疗效。

四、葛根的药理作用

（一）镇痉：其有效成分为大豆苷，该成分对平滑肌有解痉作用，能对抗组织胺及乙酰胆碱引起的痉挛。

（二）解热：葛根浸膏或醇浸剂2克/公斤体重灌胃，对人工发热的家兔有明显的解热作用。

（三）降血糖作用：本品煎剂灌胃，有轻度降血糖作用，但对肾上腺素性高血压无对抗。

（四）对冠脉循环的影响：以动脉导管插入麻醉狗左冠状动脉回旋支，测量冠脉血流量，经动脉注射总黄酮1～2毫克/公斤体重，血流量增加102%～120%，血管阻力下降50%，静脉注射也有一定作用。葛根治疗心绞痛，可能与此有关。

（五）葛根对垂体后叶素引起的大鼠心肌缺血有保护作用。

（六）葛根能增加未成熟小鼠子宫的重量，有雌性激素样作用。

（七）降压作用：葛根水煎剂每犬每日口服20克，连服14日，3只肾型高血压犬中，有2只轻度下降；醇浸剂口服12日，4只肾型高血压犬中，有3只血压下降；总黄酮静注，多数正常血压的麻醉犬血压立即下降，4～8分钟恢复；静注于不麻醉高血压犬，血压有极短暂上升，随之下降，持续15～18分钟。

（八）抑制血小板聚集：葛根素浓度为0.25、0.5及1.0毫克/毫升时，在试管内均能不同程度地抑制ADP诱导大鼠血小板聚集，静脉注射葛根素亦有抑制作用；葛根素浓度为0.5～3.0毫克/毫升，在试管内对ADP和5～HT诱导的家兔、绵羊和正常人的血小板聚集也有抑制作用；葛根素0.5毫克/公斤体重还能抑制5～HT从血小板释放，这对于防治心绞痛和心肌梗死是有利的。

【方药组成】葛根12克　麻黄9克　桂枝6克　生姜3片　炙甘草6克　芍药6克　大枣4枚

【适应证】1. 风寒在表，头项强痛，背亦强，牵引几几然，脉浮，无汗恶风，而下利者。

2. 太阳病，无汗而小便反少，气上冲胸，口噤不得语，欲作刚痉。

3. 太阳与阳明合病者，必自下利。

【方解】头项强痛，背亦强，小便少，口噤，欲作刚痉，是阴气不和，肌肉挛急的症状。葛根味甘气凉，能起阴气而生津液，滋筋脉而舒其牵引，故为主药，辅以芍药、甘草、大枣以舒挛缓急。表邪实证，所以配麻、桂、生姜以发汗解表。

【应用】葛根汤尚通用于痢疾、麻疹或天花的初期，见恶寒发热，头项强痛，脉浮数而无汗之证。近年来报道用本方治疗流感、支气管炎有效。以前也有用本方治疗脑膜炎、小儿荨麻疹、重症肌无力的报道。

病例 43

姚× 女，47 岁。

痹痛自颈侧行至巅，肩背亦痠痛，为时已久，常发作，舌淡，苔白，脉细弦。

葛根 9 克　麻黄 9 克　桂枝 9 克　当归 9 克　鸡血藤 15 克　方 7 剂

按《本经》记载葛根治"诸痹"。本例自颈侧至巅及肩背酸痛，故取葛根为主药；辅以桂、麻，温经祛风寒；佐以当归、鸡血藤活血通络，全方治痹痛。本"治风先治血，血行风自灭"之意，此案是启发葛根汤变化治疗杂症之一例。

葛根加半夏汤（《伤寒论》）

【方药组成】葛根 12 克　麻黄 9 克　桂枝 6 克　生姜 3 片　炙甘草 6 克　芍药 6 克　半夏 9 克　大枣 4 枚

【适应证】太阳与阳明合病，不下利，但呕者。

【方解】以葛根汤解散在表之风寒，加半夏以降逆止呕，则升降复常，呕逆自愈。

【应用】通治留饮。

葛根芩连汤（《伤寒论》）

【方药组成】 葛根 24 克　甘草 6 克　黄芩 9 克　黄连 9 克

【适应证】 太阳病，桂枝证，医反下之，利遂不止，脉促者，表未解也，喘而汗出者。

【方解】 徐大椿说："本方因表未解故用葛根；因喘汗而利，故用芩连之苦以泄之坚之，故芩连为治痢之主药。本方解表为何不用桂枝而用葛根，因脉促急为热邪无疑，故不得用桂枝之辛热，宜用葛根之甘凉以解表。此处用甘草保护胃气，以防芩、连苦寒伤胃。"

按　本方是治疗伤寒表证不解，邪陷阳明，以致协热下利的方剂。所以尤在泾说："邪陷于里者十之七，而留于表者十之三，其病为表里并受之病，故其法亦宜表里两解。"

【应用】 治疗急性肠炎、腹泻、痢疾初起见有表证未罢而兼有里热者，用葛根芩连汤最为合拍，也可治肠伤寒及小儿麻痹症等。

病例 44

方×　女，39 岁。

昨日发热 39℃，头痛，恶风，四肢痠痛，伴有腹痛，急性腹泻，一日五次，今日腹泻里急后重，见黏冻样大便有血，经检查为细菌性痢疾。舌质红，苔黄腻，脉弦数。

葛根 24 克　黄芩 9 克　黄连 4.5 克　木香 6 克　铁苋菜 30 克　芍药 15 克　甘草 5 克　方 3 剂

按　本例辨证为太阳、阳明合病，痢疾初起见有表证兼有腹痛下痢，里急后重，投以葛根芩连汤，表里双解。加铁苋菜止血清肠，一举二得，服本方二剂后即热退痢解。

四、栀子汤类

方　剂	药物组成	加	减	适应证
栀子豉汤	栀子6克，香豉9克			清热除烦，用于虚烦不得眠，反复颠倒，心中懊侬者
栀子生姜豉汤	本方	生姜3片		上证而呕者
栀子甘草豉汤	本方	炙甘草6克		上证而少气者
枳实栀子豉汤	本方	枳实9克		除烦消痞
栀子厚朴枳实汤	本方	厚朴12克，枳实9克	香豉9克	腹满
栀子大黄汤	本方	大黄9克，枳实9克		腹满便秘
栀子甘姜汤	本方	干姜6克	香豉9克	温中除烦
栀子柏皮汤	本方	黄柏6克，甘草3克	香豉9克	伤寒身黄发热者

栀子豉汤（《伤寒论》）

【单味药药理研究】

栀　子

本品为茜草科植物栀子 Gardenia jasminoides Ellis 的成熟果实。秋季果实成熟时采摘，晒干入药，生用，炒用或炒焦用，以生山栀入药为佳。

一、《神农本草经》记载：“性味苦寒，主五内邪气，胃中热气面赤，酒炮，皶鼻，白癞，赤癞，创疡。”

五内邪气：指病邪侵入脏腑。

胃中热气面赤：胃有里热，上熏面红。

酒炮，皶鼻：鼻上有酒炮，俗谓酒糟鼻。

白癞，赤癞：是皮肤病，又疮疡初起，均认为是血热所致。

二、仲景之应用考证

《药征》："主治心烦，旁治发黄。"

三、后世医家之应用

《别录》："疗目赤热痛，胸心、大小肠大热，心中烦闷，胃中热气。"

甄权说："杀蟅虫毒，去热毒风，利五淋，主中恶，通小便，解五种黄病，明目，治时疾除热及消渴口干，目赤肿痛。"

孟诜说："主瘖哑，紫癜风，黄疸积热心躁。"

元素说："治心烦懊侬不得眠，脐下血滞而小便不利。"

丹溪说："泻三焦火，清胃脘血，治热厥心痛，解热郁，行结气。"

《本草纲目》："治吐血，衄血，血痢，下血，血淋、损伤瘀血，及伤寒劳复，热厥头痛，疝气，汤火伤。"

《本草备要》："生用泻火，炒黑止血，姜汁炒治烦呕，内热用仁，表热用皮。"

按以上各家本草所述栀子应用，综合分析栀子的作用：(一) 止血（吐血、衄血、血痢、下血、血淋等）；(二) 退黄疸作用及利尿作用；(三) 清热泻火（伤寒劳复，热郁，三焦火，除时疾热，紫癜风等）；(四) 除烦（心中烦闷，心烦懊侬不得眠）；(五) 消炎解毒（目赤热痛，疮疡，汤火伤）；(六) 消瘀血（脐下血滞，损伤瘀血等）。

栀子的配伍，举例说明如下：

单用本品一味内服，可治鼻衄；栀子与大黄、黄连、黄柏等同用，可治疗实火引起的吐、衄等血证；本品配黄柏或与大黄、茵陈等同用，如栀子柏皮汤、茵陈蒿汤，适用湿热郁结所致的黄疸证；本品配黄连可泻火而清邪热；若配伍豆豉同用可治热郁于气分，心烦不得眠等证；本品配伍黄连、黄芩、黄柏为黄连解毒汤，可治疗热毒壅盛三焦及败血症等；生栀子研末，与面粉、黄酒调敷，可用于跌仆损伤瘀血等证。

四、栀子的药理作用

（一）利胆作用：栀子水煎剂或冲服剂给人口服，做胆囊拍片，服药后20及40分钟胆囊有明显的收缩。其煎剂或乙醇提取物1克/公斤体重灌胃，对结扎总胆管的兔有抑制血中胆红素升高的作用；所含藏红花苷及藏红花酸钠盐0.1克/公斤体重也有同样的作用，并能增加胆汁的分泌。栀子的利胆作用，为栀子柏皮汤及茵陈蒿汤退黄疸提供了药理根据。

（二）镇静作用：小白鼠皮下注射栀子流浸膏，使自发活动减少，闭目、低头、肌肉松弛，并能对抗戊四氮的惊厥。栀子的镇静作用，或可以解释临床除烦及治疗懊恼不得眠。

（三）降压作用：栀子煎剂和醇提取液对麻醉或不麻醉的猫、大白鼠和兔，不论口服或腹腔注射，均有持久性降压作用，静脉注射降压迅速，但维持时间短。

（四）降温作用：本品水煎液及乙醇制剂，对大鼠正常体温有明显降低作用，其有效成分为熊果酸。

（五）抗微生物作用：栀子水浸液，在试管内对许兰氏黄癣菌、腹股沟表皮癣菌、红色表皮癣菌等多种真菌有抑制作用；其水煎剂15毫克/毫升能杀死钩端螺旋体；在体外，栀子煎剂能使血吸虫停止活动。

（六）止血作用：本品有止血作用，且生栀子止血作用较焦栀子强。

豆　豉

本品为豆科植物大豆 Glycine max（Linn.）Merr. 的成熟种子加工制成。

一、仲景之应用考证

心中懊恼，心中结痛，心中满而烦。

心中懊侬：为虚烦表现，即心中欲吐不吐，烦扰不宁之象。

心中结痛：即为虚热引起的痛。

心中满而烦：指胸中郁热而烦，豆豉有宣泄胸中郁热，故有除烦作用。

二、后世医家之应用

《别录》："伤寒头痛寒热，瘴气恶毒，烦躁满闷，虚劳喘吸，两脚疼冷。"

甄权说："治时疾热病发汗，熬末能止盗汗除烦，生捣为丸服，治寒热风，胸中生疮。"

《本草纲目》："下气调中，治伤寒温毒发斑，呕逆。"

我们认为豆豉的作用有三：（一）有除烦作用；（二）有调理肠胃作用；（三）虽有解热作用，但不强。

豆豉本身无发汗作用，常与葱配伍为葱豉汤，用于外感风寒证*。

【方药组成】栀子6克　香豉9克

【适应证】1. 治发汗、吐、下后，虚烦不得眠，若剧者，必反复颠倒，心中懊侬，栀子豉汤主之。

2. 发汗若下之，而烦热胸中窒者。

3. 伤寒五六日，大下之后，身热不去，心中结痛。

【方解】徐灵胎说："虚为正气虚，烦为邪气扰。发汗、吐、下，实邪虽去，而其余邪因正气不充，留于上焦，扰于胸中，故虚烦不得眠；烦热且窒较前虚烦等象为稍实；外内之邪俱未解，结痛更甚于窒矣。"徐氏犹恐"心中结痛"与小结胸和心下痞证相混淆，故又说："盖小结胸证乃心下痛，胸中在心之上，故不得用陷胸；何以不用泻心诸法，盖泻心证乃心下痞，痞为无形，痛为有象，故不得用泻心。"

---

* 注：本品由于加工辅料不同性质亦异：若用麻黄、紫苏同制，药性偏温，适用于外感风寒之证；若用桑叶、青蒿同制，药性偏凉，适用于外感风热或温病初起之证。

本方以栀子苦寒泄热除烦为主药，淡豆豉辛凉，并具升散之性，协助栀子以宣泄胸中郁热为辅药，二者合用，具有清热除烦功效。

【应用】本方通治黄疸、咽肿、目赤、痄腮、尿赤热痛、鼻衄、血淋、血痢、下血及小儿蓄热、身热狂躁或昏迷不省者，辨证以热性症状为主，只要无虚寒症状即为可用。

本方单独应用者较少。热在气分，兼见表邪未清者，可加入薄荷、牛蒡子等辛凉解表药；若兼见口苦，舌红、苔黄等里热较盛者，可加入芩、翘、芦根清泄里热。

病例45

黄× 女，21岁。

尿路感染已三天，小便红赤，有尿频，尿急、尿涩痛感。服用西药后有所缓解，体温下降至37.8℃，心烦，小便有痛、急感。舌红，苔腻，脉数，栀子豆豉汤加味。

生山栀6克 豆豉9克 黄柏4.5克 知母9克 鲜茅根15克 方4剂

按 本例为下焦湿热兼虚烦，以栀子豉汤清热除烦，配黄柏、知母清下焦湿热，加鲜茅根利尿清热，药仅三剂，诸症悉愈。

病例46

崔× 女，27岁。

患慢性肝病已二年，失眠，纳差，胸闷，嗳气，目赤面红，鼻腔内有脓疮，口干苦，自觉有肝火上冲，谷丙转氨酶在60以上。

山栀9克 豆豉9克 田基黄30克 蒲公英30克 羊蹄根30克 藿、苏梗各9克 白术9克 旋覆花9克（包） 茯苓9克 谷、麦芽各9克 方7剂

服上方后，失眠，纳差症状减轻，尿色亦淡，但大便秘结。

上方加望江南30克 方7剂。

谷丙转氨酶在40以下，体重略有增加，无失眠症状，二

便畅通，但咽喉疼痛。

上方去望江南加玄参9克　方7剂。

按　该慢性肝病患者，辨证属于肝火上炎，同时谷丙转氨酶较高，兼有胃气上逆症状，故用山栀、豆豉以清肝火为主药，辅以田基黄、蒲公英、羊蹄根清肝热。降低谷丙转氨酶。本案不服安神镇静药，只要肝火不上炎，失眠症状自会减轻。又加旋覆花降胃气，佐藿、苏梗理气健胃，加术、苓、鸡内金等健脾开胃。服药21剂后，体重增加，谷丙转氨酶恢复正常。

附方　1. 栀子生姜豉汤：上方加生姜3片。栀子豉汤证兼见呕吐者，是胃中水饮上逆所致，可加生姜散水饮以止呕。

2. 栀子甘草豉汤：栀子豉汤方加炙甘草6克。栀子豉汤证兼见少气者，是因热邪伤气所致，可加炙甘草以益气。

3. 枳实栀子豉汤：栀子豉汤方加枳实9克。治大病瘥后劳复者。劳复乃病后气虚，余邪犹未清，因劳即发，其证不一，故用栀子以泄热除烦，枳实宽中下气均为主药，豆豉清余热除烦为辅药。

4. 栀子大黄汤：枳实栀子豉汤加大黄9克。除见上证外，兼见大便秘实，食不下，脉中有力者，可加大黄，称为栀子大黄汤。

栀子厚朴枳实汤（《伤寒论》）

【方药组成】栀子6克　厚朴12克　枳实9克

【适应证】伤寒下后，心烦腹满，卧起不安者。

【方解】心烦腹满，是热与气结，壅于胸腹之间所致。本方以栀子除烦，枳实、厚朴以泄腹满。

柯韵伯说："栀子以治烦，枳、朴以泄满，此两解心腹之妙剂也。热已入胃则不当吐，便未燥硬不可下，此为小承气之先著。"

【应用】本方可用于心烦，胸腹胀满痞闷，卧起不安，溲少而浑，舌质红而苔厚腻者。

栀子干姜汤（《伤寒论》）

【方药组成】栀子6克　干姜6克

【适应证】伤寒，身热不去微烦者。

【方解】柯韵伯说："医以丸药下之，心中微烦，外热不去，是知寒气留中，上焦留热，故任栀子以除烦，用干姜逐内寒。"

栀子柏皮汤（《伤寒论》）

【单味药药理研究】

黄　柏

本品古称蘖木，为芸香科植物黄柏 Phellodendron amurense Rupr. 或川黄柏 P. chinense Schneid. var. glabriusculum Schneid. 的树皮。

一、《神农本草经》记载："主五脏，肠胃中结热，黄疸，肠痔，止泄痢，女子漏下赤白，阴阳蚀疮。"

五脏，肠胃中结热：指脏腑中热，中医的脏腑中热概念很广，肠胃中有炎症属于肠胃有热；而心热则不一定为炎症，可表现为血热症状，心主神明，也可表现神经系统症状；此外肝胆湿热、膀胱湿热、肾热等均属于五脏结热。

黄疸：可治炎症性发黄。

肠痔：有炎症肿痛出血者，可能指外痔。

止泄痢：治赤痢腹泻。

女子漏下赤白：可能指子宫，也可能是阴道出血，指赤白带下。

二、后世医家之应用

《别录》："肌肤热赤起（可能是丹毒），目热赤痛，口疮。"

元素说："泻膀胱相火，补肾水不足，疗诸痿瘫痪，利下窍除热。"

东垣说："治诸疮痛不可忍。"

丹溪说："得知母滋阴降火，得苍术除湿清热，为治痿要药，得细辛治口舌生疮。"

《本草纲目》："敷小儿头疮。"

《现代实用中药》："打扑挫筋等，磨粉调如泥状涂贴。"

黄柏苦寒，功能清热燥湿，泻火解毒。仲景用栀子柏皮汤治黄疸，黄柏实起主要作用。扼要言之，凡急性炎症及热性出血者，用黄柏很有效，其疗效不亚于黄连。黄柏配知母，丹溪用于滋阴降火，我们用于清下焦湿热；配当归、仙茅，仙灵脾为二仙汤，可用于绝经期综合症；黄柏又可用于妇科带下黄臭及痈肿疮毒，流火等均有显著疗效。

三、黄柏的现代药理作用

（一）抑菌作用：黄柏煎剂或乙醇浸液，体外试验对金黄色葡萄球菌、白色葡萄球菌、柠檬色葡萄球菌、溶血性链球菌、肺炎双球菌、炭疽杆菌，霍乱弧菌、白喉杆菌、枯草杆菌、大肠杆菌、绿脓杆菌、伤寒杆菌、副伤寒杆菌、脑膜炎双球菌及粪产碱杆菌均有不同程度的抑制作用，许多实验报告证明黄柏对福氏、宋内氏、志贺氏及施氏痢疾杆菌有较强的抑制作用。黄柏的抗菌作用原理与其对细菌呼吸及 RNA 合成的强烈抑制有关。此外，黄柏的煎剂还有较强的杀灭钩端螺旋体的作用。

黄柏煎剂、水浸剂体外对多种致病性皮肤真菌，如堇色毛癣菌、絮状表皮癣菌、犬小芽孢子菌、许兰氏毛癣菌，奥杜盎氏小孢子菌及腹股沟表皮癣菌等均有不同程度的抑制作用。对阴道滴虫也有一定抑制作用。

（二）降压作用：黄柏对麻醉动物静脉或腹腔注射，均可产生明显而持久的降压作用。

（三）对平滑肌的影响：黄柏能增强家兔离体肠管的收缩，使收缩幅度增加。所含小檗碱也能增加收缩幅度，黄柏酮能使张力及振幅均增强，而黄柏内酯则使肠管弛缓。

（四）降低血糖作用：黄柏及黄柏内酯有降血糖作用。

（五）其他：黄柏尚有保护血小板作用，并有微弱的箭毒样作用。

【方药组成】栀子6克　黄柏6克　甘草3克

【适应证】1. 伤寒身黄发热者。

2. 身热心烦，吐衄，目赤痛者，或身黄，小便不利，脉数者。

【方解】本方以栀子苦寒泻火，使湿热从二便分消；黄柏清热利湿，辅助栀子以退黄疸。二者为本方之主药，辅以甘草，不但缓和栀子、黄柏苦寒之性，也有清热解毒作用。

【应用】可用于阳黄身热，腹不胀满，大便自调的病证。本方不用大黄，其所主的证候当较茵陈蒿汤为轻。

病例47

康×　男，32岁。

患者于一周前即突然中脘胀满不适，发热曾至38.5℃，在本厂医务室治疗，服西药无效，4天后热退，巩膜及皮肤即出现黄疸，经××医院检查谷丙转氨酶为300单位，黄疸指数为80单位，西医诊断为黄疸型肝炎，现住院治疗，不思饮食，泛泛欲吐，小便色深似浓茶，大便3日未解，舌红、苔黄，脉弦数，证属湿热俱重型黄疸，拟以栀子柏皮汤及茵陈蒿汤加减：

生大黄18克　山栀15克　黄柏9克　川连6克　茵陈蒿30克　田基黄15克　木通9克　鲜茅根30克　方7剂

服1剂后，大便即通，小便亦利，照原方加减，治疗一周后，遍身黄疸大减，胸闷烦恶亦舒，谷丙转氨酶下降至70单位，黄疸指数下降为40单位，减大黄，加重健脾利湿药物，续服药7种后，黄疸全退，黄疸指数为10单位，谷丙转氨酶下降至30单位，食欲增加，于住院三周后出院。

按　本例为急性黄疸型肝炎属于湿热俱重型，本方重用大黄、黄连、黄柏、山栀清热解毒，田基黄亦为治疗肝炎常用的主药，有清热解毒利湿作用，以上5味药物以治肝炎为本，利胆药物有大黄、山栀、茵陈等；利水的药物则有茵陈、木通及鲜茅根；大黄通便，这样可以使黄疸从二便中分消。

病例48

蒋× 女，41岁。

右颊皮肤焮红，皮色红赤，形如云片略肿，灼手，颌下淋巴结肿胀，初发时每半年发作一次；近半年来几乎每月均有发作，这次来诊已发病3天，体温38.5℃，证属丹毒，治宜清热解毒，解表祛风，用栀子柏皮汤加减。

栀子9克 黄柏9克 荆芥9克 防风9克 薄荷9克(后下) 牛蒡子9克 玄参9克 方5剂

服药后红肿渐退，肿胀全消。

按 本例丹毒，中医认为湿热化为火毒，以栀子、柏皮泻火解毒，佐以荆、防、牛蒡、薄等解表祛风之品，逐邪从皮毛出。本方为治疗丹毒的有效验方，曾治愈丹毒多例。

五、白虎汤类

方剂	药物组成	加	减	适应证
白虎汤	石膏30克，知母9克，炙甘草6克，粳米9克			治阳明经证，大热，大渴，脉洪大或滑数，汗出不恶寒反恶热者，或有谵语者，或治热厥
白虎加人参汤	本方	人参9克		白虎汤证兼见气津两伤，汗多而脉大无力者
白虎加桂枝汤	本方	桂枝9克	粳米9克	治温疟，但热无寒，骨节烦疼时呕者
竹叶石膏汤	本方	竹叶二把，(约9克)半夏9克，人参6克，麦门冬18克	知母9克	邪热未清，而气阴两伤者

白虎汤（《伤寒论》）

【单味药药理研究】

石　膏

本品为单斜晶系的硫酸钙矿石，常产在内陆湖泊和海湾盐湖所形成的沉积岩中。采挖后，除去杂质，轧碎生用或煅用。石膏有两种，生石膏为含结晶水的硫酸钙（$CaSO_4 \cdot 2H_2O$），多呈扁形不规则的块状，全体类白色至青白色，断面可见纤维状纹理，显光泽，其色莹净如水晶，《别录》说：“细理白泽者良”；石膏之另一种为煅石膏（$CaSO_4 \cdot 1/2H_2O$），为生石膏煅制后研细的白色粉末，煅石膏不可内服，收敛生肌，专供外用。

一、《神农本草经》记载：“味辛微寒，主中风寒热，心下逆气惊喘，口干，苦焦，不能息，腹中坚痛，产乳，金创。”

中风寒热：指外感发热。

心下逆气惊喘：指心下（胃）之逆气而致惊喘。

口干，苦焦：为高热伤津状。

不能息：即呼吸困难。

腹中坚痛：与脏器平滑肌痉挛有关，石膏解痉，故能缓解腹中坚痛。

产乳：指产后晕绝或指妇人产子也。

金创：可能指刀剑伤引起破伤风之类疾病。

二、仲景之应用考证

《药征》：“主治烦渴，旁治谵语烦躁身热。”仲景用石膏，并不限于大热之症，兼及烦渴。仲景用石膏可以配知母、配麻黄、配桂枝、配人参、配竹叶、配龙骨、牡蛎等，兹分述如后：

（一）石膏配知母不仅能增强清热之力，而且能救阴。阳明经证，气阴耗伤，仲景用白虎汤，以石膏伍知母清热存津。

（二）石膏配知母、人参治夏月中暑，津气两伤，高热而渴者。此时单用白虎汤尤嫌力不足，必须加配人参，为白虎人参汤，石膏配人参有清热益气之功效，暑热铄涸之余，石膏得人参能使高温后之真阴顿复，而余热自消，此仲景制方之妙也。

（三）石膏配竹叶，善除胃热而止烦渴，用于病后虚烦余热。

（四）石膏配麻黄，在《伤寒论》、《金匮要略》用石膏十五方中，配麻黄的就有八方，即麻杏石甘汤、大青龙汤、小青龙加石膏汤、越婢汤，越婢加术汤、越婢加半夏汤、厚朴麻黄汤、文蛤汤。《方函口诀》云："膈间水气，非石膏则不能坠下，越婢加半夏汤、厚朴麻黄汤、小青龙加石膏汤皆同义也。"是指石膏配麻黄可逐痰饮，发越水气而治肺胀咳喘，并说明石膏清肺热并降逆气。石膏降逆治惊喘早见于《本经》，麻黄本为辛温发散之药，具发汗、定喘功能，但与石膏相配则可制约其辛散，充分发挥其降逆定喘作用，此仲景配方之妙处。

(五) 石膏配桂枝，仲景用于白虎加桂枝汤、大青龙汤、小青龙加石膏汤、木防己汤等。以白虎汤加桂枝而言，其适应证为热多寒少，骨节疼烦，取石膏以清热除烦，配桂枝以解表止疼。大青龙汤、小青龙加石膏汤、木防己汤，或为烦躁，或为肺胀，或为支饮，以石膏配桂枝能清热降逆，又能温化水饮。

(六) 石膏配龙骨、牡蛎，有风引汤，仲景以治热瘫痫。

(七) 石膏配龙骨、牡蛎，能重镇息风。

按 若见有心力衰竭者，慎用石膏。

三、后世医家之应用

《别录》："除时气头痛身热，三焦大热，皮肤热，肠胃结气，解肌发汗，止消渴烦逆，腹胀，暴气喘息，咽热。"

《药性本草》："如伤寒头痛如裂，壮热皮如火燥。"

甄权说："治天行热狂，下乳，头风旋。"

元素说："止阳明经头痛发热恶寒，日晡潮热，大渴引饮，中暑，潮热牙痛。"

东垣说："胃热、肺热。"

《本草备要》："治斑之要品。"

四、石膏之药理作用

(一) 解热作用：石膏能抑制发热中枢及发汗中枢的作用，故本品解热而不发汗，若发汗过多容易伤正，石膏则无此弊病，尤其适用于高热，解热作用且较持久。

(二) 镇静及解痉作用：由于内服石膏，其钙素经胃酸作用，部分变成可溶性钙盐，使血液中钙离子浓度增加，降低机体神经应激能，减低骨骼肌的兴奋性，缓解肌肉痉挛。

（三）对机体免疫功能的影响：1∶1 的石膏 Hanks 液在体外培养试验中能明显增强兔肺泡巨噬细胞对白色葡萄球菌死菌及胶体金的吞噬能力，并能促进吞噬细胞的成熟。由于 Ca^{++} 可提高肺泡巨噬细胞的捕捉率，加强其吞噬活性和加速其对尘粒的清除，Ca^{++} 在维持巨噬细胞生理功能上也具有重要的意义，因而认为在石膏的上述作用中，Ca^{++} 可能起着重要作用。

（四）煅石膏外用，能收敛黏膜，减少分泌。

知　母

本品为百合科植物知母 Anemarrhena asphodeloides Bunge 的肥大根茎。

一、《神农本草经》记载：“味苦寒，主消渴，热中，除邪气，肢体浮肿，下水，补不足，益气。”

消渴：泛指以多饮、多食、多尿症状为特点的病证。

热中：指中部热，即心胃热，亦指消渴因素。

除邪气：指祛外邪，除热之意。

肢体浮肿，下水：知母利尿，可退浮肿。

补不足，益气：可能是秦汉方士所加，元·朱丹溪讲“知母可以滋阴。”按：丹溪有误，知母虽可以泻火而保阴，但不能认为知母是滋阴药。

二、后世医家之应用

《别录》：“疗伤寒久疟烦热，胁下邪气，膈中恶及风汗内疸。”

甄权说：“主治心烦躁闷，骨热劳往来，生产后蓐劳，肾气劳，憎寒虚损。”

《大明本草》：“热劳传尸疰痛，通小肠，消痰止嗽，润心肺，安心，止惊悸。”

元素说：“凉心去热，治阳明火热，泻膀胱肾经火，热厥头痛，下痢腰痛，喉中腥臭。”

好古说：“泻肺火，滋肾水，治命门相火有余。”

《本草纲目》：“下则润肾燥而滋阴，上则清肺金而泻火。”关于知母泻火而保阴，非滋阴之说，详前。

李士材说："用知母治痨可使人夭枉。"李士材之说，为过甚之辞。张景岳说："知母可清火，但无补益作用"。《理虚元鉴》谓"治未成虚劳者。"现代用知母配合抗痨药，用于结核病的早期。

综合上述诸家及后世本草对知母的临床应用可归纳如后：（一）泻肺、肾、心、胃、小肠热，即泻里热，也解外感内伤之热；（二）治疗因热引起的伴随证，如烦躁口渴，头痛，惊悸，不拘急性热病或慢性消耗热病；（三）止咳嗽；（四）治下痢；（五）利小便；（六）抑制性欲。

知母之配伍举例如下：

（一）知母配生石膏，清阳明经热，高热烦渴。

（二）知母配川贝母，可治肺热咳逆。如《局方》二母丸。

（三）知母配黄柏，可清下焦湿热。若少佐以肉桂，则有滋阴降火，化气通关作用，如《兰室秘藏》方通关丸。

（四）知母配鳖甲、地骨皮，可治骨蒸低热。

（五）知母配天花粉、麦冬等，可治消渴病。

（六）知母配附子，甘寒加辛热，有温润作用，可治热性病心阳不振而兼口渴欲饮者。

三、知母之药理作用

（一）解热作用：皮下注射知母浸膏 2 毫升/公斤体重，对人工发热的家兔有解热作用。

（二）抑菌作用*：知母煎剂体外试验，对伤寒杆菌、葡萄球菌、肺炎双球菌、痢疾杆菌、霍乱弧菌、百日咳杆菌、绿脓杆菌、乙型溶血性链球菌及多种致皮肤病真菌均有较强的抑制作用。另外，用 $H_{37}RV$ 人型结核杆菌感染小鼠后，饲以含知母的饲料（2.5%），对结核病灶有抑制作用。

（三）降血糖作用：知母的水浸取物，能降低正常家兔的

---

* 注：唐·王焘《外台秘要》记载知母治天行时病，可能与知母抗菌作用有关。朱丹溪喜用黄柏、知母相配，后人认为有清热燥湿作用。从现代药理分析，黄柏及知母均有抗菌协同作用。

血糖水平；给四氧嘧啶糖尿病的小鼠腹腔注射知母浸剂，亦有降低血糖作用。

(四) 对在位蟾蜍心脏，小剂量无显著影响，中等剂量抑制心脏，大剂量则麻痹心脏，甚至停止搏动。

粳　米

粳米为禾本科植物 Oryza sativa Linn. 的种仁。

一、《别录》记载：“味苦，平，无毒。主益气，止烦，止泄。”

二、后世医家之应用

《千金·食治》：“味辛苦，平，无毒。生者寒，燔者热。”

孟诜说：“温中益气，补下元也。”

《日华子本草》：“壮筋骨，补肠胃。”

《滇南本草》：“治诸虚百损，强阴壮骨，生津，明目，长智”。

《本草纲目》：“益气，止烦止渴，止泄。”

粳米有补中益气，健脾和胃，除烦渴，止泻痢作用。

【方药组成】石膏30克　知母9克　炙甘草6克　粳米9克

【适应证】1. 阳明病，脉洪大而长，不恶寒，反恶热，舌上干燥，烦躁不得卧，渴欲饮水数升者。

2. 大热，大渴，脉洪大或滑数，汗出不恶寒反恶热者，或有谵语者。

3. 伤寒脉滑而手足厥冷，此热厥也，亦主之。

【方解】王旭高说：“白虎汤是清阳明气分之热邪。石膏清火，知母滋阴，甘草缓阳明之津气。因石膏性重，知母性滑，恐其疾趋于下，另设煎法，以米熟汤成，俾辛寒重滑之性，得粳米、甘草，载之于上，成清肃肺胃之功。”又说：“止渴除烦功用播，汗多热盛最相宜，无汗恶寒大不妥。”

【应用】本方尚可通治狂证，眼睛赤痛，牙龈肿痛，斑疹大热，疟疾烦渴，中暑大渴，暑风抽搐，热喘，丹毒，消渴，失眠等证。近代对白虎汤运用范围不断扩大，用于治疗流行性乙型脑炎，流行性出血热，肺炎等属于气分实热者，有较好疗效。总之辨证为里热（肺胃实热），胃未结实者，脉洪大有力，面目俱赤，口干舌燥，或口臭，咬牙，或呼气热，小便赤，按其腹烙手为主。

白虎汤用石膏清热，剂量较大。吴鞠通、余师愚用八两；余无言用一斤；江笔花《医镜》先后用十四斤石膏于一病人；刘蔚楚亦用八两，连续给病人服十八剂。按：石膏为钙盐，加甘草可促进其溶解度，但其饱和溶解度应有一定的范围，超过此范围即加大量石膏恐亦无济于事，因此，石膏加多大量值得研究。老年体衰者宜慎用，有心衰趋势者，亦宜慎用。

病例 49

周× 男，34 岁。

哮喘发作，呼吸气促，胸膈烦闷，见胸高气粗，痰浊黄稠，不易咳出，目赤唇绛，口渴喜饮，舌红苔黄，脉滑数。此为热喘、痰火旺盛之象，治宜清热宣肺，化痰平喘，以白虎汤加减。

生石膏 30 克　知母 9 克　黄芩 9 克　厚朴 9 克　枳实 9 克　五味子 6 克　麻黄 9 克　款冬 9 克　方 5 剂

另炒广地龙 30 克，研细，每次服 3 克，一日二次。

按　本例为痰热搏结于肺，加感外邪，致使痰热化火，火气上壅，则胸高气粗，如目赤唇绛，口渴喜饮，舌红苔黄，脉滑数均为痰火旺盛之象。以白虎汤配麻黄清热宣肺，因有胸闷，痰不易咳出，故加厚朴、枳实助麻黄平喘下气。本方广地龙性寒，佐麻黄，可治热喘，药后肺火清而喘咳平。

病例 50

吴× 男，38 岁。

牙龈出血肿痛已三个多月，有口疮、热臭，口干苦而渴，胸闷烦躁，舌质红，苔黄腻，脉洪大。证属脾胃积热，治以白虎汤加清热解毒之品。

生石膏 30 克　肥知母 9 克　川连 3 克　生地 15 克　丹皮 9 克　连翘 9 克　甘草 5 克　方 4 剂

按　本例脾胃积热，龈为胃之络，致使龈血、口疮，投以白虎汤清胃热，黄连清热解毒配以丹皮、连翘清血热治口疮有效，服药3剂后，诸症全消。

白虎汤首见于《伤寒论》，后世医家对本方评价很高，普遍推崇为阳明经热证的代表方剂，温病学派又将其立为清气分热的主方。

由本方加减的变化类方较多：

1. 白虎加人参汤（即本方加人参），用治白虎汤证兼见燥渴不止，汗多而脉大无力，属气津两伤者。

2. 白虎加桂枝汤（即本方加桂枝），治“温疟，其脉如平，身无寒但热，骨节烦疼，时呕。”近用于治疗“热痹”，症见关节肿痛，发热汗出，恶风、口渴，烦躁。

【研究】中国医学科学院研究8种复方和3种单味药对感染乙型脑炎病毒的小白鼠的疗效，结果白虎汤治疗组比对照组存活率高，按统计学X2法计算有明显差异〔《中华医学杂志》1964，50（7）：456〕。

用本方对大肠杆菌及葡萄球菌作抑菌试验，无论原液或浓缩液均无抗菌作用，白虎加人参汤亦无抑菌作用〔《中医杂志》1955，（10）：36〕。

上海中医学院经动物实验证明，白虎汤确具有明显退热作用。药理实验表明，单用石膏退热虽快，但作用较弱而短暂；知母退热虽缓，但作用较强而持久。两药合用，退热效果更加显著。这与中医认为石膏、知母相须配伍，可增强清热泻火作用的观点是一致的〔李向中《中医学基础》1983，228〕。

白虎加人参汤（《伤寒论》）

【方药组成】石膏30克　知母9克　炙甘草6克　粳米9克　人参9克

【适应证】1. 治伤寒服桂枝汤后，大汗出，大烦渴不解，脉洪大者。

2. 太阳中暍，汗出恶寒，身热烦渴，及火热伤肺，传为膈消，最良。

3. 白虎汤证而心下痞硬者。

【方解】《医宗金鉴》:“大烦渴，阳明证也。洪大，阳明脉也。中风之邪，服桂枝汤大汗出后不解，不烦渴，脉洪大者，是邪已入阳明，津液为大汗所伤，胃中干燥故也，宜与白虎加人参汤，清热生津而烦渴自解矣!”

【应用】本方通治小儿暑热乳尿及夏月中暑，身热而渴，汗多，脉大无力，本方较白虎汤证在辨证上多有心下痞硬之症。

病例 51

何× 男，62岁。

盛夏在烈日下行走，头昏眼花，身热汗多，气粗如喘，口干舌燥，反应迟钝，脉虽大但重按无力，证属暑热伤津，投以白虎加人参汤。

白参9克 石膏30克 知母9克 天花粉15克 甘草9克

服一剂后，热退汗止，频呼口渴，且欲冷饮，改服天然白虎汤（西瓜汁）而愈。

按 暑热燔灼阳明，则身热头昏眼花，迫津外泄，则多汗气粗如喘，气津两伤，故脉大无力，本例为老年中暑高热伤津，投以白虎加人参汤清热生津，则烦渴立解，用人参预防心力衰竭。

病例 52

莊× 男，53岁。

患糖尿病已二年，血糖233毫克%（空腹），尿糖卄～卅，烦渴多饮，尿频量多，少气乏力，舌尖边红，苔薄黄，脉洪数，证属阳明内热炽盛之消渴证，投以白虎加人参汤加减。

生石膏30克 知母12克 人参6克 天冬9克 天花粉15克 生地黄9克 蚕茧壳15克 方7剂

续服14剂后检查血糖120毫克%（空腹），尿糖定性（-）

按 糖尿病属中医消渴。本例烦渴多饮，属于上消，用石膏、知母清肃肺胃，加天花粉、生地黄、天门冬养阴清热，生津止渴，兼气虚者加人参益气生津止渴。

【研究】 白虎加人参汤，经动物实验证明，单味知母、人参对大鼠实验性糖尿病，均有明显的降血糖作用。若知母配石膏，或人参配石膏都能使降糖作用加强，但知母与人参配伍，降血糖作用非但不见增强，反而削弱，人参用量愈大，作用愈弱。若知母∶人参＝1∶1.8的情况下，再加入石膏，降糖作用基本恢复。在一定范围内，石膏用量增大，作用相应增强，再依次加入甘草和粳米，降糖作用也有提高。上述实验结果，说明方中知母与人参，在降血糖方面有拮抗作用，通过石膏协调，甘草、粳米辅佐，共同发挥了降血糖作用〔《第一届和汉药讨论会议记录》1967，14〕。

白虎加桂枝汤（《金匮要略》）

【方药组成】 石膏30克　知母9克　桂枝9克　炙甘草6克

【适应证】 1. 身热骨节疼烦，头疼时呕，大渴躁烦脉洪大者。

2. 治温疟，其脉如平，身无寒但热，骨节烦疼时呕者。

【方解】 本方治太阳、阳明并病。阳明经热，用白虎汤清泄之。头疼、骨节疼烦为太阳表证，用桂枝解表，又寒在骨节，用桂枝温通。

【应用】 本方通治热痹（关节痛而有热性者）；温疟无寒但热者。

病例53

徐×　男，39岁。

二周以来，发热（体温38.2℃）汗出，全身困疼，尤以膝关节游走性疼痛，灼热红肿，难以屈伸，活动时尤甚，舌质偏红，苔薄白，脉洪数，投以白虎加桂枝汤。

石膏30克（先煎）　知母9克　桂枝9克　甘草6克

方5剂

服药后，热退，关节疼痛减轻，续服三妙丸（苍术、黄柏、牛膝）而愈。

按 本案为热痹。多因风寒湿邪侵袭经络，郁而化热所致，一般发病较急，除关节灼热肿痛外，尚有明显热象。本案热重于湿，故先用白虎加桂枝汤清热泻火为主，佐以疏风解表。待热退痛减，再服三妙丸清热燥湿，以治湿热下注，终获痊愈。

竹叶石膏汤（《伤寒论》）

【单味药药理研究】

竹叶

本品为禾本科植物淡竹 Phyllostachys nigra var. henonis Stapf 或苦竹 Pleioblastus amarus（Keng）Keng f. 的叶或卷而未放嫩叶。

一、《名医别录》记载：“甘淡、寒。主胸中痰热，咳逆上气。”

缪希雍《本草经疏》云：“阳明客热，则胸中生痰，痰热壅滞，则咳逆上气。竹叶辛寒能解阳明之热结，则痰自消，气自下，而咳逆止矣！仲景治伤寒发热大渴，有竹叶石膏汤、无非假其辛寒散阳明之邪热也。”

二、后世医家之应用

《食疗本草》：“主咳逆，消渴，痰饮，喉痹，除烦热。”

元素说：“凉心经，益元气，除热，缓脾。”

《药品化义》：“竹叶清香透心，微苦凉热，气味俱清。……主治暑热消渴，胸中热痰，伤寒虚烦，咳逆喘促，皆用为良剂也。”

竹叶甘淡，性寒。长于清心除烦，散上焦风热，适用于热病后期烦热口渴之症。如仲景用竹叶石膏汤。

【方药组成】 竹叶二把　石膏 30 克　半夏 9 克　麦冬 18 克　人参 6 克　炙甘草 6 克　粳米 9 克

【适应证】 1. 伤寒解后，虚羸少气，气逆欲吐者。

2. 三阳合病，脉浮大在关上，但欲睡眠，合目则汗。

3. 伤寒发渴，脉虚。

【方解】 本方为邪热未清，气液已伤者立法。方中以竹叶、石膏清热除烦；人参、甘草、麦冬、粳米益气养阴，安中和胃，佐以半夏降逆止呕。故《医宗金鉴》说："以大寒之剂，易为清补之方。"实为本方与白虎扼要之别。

【应用】 凡在热病过程中出现气阴两伤之症状者可适用本方。又骨蒸劳热，咳逆上气，衄血吐血，多梦，盗汗，热痢，虚烦，消渴均可用本方加减使用。

若用于温热病余热未清或夏季热，宜酌加青蒿，丹皮、生地之类。若用于肺炎见热性症状者，宜加麻黄、杏仁、鱼腥草、黄芩等。也可用于麻疹或麻疹并发性肺炎等。

病例 54

林×　男，42 岁。

发高热一周，现体温 38℃，脉数而无力，舌质红绛，唇红，口渴欲饮，自云五心烦热，大便干结呈颗粒状。神疲乏力，证属气阴两虚，以竹叶石膏汤加味。

淡竹叶 15 克　生石膏 30 克　党参 9 克　半夏 6 克　麦门冬 9 克　全瓜蒌 15 克　玄参 9 克　生甘草 3 克　方 3 剂

一剂后身热大减，两剂后大便转润。三剂后精神好转痊愈。

按　本案为大热伤津，气阴两虚，投以竹叶石膏汤加味，清热而兼和胃，补虚而不恋邪，加玄参、全瓜蒌所以润肠生津。

六、承气汤类

方　剂	药物组成	加	减	适应证
大承气汤	大黄9~12克，厚朴15克，枳实15克，芒硝9克			治伤寒阳明腑实证，邪热入里，胃实不大便，潮热谵语，苔黄厚而干或焦黄起刺，脉沉实，痞、满、燥、实、坚全具
小承气汤	本方		芒硝9克，厚朴9克，枳实6克	治伤寒阳明腑证，谵语，便坚，潮热，上、中二焦痞满，较大承气汤证为轻
调胃承气汤	本方	甘草6克，芒硝3克	厚朴15克，枳实15克	燥、实二证较前更轻，适用于热邪结胃，胸痛心烦，口渴，便秘，谵语
厚朴三物汤	本方	厚朴9克	芒硝9克	阳明腑实证，以腹部胀满疼痛为主
厚朴七物汤	本方	厚朴9克，甘草9枚，大枣5枚，桂枝6克，生姜5片	大黄3克	太阳、阳明合病，腹满发热，脉浮而数

续表

方　剂	药物组成	加	减	适应证
大黄甘草汤	本方	甘草3克	厚朴15克，枳实15克，芒硝9克	食已即吐
桃核承气汤	本方	桃仁12克，桂枝6克，甘草6克	厚朴15克，枳实15克，芒硝3克	少腹蓄血
麻仁丸	麻子仁500克，芍药250克，枳实250克，大黄500克，厚朴250克，杏仁250克			脾约，大便秘结

大承气汤（《伤寒论》）

【单味药药理研究】

大　黄

本品属蓼科植物，为掌叶大黄 Rheum palmatum Linn. 唐古特大黄 R. palmatum L. var. tanguticum Maxim. ex Rgl. 及药用大黄 R. officinale Baill. 的根茎及根。

一、《神农本草经》记载：“大黄味苦寒，主下瘀血，血闭寒热，破癥瘕积聚，留饮宿食，荡涤肠胃，推陈致新，通利水谷，调中化食，安和五脏。”

下瘀血、血闭寒热：所谓瘀血即离经之血。有瘀血者可以因瘀发热，临床上见血闭而有寒热，用大黄通血闭，下瘀血，而寒热亦除。大黄本身亦有解热作用（炎症发热及一般实热），除寒热在这里可能两者兼而用之。

破癥瘕积聚：笼统说能消除腹内有形的结块。我们曾治一妇女，诊为胃癌，用下瘀血汤数十剂，泻下积滞不少，迄今已三年整，身体健康，饮食如常。

留饮宿食，荡涤肠胃：留饮指胃肠中积液，宿食相当于燥屎，大黄有泻下作用，但必须与芒硝相配伍方收荡涤之功。

推陈致新：这里有几种意义，一种意义是指六腑以宣通为本，即大黄泻下，使浊阴下降，则清阳可升；一种意义是指瘀血去则新血生；另一种意义，即张子和的“以下为补”说，“《内经》一书惟以气血流通为贵，世俗庸工，惟以闭塞为贵。又岂知《内经》之所谓下者，乃所谓补也。陈莝去而肠胃洁，癥瘕尽而荣已昌，不补之中，有真补存焉！”

通利水谷，调中化食：指其有通便健胃作用。

安和五脏：以阳明腑实证为例，“若剧者，发则不识人，循衣摸床，惕而不安，微而直视等。”此由粪毒（细菌产生毒素等）由血液吸收，上侵脑府，波及五脏，用承气汤则五脏立安。

二、仲景之应用考证：完全与《本经》相符合。

（一）下瘀血：有桃仁承气汤、抵当汤（丸）、下瘀血汤。

（二）血闭寒热：有柴胡加龙骨牡蛎汤、鳖甲煎丸。

（三）破癥瘕积聚：有大黄䗪虫丸、大黄牡丹皮汤。

（四）留饮：有大陷胸汤（丸）、己椒苈黄丸、大黄甘遂汤等。

（五）宿食：有厚朴七物汤、厚朴三物汤、厚朴大黄汤。

（六）荡涤肠胃：有大、小承气汤。

（七）通利水道：茵陈蒿汤（吴又可氏认为大黄为主药，祛除寒热）。

中医用药一是用它本身治疗作用，二是辅佐其他，或利用其他辅佐而使其本身的作用加强，同时也加强其他药的作用。以大黄为例，配合厚朴、枳实以治胸腹满为主；合黄连以治心下痞为主；合甘遂，葶苈等以治水饮为主；合黄柏、茵陈以治黄疸为主；合芒硝则除实热为主；与巴豆、硫黄同用则除胃肠寒结。

邹润安《本经疏证》说："大黄为泻火之药"，"血液、津溺、涕唾，人身已化之水气也。火气著于血液涕唾，则血液津溺涕唾结而不行，遂不能泄泽骨节，滑利诸窍，用大黄去著于血液津溺涕唾之火，使血液津溺涕唾得复其常可已。"

以气血而言，大承气汤、小承气汤、厚朴七物汤、厚朴三物汤、厚朴大黄汤均入气分，盖大黄与厚朴、枳实等气分药同用，则入气分；桃仁承气汤、抵当汤（丸）、鳖甲煎丸、大黄䗪虫丸、大黄牡丹汤、下瘀血汤，均入血分，盖大黄与桃仁、水蛭、虻虫、䗪虫等血分药同用，则入血分。

大黄古称将军，以其有攻坚击锐之力，多用于实证。考仲景虚实夹杂之证，亦所常用，邹润安说："殊不知病有因实成虚，及一症之中有虚有实，虚者宜补，实者自宜攻伐，乃撤其一面，遗其一面，于是虚因实而难复，实以虚而益猖，可治之候，变为不治。"并举例说："柴胡加龙骨牡蛎汤、风引汤是涩剂，涩用大黄，似乎相背，因柴胡加龙骨牡蛎汤其证暴，胸满谵语非大黄不为功，今小便不利非茯苓不能通，大黄、茯苓实一方之枢纽。风引汤，除热瘫痫，其证缓，大黄所以荡涤脾家所聚，导热下行，是大黄又一方之枢纽。至于鳖甲煎丸、大黄䗪虫丸二方证，一由外感，一由内伤，皆有内结，且聚于血，故用大黄率诸虫攻坚，偏于气者，用人参、干姜，偏于血者用芍药地黄。"此说虽是推论，但他认为大黄不单是攻坚破积，而是随所往而有所率，斡旋虚实，通和气血之良剂。这句话说得很为贴切，其论虚实几句，也实为临床医家所应注意。

三、后世医家之应用

《别录》："平胃，下气，除痰实，肠间结热，心腹胀满，女子寒血闭胀，小腹痛，诸老血留结。"

《大明本草》："通宣一切气，调血脉，利关节，泄壅滞水气，四肢冷热不调，温瘴热痰，利大小便，并敷一切疮疖痈毒。"

刘河间治病以清热通利为主，故常用大黄等苦寒之药。

《宣明论》创防风通圣散，以大黄配芒硝及麻黄、荆芥、防风等，是下法与汗法合用的方剂，可治50余证，他强调了无论内外诸邪所伤，但只要有可下诸证就可应用此方。

张子和喜用下法，主要取大黄泻下，在下法理论上创“以下为补”之说。所著《儒门事亲》第12卷中167张方剂之中，含大黄方剂就有44张，如用单味大黄治疗妇人血枯；芎黄汤治头目眩晕；夺命散治小儿胸膈喘满等。

《本草纲目》：“主治下痢赤白，里急腹痛，小便淋沥，实热燥结，潮热谵语，黄疸，诸火疮。”

吴又可氏治温疫常用下法，大黄剂量一次可用到45克。吴氏运用大黄治瘟疫，超出了《伤寒论》，而把大黄的临床应用推向了新阶段，并创大黄治温疫之新理论：“逐邪不拘结粪”之说，进一步指出：“殊不知承气本为逐邪设，而非专为结粪设也……”这就特别说明了邪热是瘟疫病变的本质，结粪只是邪热内结的现象，决不能坐等结粪形成才用下法，贻误病情。他还指出“承气汤的功效皆在大黄，余皆治标之品。”吴又可认为大黄的重要作用之一，在于疏通表里、三焦郁阻之气机，重视肠胃中实热壅滞对全身的影响，强调了通泄里热的重要性，提出了“邪未尽可频下”的主张。吴氏在《急症急攻》篇说：“温疫发热一二日舌上苔如积粉，早服达原饮一剂，午前舌变黄色，随即胸膈满痛，大渴烦躁，此伏邪即溃，邪毒传胃也，前方加大黄下之……午后复加烦躁发热，通舌变黑生刺，鼻如烟煤，此邪毒最重，复瘀到胃，急投大承气汤，傍晚大下。”吴氏在一日之间三易其方，二用大黄为下剂。视病之传变之速，不得不采用急攻，若逢一般医生必死无疑。同时他还认为危重病人用三剂大黄无效后，仍然坚持服用大黄，他在治疗朱海畴所患重病时，坚持应用大黄……半月共服大黄十二两而愈。吴氏应用大黄的经验，纯从临床实践而来，甚为可贵！

《本经》称大黄为黄良。张介宾推誉大黄为药中之“四维”，以大黄、附子为药中之良将，人参、熟地为药中之良

相。(《景岳全书》)

我们认为大黄本身既有泻下作用，也有止泻作用。据药理研究大黄为植物性泻下药，因含有丰富的番泻苷能促进肠蠕动，可以使大便溏泄次数略增，但不会导致大泻；芒硝为盐类性泻下药，水解后使水分滞留肠腔成为高渗溶液，能稀释粪块(古称软坚)，刺激肠管反射蠕动性增加；枳实加强肠管蠕动，所以大黄配芒硝、枳实，有荡涤肠胃去留饮积食的作用。张景岳说："大黄佐以芒硝、厚朴，益助其药力，说明了辅助的作用。"我们的经验是单用小量大黄往往不泻，常服也可导致便秘，对慢性泄泻有时能起到止泻作用，并可健胃。前人说苦寒药有败胃作用，但据临床经验，苦寒药如大黄、黄连之类，小量能促进胃液分泌，健胃而不败胃，只是素有虚寒的病人，服后胃中有不舒之感，甚则胃痛，若佐以芳香健胃之药，即可改进苦寒药物所引起的胃部不适。

大黄可下瘀血，仲景下瘀血汤以大黄为主药，诸家本草俱称下瘀血，我们以为凡瘀血滞留之证，皆可用之。有一妇人子宫切除术后，脐下有一结块，每日寒热起伏，用各种抗菌素其寒热不退，诊见舌边瘀紫，又小腹硬结，用下瘀血汤数日，热退肿消；又一童子跌后发热不退，抗生素无效，亦用下瘀血汤不日热退。这证明大黄确有祛瘀之功，瘀退而热亦除，符合《本经》"主下瘀血，血闭寒热"之说。

胃、十二指肠溃疡呕血，或见黑粪，或支气管扩张出血，或肝硬化见食道静脉破裂出血，用生大黄研粉吞服或入汤剂均有止血作用。据药理及临床报告，单味大黄确有良好的止血效果。

大黄又为良好的清热解毒药，对于急性结膜炎、丹毒、牙龈、咽喉、鼻腔及耳内肿痛、疖痛等证，都有一定疗效。

大黄与当归、赤芍配伍用治经事愆期；配伍葶苈、桑白皮以治渗出性胸膜炎；与芩、连、黄柏配伍用治肠伤寒、菌痢、肝炎；亦治其他内脏急性炎症，如胆囊炎、胰腺炎、膀胱尿道炎、阑尾炎等。有些中医治湿温伤寒（即今之伤寒)，很少用苦寒药（如大黄之类），《外台秘要》说："治热不用苦酸，如救火不以水。"苦指三黄苦参之类，酸指乌梅之类，虽然这类药物都不符合温病治疗常规，一般不用。但聂氏著《急性传染病标准捷效疗法》、《伤寒湿温特效速愈》等小册子，他对伤寒开始用三黄丸一类（以生大黄、黄连、黄芩为主），未有引起出血者，其他如肺炎、赤痢亦用三黄。江西肖俊逸医师著《伤寒标准疗法》一书，"以大黄为肠热病要药。"我们也是以大黄、黄芩、黄连为主，此三物除局部清肠消炎外，同时还有清血杀菌解毒作用，其中尤以大黄功效最著。大黄对于本病，可以始终服用，一直服至热退，或黄苔化净为止，至稳至当。若能早期服用，不但可以防止肠出血，并能缩短退热时间。我们对于湿温伤寒起初也用三黄，惟后期应慎用。

哮喘病人，因便秘而哮喘不止，失眠、头痛或呃逆病人均见胃家实，用大承气汤，大便一通后，哮喘、失眠、头痛、呃逆均痊愈，生动地说明了异病同治，其中在生理、病理上必有一定的相互机转（病例见大承气汤后）。

从文献来看，大黄的应用很为广泛：

以大黄为主药的青宁丸，可治疗近百种病证，内科如痢疾、癫狂、黄疸、哮喘、大便有血、溺血、吐血、蓄血证等；五官科如口舌生疮、鼻孔生疮、眼痛、耳暴聋、牙痛、单双乳鹅等；妇科用治经水不调、产后恶露不尽、头晕目眩、乳汁不通等；儿科用治小儿黄疸、呕吐、久嗽不止，慢惊风，暑泻等。

四、大黄的药理作用

（一）泻下作用：一般人在服药 6～10 小时排出软便，泻下的有效成分，主要是结合状态的蒽苷，如番泻苷等。由于番泻苷中糖基能保护苷元在胃内不被破坏，番泻苷进入小肠的过程中，能逐步被肠内细菌或酶水解，而放出游离的番泻苷元，它能刺激大肠，使蠕动增加，而引起排便。

大黄用于攻下时，宜生用后下，而不用制品，且不宜久浸久煎。《本草正》记载："大黄欲速者生用，泡汤便吞；欲缓者熟用，和药煎服。”因为苷类在稀酸及酶作用下（二者在中药中是广泛存在的），特别是在加热的情况下，易水解为苷元和糖，蒽酚和蒽酮也易氧化为蒽醌，这些游离的蒽类衍生物，在通过胃肠道时，易被破坏而失效。

大黄内还含有大量鞣质，小剂量应用不仅不起泻下作用，且呈收敛作用，大剂量（9克以上）经常使用时，泻下后也往往引起继发性便秘。

（二）利胆作用：大黄可促进胆汁等消化液分泌，有利胆排石作用。试验证实：大黄对胆影葡胺有促进排泄作用，能提高胆汁中的碘浓度，增加120分钟碘的排泄量。

（三）止血作用：动物试验证明：大黄灌药组的血管通透性低于对照组。即药物对血管通透性有明显的抑制效应，经t值测验 $P<0.001$，证明大黄有降低血管通透性效应。现代药理学提出：大黄含有蒽醌类衍生物，且含有鞣质。蒽醌类衍生物促进血小板生成，缩短血凝时间，使毛细血管致密，改善脆性而止血。而鞣质亦有局部收敛止血作用。上海市大黄研究协作组研究结果认为：大黄主要使血浆渗透压增高，故外周组织的液体流向血管内，取得了相当于内输液的作用。对解除出血后的微循环障碍有益，并具有使局部血管收缩及通透性降低的止血作用。

（四）抗菌作用：研究证明：大黄对多种细菌有不同程度的抑制作用。较敏感的有葡萄球菌、溶血性链球菌、白喉杆菌、伤寒和副伤寒杆菌、痢疾杆菌等。其抑菌的有效成分主要是蒽醌类衍生物。如芦荟大黄素、大黄酸、大黄素等。其作用机制主要是抑制糖和糖代谢中间产物的氧化和脱氧，抑制氨氮的同化及氨基酸的氧化，脱氧和脱氨，抑制蛋白质和核酸的合成。此外，大黄还有抗真菌、抗病毒作用。近年来确认了大黄对肠内最占优势的厌氧菌、脆弱拟杆菌的抗菌活性，明确了其有效成分是大黄酸。

（五）抗感染、退热作用：大黄具有广谱抗菌、抗病毒作用，已如前述。大黄尚有促使机体肾上腺皮质激素分泌增加，有利于机体感染后抗炎抗毒的应激反应。又大量实验证明：发热时，动物脑脊液内前列腺素 E（PGE）水平增高，应用解热药物退烧后，其 PGE 水平下降。动物实验结果证明：口服大黄能使感染性发热的家兔体温下降。用放射性免疫技术测定其 PGE 含量，证实大黄能使感染性发热家兔第三脑室灌流量 PGE 含量降低。

我们认为大黄能荡涤实热，其中作用机理是降低第三脑室前列腺素 E（PGE）的含量。

（六）降低血压和高胆固醇：大黄有降低血压、扩张末梢血管作用。通过对酶水平的研究，可以看到大黄鞣质对血管紧张素转化酶有明显的特异性抑制作用。大黄素亦对实验动物有降压作用。经观察大黄对正常兔胆固醇无影响，但对服胆固醇所致血清胆固醇升高的家兔则有明显抑制作用，并使血清胆固醇与总磷脂比值亦明显下降。

（七）对氮代谢的影响：日本学者西岗五夫用大黄水浸剂和 65 种中药方剂的效果来开展对比化学分析，研究对大白鼠血清成分的影响。发现大黄降低 BUN 的作用最为显著。

大蒲彦吉通过大黄对氮代谢影响的研究，证实大黄鞣质为降低 BUN 的有效活性成分。通过实验对动物给予大黄鞣质后，血中尿素与 BUN 平行地减少，给药后 8 小时降低 32%，推测是阻碍尿素的合成。

（八）改善肾功能及利尿作用：用含 0.75% 腺嘌呤饲料喂养大白鼠，制作了慢性肾功能不全的动物模型。经过实验表明，大黄治疗慢性肾功能衰竭、降低氮质血症是通过减少肠道中氨基酸的重吸收，抑制肝、肾组织中尿素的合成，提高血中游离必需氨基酸的浓度，利用体内尿素氮合成体蛋白和抑制肌蛋白的分解以及增加尿素和肌酐的排泄来完成的。

大黄有利尿作用。口服大黄后尿中钠、钾含量明显增加，pH 值上升。可使体内蓄积的水分排出，为治疗严重水肿和体腔积液所常用。

（九）消炎镇痛作用：1981 年从大黄中分离出林德来素。

其镇痛活性与阿司匹林和保泰松大致相同。抗炎作用，抗关节炎作用也与阿司匹林呈相同活性，却无解热作用。并且大黄中的前花青素类对透明质酸酶（致炎酶）的活性的阻断作用。这提示它有抑制变态反应的作用。

（十）神经调节作用：陆卓珊等报道：以血浆 cAMP 和 cGMP 为指标，观察生大黄和酒炖大黄对应激性胃溃疡大鼠植物神经系统功能影响。实验中见到，大鼠由应激造成胃溃疡时，血浆内 cAMP 和 cGMP 均降低，而 cGMP 下降更为显著，cAMP/cGMP 比值上升，说明植物神经功能紊乱。而实验结果表明：酒炖大黄能显著降低 cAMP/cGMP 的比值，使之接近正常，提示酒炖大黄对应激引起的植物神经功能紊乱有一定的调整作用。

（十一）对胃溃疡的影响：大黄对大鼠实验性胃溃疡有良好止血作用。预防给药也有止血效应。提示大黄除止血外，若提前应用，对胃黏膜在应激性刺激下发生的病损可起预防作用。通过阻断组织胺的促泌作用，有效地抑制胃液分泌。实验证明：生大黄确有对胃酸分泌的抑制作用，并可降低胃蛋白酶的活性。

病例55

李×　男，69岁。

咳喘反复发作已7年，近月发病，气促，咳喘剧烈，吐大量黄绿色痰，时伴咯血，低热，舌质青，苔薄腻，脉弦数。西医诊断为肺气肿、哮喘性支气管炎、支气管扩张。证属痰热咳逆兼有瘀血，络破则见红，咳甚则咯血亦甚，治宜清热消瘀止血。

生大黄粉3克，与百合片（白及、百合、百部、麦冬、天冬、丝瓜子）同服治疗。方7剂。

药后咯血止，诸症改善，继进7剂，嘱带百合片出院服用。半年后随访，病情稳定，未见咯血。

按　本案为支气管扩张出血。证属痰热咳逆兼有瘀血，络破则见红，咳甚则咯血亦甚。本案投以生大黄清热消瘀通络，辅以百合片养阴止咳，竟奏止血之功。

病例 56

罗× 男，64 岁。

患哮喘病史 9 年，反复发作，近日发病，哮喘呈持续状态，曾用氨茶碱等多种平喘药及抗菌素等药，未能缓解。患者咯痰稠黏色黄，脘腹胀满，大便秘结不通，舌质红，苔黄厚带黑，脉象滑数。西医诊断为哮喘性支气管炎合并继发感染、阻塞性肺气肿。证属热结肠腑，肺失宣肃，治宜清热除滞，通腑降逆。

生大黄 9 克 玄明粉 6 克 川朴 9 克 枳实 6 克 开金锁 15 克 麻黄 9 克 百部 9 克 碧桃干 15 克 鱼腥草 30 克

一剂，浓煎两汁，顿服。药后半小时，大便畅行，当晚喘平。

按 本例哮喘辨证为“阳明腑实，浊气上逆。”本“肺与大肠互为表里”，治疗用大黄清热通腑，宣气降逆之法取效。遂改用益肾固本，培元纳气，调整善后。

病例 57

徐× 女，36 岁。

患者一个月前上呼吸道感染，继则胸闷，心悸、心荡、心烦，咽痛，口干，面赤，便秘，舌红绛，苔黄，边有瘀点，脉短促。西医诊断为病毒性心肌炎。此例是风温化热，逆犯心脉，瘀热互结，而致脉律失常。治以泄热、解毒、化瘀、清心、宁脉。

大黄 6 克 银花 15 克 连翘 15 克 板蓝根 15 克 生地 30 克 川连 3 克 丹皮 9 克 桃仁 9 克 茅根 30 克 方 7 剂

药后大便得通，心烦咽痛好转。

按 本例为病毒性心肌炎引起的心律失常，我们认为有温热病毒之邪外袭的特点，可从温病论治。此案治疗心律失常，非囿于“心主血脉”而着眼于整体辨证，揆度水火阴阳，调节气血盛衰，用大黄等逐邪，俾邪去则心安，正和则脉宁。

病例58

苏×　男，78岁。

上腹部剧烈疼痛持续不退，恶心呕吐，发高热，症见腹痛拒按，口渴，大便秘结，口臭，小溲短赤，舌苔黄厚，质红，脉弦紧滑。西医诊断为急性胰腺炎。本例痞、满、燥、实俱全，治宜苦寒通泄，祛实逐邪为急。

生大黄9克　枳实9克　玄明粉6克（冲）　大腹皮6克　藿、苏梗各9克　黄芩9克　黄连6克　旋覆花9克（包）　槟榔9克　生甘草3克　方2剂

药后，泻下垢便甚多，腹痛大减，呕吐亦止。原方生大黄改为6克，去玄明粉，续服3剂而愈。

按　本例急性胰腺炎，辨证为脾胃实热，积滞内阻，用通里攻下法，取承气汤与泻心汤加减，快速截断邪热，直折积实，一拔其本，其病速愈。

病例59

沙×　男，52岁。

患胃溃疡病多年，有黑粪潜血卌，每饥则腹痛，多食则吞酸，嗳气，乏力，头晕，大便常秘结，舌根苔白厚，边有瘀紫，脉弱。治宜化瘀止血，固气摄血。

生大黄3克（研粉）吞服。

䗪虫3克　刺猬皮9克　旋覆花9克（包）　代赭石24克　移山参6克　黄芪15克　煅瓦楞30克　方7剂

按　生大黄研粉治疗上消化道出血和祛瘀止血的效果肯定。我们认为止血化瘀并不矛盾，止血并不留瘀，化瘀也不碍止血，因为瘀血不去则出血不止，瘀去则血能自止，一散一止，有异曲同工之妙。生大黄配刺猬皮化瘀止血，佐以䗪虫祛瘀，代赭石止血，加参、芪固气摄血防脱，药后黑粪即止。

芒　硝

本品为天然产的含硫酸钠及结晶水的天然矿物，经精制而成的结晶体，主含（$Na_2SO_4 \cdot 10H_2O$），无水硫酸钠为白色粉

末即玄明粉。芒硝质地较纯，作用缓和；玄明粉质地最纯，作用也最为缓和；朴硝杂质较多，泻下最烈。

一、《神农本草经》记载：“味苦寒，主百病，除寒热邪气，逐六腑积聚，结固留癖，能化七十二种石。”

百病：指多种疾病。

除寒热邪气，逐六腑积聚：指肠胃中宿食与热相结为积聚物。

二、仲景之应用考证

邹润安《本经疏证》说：“芒硝岂能治渴，己椒苈黄丸偏加之以治渴。芒硝安能止利，小柴胡汤偏加之以止利是也。盖津液与固癖结，遂不得上潮为渴。去其固癖，正使津液流行，积聚结于中，水液流于旁为下利。去其积聚，正所以止其下利耳！”

三、后世医家之应用

《别录》：“五脏积聚，久热胃闭，除邪气，破留血，腹中痰实结搏，通经脉，利大小便及月水，破五淋，推陈致新。”

甄权说：“通女子月闭癥瘕，下瘰疬，黄疸病，时疾壅热，能散恶血。”

元素说：“其用有三：去实热，一也；涤肠中宿垢，二也；破坚积热快，三也。”

芒硝为盐类性泻下药，适用于实热积聚，大便秘结，常配大黄相须为用，如承气汤；外用可以清火消肿，与大黄、大蒜捣烂外敷治肠痈；玄明粉配冰片、硼砂等同用即冰硼散，用治咽喉肿痛，口舌生疮。

四、芒硝的药理作用

芒硝口服后，硫酸钙离子不为肠壁吸收，保持高渗溶液而使水分滞留在肠腔内，使肠内容积大为增加，刺激肠壁引起肠管反射性蠕动而致泻。中医习惯以“大黄配芒硝”，就是利用它们的协同作用，以取得荡涤大肠之功（大黄的致泻作用参见大黄药理项下）。

枳实（附：枳壳）

本品为芸香科植物酸橙 Citrus aurantium Linn. 香圆 Citrus wilsonii Tanaka、枸橘 Poncirus trifoliata（Linn.）Raf. 代代花 Citrus aurantium Linn. var. amara. Engl. 的幼果。若成熟的果实，横剖成两半者为枳壳。

一、《神农本草经》记载：“味苦寒，主大风在皮肤中如麻豆苦痒，除寒热结，止利，长肌肉，利五脏”

大风在皮肤中如麻豆苦痒：可能指过敏性皮肤病，疹子如麻豆大小，痒得很厉害。后世少用于此。

除寒热结：古人认为腹胀痞满，属于寒热积聚。

二、仲景之应用考证

《药征》：“主治结实之毒，旁治胸满胸痹，腹满腹痛。”

三、后世医家之应用

《别录》：“除胸胁痰癖，逐停水，破结实，消胀满，心下急痞痛，逆气胁风痛，安胃气，止溏泄，明目。”

甄权说：“解伤寒结胸，主上气喘咳。”

元素说：“消食，散败血，破积坚，去胃中湿热。”

《本草衍义》：“枳实、枳壳，一物也。小则其性酷而速，大则其性和而缓。”

《本草纲目》：“大抵其功能皆能利气，气下则痰喘止，气行则痞胀消，气通则痛刺止，气利则后重除。”李时珍还说：“枳实、枳壳，性味功用俱同，上世亦无分别，魏晋以来，始分实、壳之用。”但实际应用，枳实作用猛烈，枳壳比较缓和。所以破积导滞，通利大便多用枳实；行气宽中，消除胀满多用枳壳。

枳实、枳壳为理气消胀满之常用药，按现代药理研究，认为枳实有收缩平滑肌的作用，故能排除肠胃道胀满。如仲景枳术汤治心下坚大如盘；东垣创枳术丸，用治慢性胃炎、腹胀痞满，又创枳实导滞丸用于湿热积滞，胸闷腹痛泄泻等证。至于肝郁气滞，胸胁胀痛，仲景创四逆散治之，因枳实收缩内脏平滑肌，芍药弛缓内脏平滑肌，一弛一收起到调节作用；芍药配甘草可以缓解神经性疼痛及平滑肌痉挛性疼痛；柴胡配白芍能平肝解郁并治胁痛，故四逆散能平肝解郁并使肝脾两调。用本品加入补中益气汤内，以治内脏下垂、脱肛等病证，疗效显著。

四、枳实与枳壳的药理作用

（一）对平滑肌的作用：

1. 对胃肠道作用：枳壳和枳实煎剂对小鼠、家兔离体肠管及麻醉狗在体胃肠运动都有显著的抑制作用；但用胃瘘慢性试验和肠瘘慢性试验结果都具有一定的兴奋作用，能使胃肠运动收缩规律有力。

枳壳对胃肠的二种不同的实验结果，究应如何解释，有待进一步研究。可能提示该药在机体不同的状态时，对胃肠所起的作用不相同。近年来临床将枳壳、枳实应用于胃扩张、脱肛等症，似可应用其兴奋肠胃的实验结果来解释。

2. 对子宫的作用：枳壳、枳实煎剂对家兔离体或在体子宫（已孕或未孕）均呈兴奋作用，能使子宫收缩有力，紧张性加强，甚至出现强直性收缩。枳壳酊和流浸膏的作用，与煎剂相同，对小鼠离体子宫则呈抑制作用。

（二）对心血管的作用：枳壳煎剂、枳壳醇提液静脉注射，对麻醉狗均有升压作用，并缩小肾容积；煎剂低浓度（20%以下），使离体蛙心收缩增强，高浓度（50%以上）收缩减弱，蛙血管灌流表明可使血管收缩。

【方药组成】大黄9～12克　厚朴15克　枳实15克　芒硝9克

【适应证】1. 治阳明腑实证：大热、大实、大满、腹坚满而便秘，苔黄厚而干或焦黄起刺，脉沉实滑数者。

2. 热结旁流，下利稀水臭秽，脐腹疼痛，按之坚硬有块，口干舌燥，脉数而滑。

3. 热厥，胸满口噤，卧不着席，脉实者。

4. 三焦大热，胃燥独语，或喘冒不能卧，腹满痛，脉滑实，又目中不了了，睛不和。

5. 阳明刚痉，胸满口噤，卧不着席，脚挛急，必齘齿。

【方解】王旭高说："大黄治大实，芒硝治大燥大坚，二味治有形血药；厚朴治大满，枳实治痞，二味治无形气药。盖肠胃燥实，气必不通，故攻积之剂，必用气分之药。其煎法先煮枳、朴，次纳大黄，再入芒硝，何哉？柯韵伯曰：'盖生者气锐而先行，熟者气钝而和缓。仲景欲使芒硝先化燥屎，大黄继通地道，而后枳、朴除其痞满。若小承气以三味（大黄、厚朴、枳实）同煎，不分次第，同一大黄而煎法不同，此可见仲景微和之意也。'仲景用大承气汤，去燥屎，通地道，则阴气上承，故名曰承气。"

【应用】我们认为大承气汤不仅伤寒可用，并可广泛应用于一切杂病。如用大承气汤治疗失眠、哮喘、头痛、呃逆等分述如下：

有一位战姓病员，连续失眠十余天，彻夜不寐，服大量安眠药无用，痛苦不堪。诊见面红目赤，舌苔黄厚，询之大便不通多日，此属"胃家实"，腑浊上攻于心，心神受扰而不宁，故不眠。如用安神镇静之品，是治标而遗其本，服大量安眠药无效即是明证。法当去胃腑之实，实祛浊除，心神得宁，自然安寐，因投大承气汤，腑通，当夜酣然入眠。

浦东有一位张姓病员，哮喘大发而住院，连日用中西平喘药均不效。问其大便，已多日不通，并诉以往喘作，得便即减，视其苔黄带黑。投以大承气汤，大便得通，当即喘平。

又一病员，头部剧痛十余日，目赤舌红，苔黄厚，大便多日不通。经神经科检查，未见异常体征。按中医理论当属"胃家实"，浊气上攻，故致头痛，拟承气汤下之，投药 1 剂，其病即除。

最近又一病员，呃逆持续十数日，昼夜不停，家属惶惶，用阿托品、利他灵及中药、针灸治疗，均罔效。问其大便通否，说十多日不通，也属"胃家实"，腑不通则胃气上逆使然。予大承气汤 1 剂，当晚呃逆即止，未再作。

承气汤应用甚广，今略举数例以说明中医理论的特殊性。所谓“胃家实”，主要是胃中有燥屎与实热相结。有人讥云：“胃中何来燥屎？大便不通有什么浊气会上冲至横膈乃至心肺？中医理论不科学如此！”虽然消化系统与呼吸、循环系统是各自有别的，但植物神经的功能是整体的、相互联系的。中医云“胃家实”属阳明病，此胃，实泛指肠道而言。从临床看，多种病均可见“胃家实”证，针对“胃家实”来治疗各系统的病证，使能取得显著疗效，这就是异病同治，也是中医治病的传统方法。大便一通病就好了，其中的道理正是现代科学所应进一步研究的课题。我们认为大承气之能治便秘性头痛，可能因排除粪便后，粪毒不至再吸收而头痛得愈；治失眠，可能是苦寒药抑制大脑皮层兴奋，同时诱导肠部充血，减少脑部充血，故取安眠之效；呃逆用泻法，是泻药促进了肠蠕动，大便得通，缓解了横膈膜的痉挛；哮喘用泻法得效，因“肺与大肠互为表里”，大肠通而肺气下降……凡此有待于应用现代科学方法进一步研究和解释。

本方尚可治疗发狂、脚气肿满、赤痢初起、实热发痉发厥等。据北京、天津等地报告，用复方大承气汤（常加桃仁、赤芍、枳实、莱菔子等）治疗急性肠梗阻有一定的疗效〔《中西医结合治疗急腹症通讯》1974，(2)：3〕、〔《新医药学杂志》1977，(10)：35〕。湖北省报告，用复方大承气汤治疗腹部手术后胃肠道胀气有效〔《新医药学杂志》1977，(2)：31〕。

【研究】复方实验表明，大承气汤经口服投药后，有明显增加小鼠消化道推进性运动的作用，在投药后 10 分钟就很明显，一小时后达到高峰，但静脉给药则未见此种作用；口服有明显增加小鼠肠容积的作用；对离体肠管的兴奋作用，不被阿托品、六羟季胺及丁卡因所阻断，说明其兴奋肠管的作用，可能是直接作用于肠壁平滑肌的结果〔《天津医药杂志》1965，(10)：790〕。

大承气汤经口服给药，对家兔实验性肠套叠，有明显促进还纳的作用，并见肠蠕动明显增强，肠容积也随之增加，但经静脉注射则不能促进还纳，肠蠕动也不增加。切断迷走神经既不能使肠套叠加速还纳，也不能干扰大承气汤对肠管的局部作用〔《中华医学杂志》1973，(1)：33〕。

实验还表明，本方对大肠杆菌、葡萄球菌有抑制作用〔《中医杂志》1955，(10)：36〕，并能增加狗游离肠袢血流量，扩张血管，改进胃肠道的血液循环〔《中西医结合急腹症通讯》1977，(1)：35〕，大承气汤又能减低循环血液中与血浆蛋白相结合的染料从毛细血管中透出的能力〔《中西医结合急腹症通讯》1977，(1)：38〕。

天津市南开医院以通里攻下的大承气汤为代表进行研究，本方不仅能明显增加肠蠕动，促进家兔人工肠套叠的还原作用，而且能增加游离肠袢血流量。血流量的增加与肠蠕动的增强有着一致的关系，两者可能是相辅相成的。大承气汤还有降低毛细血管通透性的作用，可抑菌抗感染〔《新医药学杂志》1972，(2)：17〕。所以本方既可泻下通便，减少粪毒的吸收，又可抑菌抗感染，适用于感染性疾病极期阶段出现的阳明腑实证。本方治疗急性肠梗阻，则是通过调整肠道蠕动功能，扩大肠容积，使之恢复畅性，并切断与改善血运障碍及感染等继发病理过程而奏效。这就为本方的临床运用，提供了复方实验研究的依据，从而加深对通里攻下法的认识和对“六腑以通为用”、“不通则痛”、“痛随利减”学说的理解。

小承气汤（《伤寒论》）

【方药组成】大黄9～12克　厚朴6克　枳实9克

【适应证】1. 治伤寒阳明腑证，谵语，便硬，潮热，上中二焦痞满不通，舌苔老黄，脉滑而疾者。

2. 凡胸腹胀满，溲数且赤而便秘者，或腹痛，或谵语，或潮热，或微烦，或哕逆，或心下痞，或便不通者。

【方解】柯韵伯说：“诸病皆因于气，秽物之不去，由于气之不顺也。故攻积之剂必用行气之药以主之。亢则害，承乃制，此承气之所由名；又病去而元气不伤，此承气之义也。夫方有大小，有二义焉。厚朴倍大黄，是气药为君，名大承气。大黄倍厚朴，是气药为臣，名小承气。味多性猛，制大其服，欲令泄下也，因名曰大。味少性缓，制小其服，欲微和胃气也，故名曰小。二者方煎法不同。”（见大承气汤方解）

大承气汤硝、黄后下，且加枳、朴以行气，故攻下之力颇峻，主治痞、满、燥、实俱备之阳明热结重证；小承气汤不用芒硝，且三味同煎，枳、朴用量亦减，故攻下之力较轻，主治痞、满、实之阳明热结轻证，而燥证未见。

【应用】 小承气汤还可应用于胃热多食或赤痢初起腹痛、里急后重者；或伤食胃呆，下利未净而腹胀满者。辨证以腹痞满而略结实。

调胃承气汤（《伤寒论》）

【方药组成】 大黄9~12克 甘草6克 芒硝12克

【适应证】 治热邪结胃，胸痛心烦，口渴便秘，谵语。

【方解】 大黄与芒硝同用，能荡涤肠胃，推陈致新，并能泄热解毒，加用甘草是和胃之意，三味药同用可使燥屎得以排泄，从而使热毒得以解除。调胃承气汤，主治阳明燥热内结，而无痞满之证，主要作用是清热和胃。用大黄先煮，说明泻下作用不及生用后下；配以甘草重在调和，故曰调胃；不用枳、朴者因为无痞满之证，所以调胃承气汤泻下之力较上二方为缓和。

【应用】 本方还可用于伤寒发狂烦躁，发斑，咽喉肿痛，口舌生疮，消渴多食，疮疡疔毒，龈肿牙疼，口鼻出血，目赤肿痛，黄疸。

总之，辨证属于实热而腹不满，有面红目赤，脉实，舌燥裂，苔黄黑，口臭喷人，五心烦热，小便黄赤等。其辨证的临床指征，是大便燥，心烦而无心下痞或腹胀为准，可予调胃承气汤。

病例 60

侯× 女，39岁。

多食善饥，每天虽进5餐，仍感饥饿，上腹部嘈杂，大便秘结，三日一行，苔黄燥，脉弦数。血糖 270 毫克%（空腹），尿糖定性卅，证属阳明实热里证，病系中消，治宜清胃泻火，养阴增液。

大黄6克　芒硝6克　甘草5克　黄芩6克　知母9克　石膏15克　天花粉15克　麦冬9克　牛膝9克　方4剂

药后，症状见减，去芒硝，连服14剂后，症状消失，空腹血糖100毫克%，尿糖检查阴性。

按　经云："胃热则消谷善肌"，患者苔黄燥，脉弦数，大便秘结，辨证为中消阳明里热实证，故投以调胃承气汤，清胃泻火，辅以石膏、知母清肺胃之热，天花粉，麦冬养阴增液，牛膝引火下行，痊愈后，随访一年未发。

【研究】 大黄的泻下强弱，决定其所含蒽醌苷含量多少有关，大承气汤用的是生大黄，后下，所测得的结合蒽醌苷含量较高，而鞣质的煎出率较低，泻下作用较强。调胃承气汤是大黄、甘草同煎，测定的结合蒽醌苷含量较低，而游离的蒽醌苷元含量较高，鞣质的煎出率也较高，所以泻下作用较弱。实验证明鞣质煎出量与加水量及煎煮次数有关，加热时间影响不大。由于大黄的蒽醌苷是泻下成分，鞣质是收敛成分，两者关系至为密切，直接影响临床疗效。小承气汤较大承气汤泻下作用较弱，原因即在于此〔《哈尔滨中医》1964，(6)：27〕。

厚朴三物汤（《金匮要略》）

【方药组成】 厚朴24克　大黄12克　枳实15克

【适应证】 痛而闭者，厚朴三物汤主之。

【方解】 尤在泾说："痛而闭六腑之气不行矣。厚朴三物汤与小承气同，但承气意在荡实，故君大黄。三物意在行气，故君厚朴。"重用厚朴，意在消胀满疼痛，大便秘结。

【应用】本方治腹满心下痛而大便不通，也可用于痢疾腹满，里急后重。行气通下剂，易伤正气，凡体虚，孕妇或脾胃虚弱者慎用。

厚朴七物汤（《金匮要略》）

【方药组成】厚朴24克　甘草9克　大黄9克　大枣5枚　枳实15克　桂枝6克　生姜5片

【适应证】腹满发热，上逆而呕或便秘，脉常浮而数者。

【方解】腹满脉数便秘，为里实热证。发热脉浮为表证未解，所以是表里两病。方中重用厚朴、枳实消痞泄满，佐大黄通便导滞，与小承气汤以大黄为主，轻用枳、朴者有别，故方以“厚朴七物汤”为名，佐以桂枝、生姜、甘草、大枣解表散寒，调和营卫。若下利去大黄，见上逆而呕者可加半夏。表寒重者，加重生姜用量。

【应用】本方尚可治赤痢、伤食、吐利或便秘，辨证以腹满实证为主。

大黄甘草汤（《金匮要略》）

【方药组成】大黄9～12克　甘草3克

【适应证】治食已即吐者。

【方解】本方是治疗实热在肠胃，以致食入就上逆而呕吐者。胃热上逆而呕吐，与反胃寒呕水饮不同，所以大黄甘草清肠胃实热并去积滞，不治吐而吐自止，为“上病下取”法。

【应用】本方辨证用于胃火上冲，食已即吐之证。若朝食暮吐，完谷不化，是无火也，忌服。

桃核承气汤（《伤寒论》）

【单味药药理研究】

桃 仁

本品为蔷薇科落叶木本桃 Prunus persica（Linn.）Batsch 或山桃 Prunus davidiana Franch. 的种仁。

一、《神农本草经》记载：“味苦平，主瘀血血闭，癥瘕邪气，杀小虫。”

瘀血血闭：可见于妇科经行不畅，以及产后瘀阻；也可见于跌打损伤瘀血肿痛。桃仁祛瘀，故可治疗以上诸病。

癥瘕邪气：指腹内肿块如肝脾肿大。

二、仲景之应用考证

邹润安说：“仲景之用桃仁，与本经之所主，有不爽铢黍者矣！仲景书并千金附方，用桃仁者凡九，用桃仁之外候有三：曰表证未罢，曰少腹有故，曰身中甲错。何以言之？盖桃仁承气汤证，曰太阳病不解。抵当汤证，曰表证仍在。抵当丸证，曰伤寒有热。苇茎汤证，曰咳而有微热。鳖甲煎丸证，曰疟一月不解。大黄牡丹皮汤证，曰时时发热，自汗出，复恶寒，是以知其必由表证来也。”

《续药征》：“主治瘀血少腹满痛，故兼治肠痈，及妇人经水不利。”

三、后世医家之应用

《别录》：“止咳逆上气，消心下坚，除卒暴出血，破癥瘕，通月水，止痛。”

元素说：“治血结、血秘、血燥，通润大便，破蓄血。”

《本经逢原》：“桃仁为血瘀血闭之专药，破血之功居多。”

按 桃仁祛瘀血治血闭，又可治咳嗽。我们常用桃仁配大黄、䗪虫破血祛瘀，消痈散结，用于治疗肝脾肿大、肝硬化、脑血栓中风、脑震荡后遗症、胃窦炎、月经闭塞等。我们曾在华山医院治一脑血栓中风病人（安徽省铜陵人），来华山医院门诊时，两足行路艰难，尤奇者每隔十余分钟左右，必哈哈大笑数声，不能自主，经用下瘀血汤数剂服后，不仅笑声立即停止，而且两足走路也复如初，血栓阻塞症状完全消失。

四、桃仁的药理作用

（一）桃仁的醇提取物，有抗血凝作用及较弱的溶血作用。

（二）桃仁含苦杏仁苷，能分离出氢氰酸，氢氰酸对呼吸中枢有镇静作用，因此能镇咳。

（三）桃仁煎剂对离体蛙心呈抑制，并有短暂的降压作用。

（四）桃仁煎剂能溶解纤维组织。

【方药组成】桃仁12克　大黄9～12克　桂枝6克　甘草6克　芒硝6克

【适应证】太阳病不解，热结膀胱，少腹胀满，大便黑，小便利，燥渴，忽忽如狂，至夜发热。以及瘀血胃痛，血结胸中痛，疟疾实热夜发，痢疾蓄血急痛，并能治败血留经，通月经事。

【方解】尤在泾说："此即调胃承气汤加桃仁、桂枝，为破瘀逐血之剂，缘此证热与血结，故以大黄之苦寒，荡实除热。芒硝之咸寒，入血软坚。桃仁之辛润，桂枝之辛温，擅逐血散邪。甘草之甘，缓诸药之势。"

按　阳明"蓄血证"是阳明邪热与宿瘀相结，故有善忘，屎虽硬，大便反易，其色必黑的见症。从现代医学角度认识《伤寒论》中"蓄血证"相当于瘀血证范畴。本方张仲景用桃仁破血，加桂枝疏通经络，破血逐瘀之力更强，大黄用量倍于桂枝，则桂枝可从大黄削弱其解表的作用，且大黄得桂枝之辛甘，能通入经脉，发挥其攻热逐瘀之力。更合调胃承气汤，导瘀热下行，故为治疗蓄血证之良方。

【应用】本方应用必须有瘀血内结的实热证。后人对本方的应用有了很大的发展：如火旺而血郁于上，头痛头胀，目赤齿痛者；血热瘀阻而致鼻衄或吐血紫黑者；月经困难、先期作痛、月经不行、胎死腹中或腹中胎盘残留者；或产后恶露不下，少腹坚痛喘胀欲死者；或用于跌仆损伤、瘀血停留，疼痛不能转侧，二便秘结者。又疫毒痢，噎膈呃逆，黄疸，丹毒，痛痹，中风均可应用。近年来常用于流行性出血热、细菌性痢疾、脑震荡后遗症、肠梗阻、精神分裂症等，用之对证，都有良好疗效。

但应用本方的见症，必须有实热之血瘀内结。若虚人出血，或出血不止均非本方所宜。孕妇一般忌用。

病例 61

杨× 男，51 岁。

腹部胀满，大便秘结，数日一行，若大便行，则血随之而下，其人健忘，舌见瘀紫，脉弦。必有蓄血之证，投以桃核承气汤。

桃仁 9 克　生大黄 9 克（后下）　桂枝 6 克　芒硝 6 克（冲）　炙甘草 6 克　方 3 剂

按　本例为下焦蓄血之证，当以大黄配芒硝荡实以通地道。桃仁配桂枝破血逐瘀，加甘草调和诸药。药后患者果大便畅通，不再下血，健忘之症有显著好转。

麻仁丸（《伤寒论》）

【单味药药理研究】

火麻仁

本品为大麻科一年生草本植物大麻 Cannabis sativa Linn. 的成熟种仁。《本经》又称火麻仁为麻子仁。

一、《神农本草经》记载：“味甘平，主补中益气，久服肥健。”

补中益气，久服肥健：均言补益之功。

二、后世医家之应用

《别录》：“利小便，破积血，复血脉，乳妇产后余疾。”

《食性本草》：“润五脏，利大肠风热燥结。”

《本草备要》：“缓脾润燥，治阳明病胃热汗多而便难。”

麻仁含脂肪油甚多，有润肠通便的作用，又能通乳。对肠胃燥热，辨证属于热闭者，可配大黄、厚朴、枳实等为麻子仁丸。老人、虚人、产妇的血虚津枯便秘，可配当归、熟地、杏仁为润肠丸。

三、火麻仁的药理作用

（一）本品能刺激肠黏膜，使分泌增多，蠕动增速，减少大肠水分吸收，故有缓下作用。

（二）火麻仁酊剂去酒精作乳剂应用，2克/公斤体重，十二指肠给药，对麻醉猫可使血压缓慢下降；2～10克/公斤体重灌胃对正常大鼠，血压亦有显著下降。高血压病患者服5～6周，血压亦可降低，且无不良反应。

（三）大量食用火麻仁会致中毒。食入火麻仁60～120克后，多在1～2小时内出现恶心、呕吐、腹泻、四肢麻木，失去定向力、甚至抽风昏迷，瞳孔散大等中毒症状。可给予洗胃，及时对症处理。

【方药组成】麻子仁500克　芍药250克　枳实250克　大黄500克　厚朴250克　杏仁250克

【适应证】1. 治脾约，大便难，关脉浮涩者，此润肠之主方。

2. 治虚人及老人肠燥便秘，或习惯性便秘，有邪热者。

【方解】王旭高说：“脾约为脾土过燥，胃液日亡，故以麻、杏润脾燥，白芍安脾阴，而后以枳、朴、大黄承气法胜之，则下不亡阴。法中用丸渐加者，脾燥宜用缓法，滋柔润下，非比胃实当急下也。”

本方以小承气泻下泄热通便，而大黄、厚朴量俱减，取麻仁、杏仁润肠肃肺，因肺与大肠互为表里，肺气降有助于通便，加芍药、白蜜养阴润肠，使津液行，腑气通，用丸意在缓下。但若虚人或老人无邪热的便秘，本方还应慎用。

【应用】 本方还可通用于痔疮便秘及痔疮出血属肠胃燥热者，可酌加炒槐花、地榆以凉血止血。

病例 62

陈×　女，75 岁。

便秘，二三日一行，排便亦难，又患痔疮出血，伴有脱肛，劳则即发。舌质偏红，苔薄黄，脉细数。仿麻子仁丸意与补中益气汤加减。

麻子仁 9 克　杏仁 9 克　当归 9 克　大黄 6 克　芍药 12 克　升麻 9 克　柴胡 9 克　黄芪 15 克　党参 15 克　炒槐花 9 克　地榆 9 克　方 7 剂

按　本例高龄，痔疮便秘出血，属肠胃燥热，仿麻仁丸法去厚朴、枳实破气之药，恐老人不耐攻击，加补中益气所以益气补中摄血，佐槐、榆二味凉血止血。

大黄牡丹皮汤（《金匮要略》）

【单味药药理研究】

丹　皮

本品为毛茛科植物牡丹 Paeonia suffruticosa Andr. 的根皮。

一、《神农本草经》记载：“味辛寒，主寒热，中风，瘈疭，惊痫邪气，除癥坚，瘀血留舍肠胃，安五脏，疗痈疮。”

中风瘈疭：可能是因热病引起的痉挛惊痫。

除癥坚，瘀血留舍肠胃：可理解为瘀血留舍肠胃，仲景用大黄牡丹皮汤治之。其他妇科癥坚亦包括在内。

疗痈疮：古人认为痈疮是由于血热引起，丹皮有凉血消瘀作用，故可疗痈疮。

二、后世医家之应用

甄权说："治冷气，散诸痛，女子经脉不通，血沥腰痛。"

《大明本草》："通关腠、血脉，排脓，消扑损瘀血，续筋骨，除风痹，落胎下胞，产后一切冷热血气。"

元素说："……衄血吐血。"

《本草纲目》："和血生血凉血，治血中伏火，除烦热。"

《本经疏证》："桂枝气温，故所通者，血脉中寒滞，牡丹气寒，故所通者，血脉中结热。"

诚如邹润安先生所说，丹皮为清热凉血之药。古代本草治寒热中风，时气头痛，现代药理证明有退热镇静作用。《本经》云治疗痈疮，不仅指痈疮，如风疹、丹毒及急性炎症，均可用丹皮治疗。对于慢性肝病血热症状明显，我们的经验，常以丹皮配连翘，可清血热并有降低锌浊度作用。又若牙龈出血辨证属于血热，丹皮配连翘治疗，颇有效果。

三、丹皮的药理作用

（一）活血化瘀：丹皮能缓解和消除瘀血或血行障碍，改善其血行，扩张血管，使溢出血管外的血液渗出物迅速吸收，有活血化瘀作用。

（二）抑菌作用：试管内对白色葡萄球菌、枯草杆菌、大肠杆菌、伤寒杆菌等有较强的抗菌作用。在试管内用两倍稀释法，证明对痢疾杆菌、伤寒杆菌等作用显著，在PH 7.0~7.6时杀菌力最强。琼脂平板挖沟法等也证明对伤寒杆菌、痢疾杆菌、副伤寒杆菌、大肠杆菌、变形杆菌，绿脓杆菌、葡萄球菌、溶血性链球菌、肺炎球菌、霍乱弧菌等多种细菌都有不同程度的抑制作用。其浸液在试管内，对铁锈色小芽孢菌等10种皮肤真菌也有一定抑制作用。牡丹皮酚在试管内对大肠杆菌、枯草杆菌、金黄色葡萄球菌等也有抑制作用。

（三）抗炎作用：牡丹皮酚0.5克/公斤体重灌胃，对右旋糖酐和醋酸引起的大鼠实验性关节炎，有抗炎作用，并能减少毛细血管的通透性。

（四）止血作用：牡丹皮苷所含的丹皮酚有促进血液凝固

的作用，临床也证明对绵绵不断的小出血有效，有止血作用。

（五）解热作用：牡丹皮酚能降低健康动物的正常体温，口服比腹腔内给药作用更显著，且持续时间也长。对注射伤寒、副伤寒混合菌苗引起的动物发热，口服牡丹皮酚三个多小时后，也有解热作用。临床证明丹皮对外邪引起的发热及伴有疲劳的发热和肺结核末期出现的消耗性发热均有解热作用。

（六）镇静作用：牡丹皮酚可使小鼠自发活动减少，对由咖啡引起的小鼠兴奋，有镇静作用，且有催眠现象。

（七）抗惊厥作用：本品对戊四氮、士的宁、菸碱及电休克所引起的动物惊厥，有对抗作用。

（八）镇痛作用：用压迫鼠尾法证实牡丹皮酚对实验动物有镇痛作用。也能抑制小鼠腹腔注射醋酸或乙醇所致的扭体反应。

（九）对平滑肌的作用：本品对小鼠、豚鼠离体回肠有较弱的抗乙酰胆碱及抗组织胺作用。对大鼠在体子宫的自发活动有抑制作用。

（十）牡丹皮水煎剂、牡丹皮酚及除去牡丹皮酚的水煎剂，对实验性高血压的狗都有降压作用，其中以牡丹皮水煎剂作用最强，丹皮酚次之，去牡丹皮酚的水煎剂最弱。

（十一）牡丹皮酚能防止应激所致的小鼠溃疡病，抑制大鼠胃液分泌和在体子宫的自发运动，对小鼠有抗早孕作用。

冬瓜子

本品为葫芦科植物冬瓜 Benincasa hispida Cogn. 的种子。

一、《神农本草经》记载：“味甘，平。益气。”

陈修园说：益胃气。

二、后世医家之应用

《别录》：“主烦满不乐。”

《食经》：“利水道，去淡水。”

《本草纲目》：“治肠痈。”

《本草述》：“主治心经蕴热，小水淋痛，并鼻面酒渣如麻豆，疼痛，黄水出。”

《本草从新》：“补肝明目。”

《本草述钩元》：“主腹内结聚，破溃脓血，凡肠胃内壅，最为要药。”

《神农本草经读》：“能润肺化痰，兼益胃气。”

本品味甘、性寒，能润肺化痰，消痈利水。用治痰热咳嗽，肺痈，肠痈，淋病，水肿，小便不利等证。

【方药组成】 大黄9～12克　牡丹9克　桃仁12克　冬瓜子30克　芒硝9克

【适应证】 肠痈者，少腹肿痞，按之即痛如淋，小便自调，时时发热，自汗出，复恶寒。其脉迟紧者，脓未成，可下之，当有血。脉洪数者，脓已成，不可下之，大黄牡丹汤主之。

【方解】 诸疮疡痛，皆属于火，大黄、芒硝泻实热，大黄且能化瘀，瘀去则化脓之源绝，丹皮清血热，与桃仁协助大黄，瓜子主破溃脓血。

【应用】 本方可用于：(1) 肠痈不拘脓成未成均可用，加红藤、败酱草、白花蛇舌草等；(2) 一般痈疡实热便秘秘者；(3) 妇女经闭而内热便秘者；(4) 产后恶露不行，少腹胀痛者。

病例63

戴×男，53岁。

腹痛一周，经×医院检查外科诊断为阑尾包块，在右下腹可摸及（8×6厘米）大小肿块，内下侧边缘明显，有明显压痛，左腹软。阑尾包块相当于中医“肠痈”，血瘀成痞，治拟活血化瘀，清热解毒。用大黄牡丹皮汤及薏苡附子败酱散加减。

制大黄9克　丹皮9克　桃仁6克　赤芍9克　当归9克　败酱草15克　红藤30克　冬瓜子15克　苡米仁15克　方7剂

连续服药42剂后，经外科检查阑尾包块已完全消失，病已痊愈。

按 阑尾包块相当于肠痈之一种。中医认为是湿热内伏肠腑，营血瘀结于肠中，致少腹肿痞成块。治宜化瘀软坚，清热解毒。本例用制大黄化瘀清解为主药，辅以丹皮、桃仁、赤芍破瘀血，除癥坚。佐以败酱草、红藤、当归，活血解毒，使以冬瓜子、苡米仁消肿排脓，果服药42剂后，阑尾包块完全消失，经随访5年，患者健康，阑尾炎未复发。

【研究】近年来以大黄牡丹皮汤加减治疗急性、亚急性阑尾炎和腹膜炎取得显著的疗效，对慢性急性发作也有良好疗效，临床报告病例在数千以上。用以上采用扩大非手术疗法已取得肯定效果。对急腹症常用的通里攻下、清热解毒、活血化瘀、理气开郁四法进行了一些实验研究。根据“六腑以通为用”的原则，合理使用通里攻下药，不但可以预防肠麻痹的发生，而且使肠道及阑尾腔内容物得以排除，腹胀缓解，随着肠血流量的增加，有助于肠腔渗液的吸收，胃肠机能得以调节。经过对麻醉犬进行阑尾蠕动及容积影响的实验观察，结果认为：大黄、丹皮、芒硝可使阑尾蠕动明显增强；大黄、桃仁可使阑尾容积增大；丹皮使阑尾容积先缩小而后略增大〔《西安医学科学研究革新辑要》1959，(1)：185〕。

据研究报告加味大黄丹皮汤（原方加当归、银花、连翘、枳壳、桂枝、甘草）能增强机体全身和局部网状内皮系统的防御能力〔《中华病理学杂志增刊》1965，563〕。

活血化瘀药能改善胃肠道血液循环，纠正血运障碍，并有抗炎作用。以转子流量计测定狗游离肠袢的肠系膜动脉血流量增加70.9%。对毒热期的病人应重用清热解毒药，体外抑菌实验证明，清热解毒药对肠道几种细菌均有不同程度的抑菌作用〔李向中《中医学基础》第2版，1984，265〕。

总之，大黄牡丹皮汤中几种药物配用，治疗急性阑尾炎，能使肠管的阻塞得以清除，血液循环得以改善，增强机体和局部网状内皮系统的防御能力，繁殖的细菌受到抑制，产生比较理想的药理作用。

七、下瘀血汤类

方剂	药物组成	加	减	适应证
下瘀血汤	制大黄9克， 桃仁6克， 地鳖虫3克			有干血着脐下，或经水不行，或肝硬化等
大黄䗪虫丸	大黄7.5克， 桃仁18克， 䗪虫9克	杏仁18克， 虻虫18克， 黄芩6克， 芍药12克， 水蛭五枚， 甘草9克， 地黄30克， 蛴螬18克， 干漆3克		腹中有干血，肌肤甲错，面目暗黑者
抵当汤	本方	水蛭3克， 虻虫3克	地鳖虫3克	伤寒蓄血，并治癥瘕，久瘀腹痛，月经闭止，少腹硬结，肌肤甲错，有坚积者

下瘀血汤（《金匮要略》）

【单味药药理研究】

䗪虫

本品为鳖蠊科昆虫地鳖 Eupolyphaga sinensis Walker 的雌性全虫，或姬蠊科昆虫赤边水䗪 Opisthoplatia orientalis Burmeister 的雌性全虫。

一、《神农本草经》记载："味咸寒，主心腹寒热洗洗，血积癥瘕，破坚，下血闭。”

主心腹寒热洗洗：邹澍安说：“血若凝滞，则经络不通，阴阳之用互乖，寒热洗洗生焉。咸寒能入血软坚，故主心腹血积癥瘕血闭诸证，血和则营卫通畅，寒热自除。”

血积癥瘕：因瘀血干积成癖块，或指肝脾肿大。

破坚：指破血软坚。

下血闭：即破血通经。

二、仲景之应用考证

《药征续编》：“主治干血，故兼治少腹满痛，及妇人经水不利。”

三、后世医家之应用

《本草衍义》：“乳脉不行，研一枚，水半合，滤清服。”

《本草纲目》：“行产后血积、折伤瘀血，重舌，木舌，口疮，小儿腹痛夜啼。”

《本草经疏》：“䗪虫以刀断之有白汁如浆，凑接即连，复能行走，今人用之治跌扑损伤，续筋骨有奇效。”

䗪虫破血逐瘀之力甚强，仲景以䗪虫配大黄、桃仁为下瘀血汤，主治产妇腹痛，经水不利。我们用下瘀血汤治疗肝脾肿大、肝硬化、脑震荡后遗症、胃窦炎等有瘀血症状者，均有显著疗效。此外，大黄䗪虫丸亦去瘀逐血，但较下瘀血汤作用缓和。又䗪虫为伤科要药，有续筋接骨作用。昔申上石筱三医师亦喜用䗪虫配乳香、没药、自然铜、麝香等，治疗骨折损伤。

四、䗪虫的药理作用

在试管内，用美蓝法曾测得䗪虫浸膏有抑制白血病患者的白细胞的作用，但用瓦伯氏呼吸器法，则为阴性结果。

【方药组成】大黄 9 克　桃仁 6 克　地鳖虫 3 克

【适应证】1. 产妇腹痛，法当以枳实芍药散，服后不愈者，此为腹中有干血着脐下，宜下瘀血汤主之。

2. 亦治经水不利。

3. 以瘀血蓄积，久病入络者为最宜。至于瘀血症状，不必局限于小腹有痛块，肌肤甲错，只要舌色紫绛，或有瘀斑、瘀点，或舌下静脉怒张，或唇紫，或身面见红点、纹（相当于蜘蛛痣），或目中色蓝，其脉象为迟紧、沉结或涩。

【方解】 䗪虫主下血闭，大黄主下瘀血，桃仁逐瘀血，三味相合以攻瘀血。

【应用】（1）肝炎 SGPT 持续不下降有瘀血征象者；（2）早、晚期肝硬化；（3）脑震荡后遗症；（4）经行不爽或推迟者；（5）溃疡病有瘀血证者；（6）手术后瘀血滞结作痛者，可加赤芍、五灵脂；（7）手术后寒热往来者，可加柴胡、丹皮；（8）产后瘀血不行，腹剧痛者；（9）胃窦炎；（10）坐骨神经痛有瘀血证者。

病例 64

蔡× 男，47 岁。

患慢性肝炎已三年，SGPT 持续在 100u 以上，服中西药，SGPT 均不下降。现脐下痛，肝区刺痛。舌紫暗苔白厚，脉细弦。治拟活血化瘀。

桃仁 9 克 制大黄 9 克 䗪虫 6 克 桂枝 9 克 丹皮 9 克 赤芍 9 克 田基黄 30 克 九香虫 4.5 克

服上方 14 剂后，SGPT 下降至 50u 以下，续方 14 剂，以资巩固。

按 本例为慢肝，血瘀症状明显，用下瘀血汤及桂枝茯苓丸加减。九香虫为治疗肝痛的有效药物，田基黄清利湿热。药后痛减，SGPT 显著下降。

病例 65

郑× 男，37 岁，河南人。

初诊：71 年 12 月 28 日

1962 年患肝炎，6 年前转为慢性肝炎，3 年前肝于胁下三指半可触及，质地硬，脾左肋下一指半可扪及，腹部无转移性震荡浊音，腹壁静脉曲张。

白蛋白/球蛋白 = 2 克/4 克，蛋白电泳 γ = 29.5%

面色晦黑，胸、手、颈均有蜘蛛痣，周身浮肿，下肢尤甚，两胁疼痛，右上腹疼痛，腹胀，食后更明显，大便初硬后溏，唇色紫暗，舌质紫暗有瘀斑，口干，不欲饮，气短乏力，少寐怕冷。活血软坚兼理气为治则，方用下瘀血汤加味。

当归9克　制大黄9克　地鳖虫3克　桃仁6克　嫩苏梗9克　茯苓9克　枳壳9克　方7剂

二诊：72年1月3日

服上方后胃纳较差，感到头热口干，大便干结，四肢仍浮肿，脉弦弱。活血化瘀为治则，兼健脾益阴，清热利水。

党参9克　茯苓9克　制军9克　地鳖虫6克　桃仁6克　龙胆草6克　山栀9克　玉米须30克　阿胶8克　炮山甲粉1.2克（吞）　方7剂

三诊、四诊（无记录）

五诊：72年2月14日

服下瘀血汤约四十剂后，浮肿减轻，面色由黑转黄，面部蜘蛛痣已退，但胸、手、颈部有蜘蛛痣，舌上瘀斑已消失，两胁切痛，小便黄，腰痠背痛，现面部下肢仍有浮肿，白蛋白/球蛋白=3.5克/2.0克，锌浊度20，蛋白电泳γ18.5%。

治则：活血化瘀软坚，兼清血热。

当归9克　制大黄9克　丹皮9克　地鳖虫6克　桃仁9克　连翘9克　茯苓9克　玉米须30克　鳖甲15克

服上方后白蛋白、球蛋白倒置情况明显好转，蛋白电泳γ从29.5%下降至18.5%，锌浊度也下降。

按　肝硬化主要是肝络瘀血阻滞而形成硬化，由血滞带来气滞，治疗应首先以活血化瘀为主，使肝脏血行畅通，瘀血化除，瘀化则血行更畅，血行则瘀无所留，由此而肝气亦得畅通而无所窒碍，由此而改善肝硬化产生的一系列指标，随患者体征症状而加用其他药物，临床观察比“舒肝理气”效果为好。

从本案早期肝硬化用下瘀血汤加减治疗，不但可以减轻胁痛，腹胀，唇黑面晦，舌边紫斑，皮下出血，微血管扩张等，对蜘蛛痣的减退，目赤黄浊，及肝功能也有显著改善。转氨酶、锌浊度、麝香草酚絮状、麝香草酚浊度试验均可下降，对白蛋白、球蛋白的倒置可以纠正，γ球蛋白的升高可以下降，其余如黄疸指数，碱性磷酸酶也都有一定的下降。

应用下瘀血汤，大黄生者初服可引起便溏次数增加，但连续服用即转正常，但若对大黄特别敏感者，可用制大黄。

又对于晚期肝硬化腹水，主证亦在“肝血瘀积”，故也用下瘀血汤为主方进行加减，请看以下医案。

病例66

杨×男，42岁。

患者于1981年12月13日因急性腹膜炎、胃十二指肠球部穿孔急诊住院，外科当即进行十二指肠球部穿孔修补，腹腔清洗术。术中查见肝脏呈弥漫性结节性硬化。患者出院后请我们治疗肝硬化。回顾肝炎病史从1969年开始，已十余年，现查锌浊度16单位，其余正常。

症见面色黧黑，轻度浮肿，纳食不佳，右胁胀痛刺痛，触之有癥块（肝胁下3厘米，质硬），时或胃痛，口干齿衄，眩晕，有蜘蛛痣，舌质红，唇深红，脉弦。证属瘀血郁肝，气阴两虚，治用活血软坚，益气养阴。

桃仁12克　大黄3克　䗪虫9克　丹参9克　鳖甲12克　仙鹤草15克　党参9克　黄芪15克　生地9克　煅瓦楞15克　方14剂

二诊：右胁胀痛，前方加乳香9克，服21剂。

三诊：右胁胀痛好转，口干苦，尿赤，苔转黄，予初诊方加丹皮9克，连翘9克，服14剂。

四诊：胃脘部不适，胀痛，纳差，大便日行2~3次，尿黄，舌淡红，苔转白厚腻。脾胃气虚，运化不健。予初诊方加焦楂、曲各9克，炙鸡金9克，北秫米15克，服7剂。

五诊：胃痛减，纳食增，大便正常，有轻度足肿，夜少寐，苔薄腻，脉濡。予初诊方去瓦楞，加白术30克，黑大豆30克，夜交藤15克。续服28剂后胁痛已平（肝胁下1.5厘米，质软），癥块渐消，胃纳正常，蜘蛛痣也退，面色好转，锌浊度正常。患者遵照外科医生之嘱于1982年4月3日作胃大部切除、胃空肠吻合术，原术中发现的肝脏弥漫性结节性硬化，其右叶结节已全部吸收，仅左小部分尚有结节。

按　这是一例较少见的肝硬化活体解剖检查时的对比病例。患者因胃部病变两次剖腹手术，第一次探查时顺便发现其“肝脏呈弥漫性结节性硬化”，经服用中药三个月后，第二次胃手术时发现“肝右叶结节已全部吸收。”活体探查病例证实，肝硬化患者采用活血化瘀、益气健脾复方治疗，不仅能改善体征，而且对肝硬化的实质性病理也有促使从硬化不可逆转变为可逆。

病例 67

蒋×　女，47 岁。

溃疡病胃痛，有块鼓起，今年已发数次，胸闷吐酸，太息则舒，脉弱，舌有瘀斑两条，治拟活血化瘀法。

桃仁 9 克　熟大黄 9 克　䗪虫 3 克　党参 9 克　黄芪 9 克　煅瓦楞 30 克　高良姜 6 克　川朴 9 克　方 14 剂

服药后肿块消，诸症消失。

按　溃疡病疼痛有辨证属于瘀血内停，血瘀成痞者，即属此例。我们用下瘀血汤与参、芪同用，益气活血相使为用，治疗肝胃血瘀疼痛，效果更好。

病例 68

姜×　男，49 岁。

患坐骨神经痛已数年，舌一侧有瘀紫斑，脉弦。拟活血化瘀法。

桃仁 9 克　䗪虫 3 克　制大黄 9 克　威灵仙 9 克　五加皮 15 克　蚕砂 9 克　秦艽 9 克　方 14 剂

按　本例坐骨神经痛可作为“痹证”论治，因见有瘀血症状，故用下瘀血汤加减，服方 14 剂后痛减，瘀紫斑逐渐消失。

病例 69

何×　女，26 岁。

月经常衍期，经来量少，腹痛拒按，色紫黑成块，有血块排出后，痛即缓解。舌边瘀紫苔薄白，脉沉涩，证属癥瘕积聚，瘀血阻滞，用下瘀血汤加减，于经前1周服。

桃仁6克　大黄6克　䗪虫3克　桂枝9克　芍药24克　甘草6克　香附9克　方7剂

药后经来正常。

按　下瘀血汤活血化瘀，专治月经瘀滞不爽。桂枝与大黄同用善治月经衍期；芍药甘草汤加香附治经行腹痛。

病例70

张×　男，67岁。

中风后遗症，面瘫未愈，左侧肢麻滞重活动不便，言语不爽，呆滞，脉弦，舌一侧有瘀紫斑。治宜活血化瘀，益气通络。用下瘀血汤及补阳还五汤加减。

桃仁9克　制大黄9克　地鳖虫3克　黄芪60克　当归9克　地龙6克　川芎6克　赤芍9克

按　本案中风后遗症，血瘀症状明显，故用下瘀血汤及补阳还五汤加减。重用黄芪以益气活血，俾补气以助行血通络，使瘀去而不伤正。

病例71

卞×　男，46岁。

因患慢性肾功能衰竭尿毒症，慢性肝炎急性发作，住危重病房将一月，经西医积极救治，病情仍日趋恶化。肝功能：麝香草酚浊度试验12单位，麝香草酚絮状试验（+++），硫酸锌浊度试验20单位，谷丙转氨酶500单位。血尿素氮120毫克%，非蛋白氮130毫克%，血肌酐23毫克%。小便量每天300毫升。西医认为预后极差，遂请邀会诊：面色灰白晦暗，遍身浮肿，神情萎靡，气急眩晕，纳呆，泛恶，口臭，大便秘结，腹痛，小便不利，苔灰黄厚腻，舌质淡，脉沉弱，病症情复杂，呈现热毒内蕴，水瘀交阻，清浊互混，气血虚衰等多层次、多环节、多向性的病理重叠交叉。如单治一个环节或一个层次不会奏效，故用中医大方、复方的特长，采用多向性分层扭转方法，彼此兼顾，间者并行，使之互相呼应。

大黄6克　桃仁15克　䗪虫9克　苏木9克　血竭9克

地龙9克　田基黄15克　垂盆草15克　马齿苋15克　木通6克　陈葫芦30克　虫笋15克　玉米须15克　鲜茅根30克　党参30克　黄芪60克　白术60克　茯苓15克　砂仁1.5克　陈皮9克　霍、苏梗各9克　槟榔15克

另用白参6克煎汤代茶。

此方连续服21剂，患者情况明显好转。肝功能：麝浊10单位，麝絮（+），锌浊12单位，谷丙转氨酶130单位。血尿素氮60毫克%，非蛋白氮68毫克%，血肌酐8毫克%。小便量增多，每天1200毫升。面色及各项自觉症状均有改善，略有腰酸浮肿。上方再加巴戟天9克，仙灵脾9克，菟丝子9克以温复肾阳，培护真元。又续服半个月，患者自觉已无不适，要求出院。出院时谷丙转氨酶50单位，肾功能也有改善。原方去白参，带回中药续服，随访半年、至今情况良好。

按　本例慢性肾功能衰竭尿中毒，再加慢性肝炎急性发作，病势危重。上述复方包括了四层组成：（1）活血化瘀；（2）清热解毒；（3）益气扶正；（4）健脾利水。分头并进，攻补兼施，多向调节，繁而不乱，方大有序，使肝肾功能衰竭导致血瘀、热毒、气虚、水湿交叉出现的危象，分层扭转，多向调节，合数法于一方，彼此兼顾全面，协同增效。

大黄䗪虫丸（《金匮要略》）

【单味药药理研究】

干　漆

本品为漆树科的落叶乔木漆树 Rhus verniciflus Stokes 的树脂经加工后的干燥品（漆渣）。商品取自漆桶内的用剩漆脚，一般晒干。

一、《神农本草经》记载：“味辛温，主绝伤，续筋骨，五缓六急，风寒湿痹。”

五缓六急：是古代病名，邹润安氏以为“五脏不安，或缓或急。”

风寒湿痹：指关节炎。

二、后世医家之应用

《别录》：“疗咳嗽，消瘀血痞结腰痛，女子疝瘕，利小肠，去蛔虫。”

《药性论》：“能杀三虫，主女人经脉不通。”

张元素说：“削年深坚结之积滞，破日久凝结之瘀血。”

蛴　　螬

本品为金龟子科昆虫朝鲜黑金龟子 Holotrichia diomphalia Bates. 或其他近缘昆虫的干燥幼虫。

一、《神农本草经》记载：“味咸微温，主恶血，血瘀，痹气，破折血在胁下坚满痛，月闭，目中淫肤，青翳，白膜。”

主恶血，血瘀：本品能化瘀血。

痹气：即为痹证，《圣济总录》之“蛴螬散”治疗历节风（痹证之一种），有较好疗效。

破折血在胁下坚满痛：可能指跌仆损伤，血溢脉外，胁下疼痛。折伤之败血在胁下坚满痛，用蛴螬破瘀止痛。

月闭：指瘀血经闭，用本品化瘀通经。

二、仲景之应用考证

邹润安《本经疏证》：“仲景所用通瘀不下一二十味，独于两目黯黑之干血用蛴螬，后人循此而认之，蛴螬可无误用矣！”

三、后世医家之应用

《别录》：“疗吐血在胸腹不去及破骨踒折血结，金疮内塞，产后中寒，下乳汁。”

《本草纲目》引《本事方》：“治筋急，养血地黄丸中用之，取其治血瘀痹也。”

《长沙药解》：“蛴螬能化瘀血，最消癥块。《金匮》大黄䗪虫丸用之，治虚劳腹满，内有干血，以其破瘀而化积也。”

蛴螬有化瘀通经、镇痉蠲痹、消肿医伤之效。

四、蛴螬的药理作用

（一）蛴螬水浸液 1∶1000 以上能兴奋离体兔子宫；1∶100 能抑制离体兔肠管。

（二）1∶10000 浓度对兔冠状血管、离体兔耳血管、蟾蜍肺血管皆有收缩作用；更高浓度（1∶1000 以上）还能收缩蟾蜍内脏血管。

（三）1∶1000 浓度能兴奋离体心脏，浓度更高则导致舒张期停止。

【方药组成】大黄 7.5 克　杏仁 18 克　虻虫 18 克　黄芩 6 克　芍药 12 克　水蛭百枚　甘草 9 克　地黄 30 克　蛴螬 18 克　桃仁 18 克　干漆 3 克　䗪虫 9 克

【制法】上十二味，末之，炼蜜为丸，小豆大。

【适应证】五劳虚极羸瘦，腹满不能饮食，食伤，忧伤，房室伤，饥伤，劳伤，经络营卫气伤，内有干血，肌肤甲错，两目黯黑。缓中补虚，大黄䗪虫丸主之。

【方解】本方缓中补虚，以大黄、䗪虫、水蛭、虻虫、蛴螬等化瘀；佐以干漆、生地、桃仁、杏仁行血；芍药、甘草缓中补虚。整个组方是以活血化瘀、消癥散结，祛除瘀血肿块为主，同时辅以平肝养血之品，邪正兼顾，使祛邪而不伤正。

【应用】本方通用：（1）虚劳羸瘦，肌肤甲错，目黯黑者；（2）干血劳；（3）小儿疳积，疳眼（云翳睑烂）；（4）积聚癥瘕，腹部膨胀（肝脾肿大腹水）；（5）产后血肿。

病例 72

丁×　女，31 岁。

肝脾肿大，据西医检查肝质地中等，肋下三指，面色灰滞，形体消瘦，精神萎靡，少寐，言语音低，行动气短，舌胖有齿印，并舌两侧见有瘀斑，脉弦细。辨证为气虚兼有瘀血。拟以补中益气及活血化瘀并进。

党参 9 克　黄芪 16 克　当归 9 克　柴胡 9 克　升麻 9 克

丹参9克　酸枣仁9克　炙甘草6克　方7剂

另大黄䗪虫丸每次3克，每日2次，连服7日。

按　本案属于肝脾肿大有肝硬化趋向，舌有瘀斑，原拟用下瘀血汤加减，但患者正气虚衰，恐不任攻逐，故另拟补中益气汤加减扶正，同时服大黄䗪虫丸活血祛瘀，缓中补虚。药后，病人反映元气好，睡眠佳，续方14剂图治。

抵当汤（《伤寒论》）　附：抵当丸

【单味药药理研究】

水　蛭

本品为水蛭科动物宽体金钱蛭 Whitmania pigra Whitman、茶色蛭 W. acranulata Whitman 或日本医蛭 Hirudo nipponica whitman 的干燥全体。

一、《神农本草经》记载：“味咸，平。主逐恶血、瘀血、月闭、破血瘕积聚，无子，利水道。”

逐恶血、瘀血、月闭、破血瘕积聚：水蛭为噬血之物，故善破血，且破瘀血而不伤新血；血瘕积聚意指瘀血成块。按：药理研究水蛭素有溶血作用，故可消血块。

无子：张锡纯以“因无子者多系冲任瘀血，瘀血去自能有子也。”并“曾治一妇人经血调和，竟不产育，遂单用水蛭一两，生研为末，每服5分，日两次，一两犹未服完，癥瘕尽消，逾年即生男。”为此两字做了解释。

二、仲景之应用考证

《伤寒论》中水蛭配虻虫、桃仁、大黄为抵当汤，治伤寒蓄血证，发狂，小腹满痛，小便自利。又《金匮要略》大黄䗪虫丸以水蛭配大黄、䗪虫、虻虫及桃仁、干漆、蛴螬等同用，治“羸瘦腹满，不能饮食，内有干血，肌肤甲错，两目黯黑。”然而干血也好、腹满蓄血也好，均为血瘕积聚，则仲景用水蛭与《神农本草经》相符合。

三、后世医家之应用

《别录》："堕胎。"

《本草衍义》："治伤折。"

《本草经疏》："水蛭其用与虻虫相似，故仲景方中往往与之并施。咸入血走血，苦泄结，咸苦平行，故治妇人恶血、瘀血、月闭、血瘕积聚。无子者，血蓄膀胱，则水道不通。血散而膀胱得气分之职，水道不求其利而自利矣。堕胎者，以其有毒善破血也。"

《医学衷中参西录》："凡破血之药，多伤气分，惟水蛭味咸专入血分，于气分丝毫无损。且服后腹不觉疼，并不觉开破，而瘀血默消于无形，真良药也。愚治妇女月闭癥瘕之症，其脉不虚弱者，恒但用水蛭轧细，开水送服一钱，日两次。虽数年瘀血坚结，一月可以尽消。同一水蛭炙用与生用功效悬殊。炙用失效，生用有效。特别是水蛭不炙，为末甚难，若轧之不细，晒干再轧或纸包炉台上令干亦可。此须亲自检点，若委之药坊，至轧不细时，必须火焙矣。"

《现代实用中药》："水蛭为抗血凝药，治月经不顺、月经困难，子宫筋肿、血肿、癫痫之因于月经障碍而起者，及跌仆打损部之疼痛有效。活水蛭外用为炎肿局部充血之吸血剂。"

水蛭逐瘀血有效，有溶血作用及抗血凝作用，临床用于蓄血证、干血成块如肝硬化、月经闭止有效，但对易出血病人须慎用。

四、水蛭的药理作用

抗凝血：水蛭素不受热或乙醇的破坏，能阻止凝血酶对纤维蛋白原之作用，阻碍血液凝固。水蛭可分泌出一种组织胺样物质，因而可扩张毛细血管而增加出血。其醇提取物抑制血液凝固的作用，强于虻虫、䗪虫、桃仁等；醇制剂作用强于水制剂。20毫克水蛭素可阻止100毫克人血的凝固。

虻 虫

本品为虻科动物复带虻 Tabanus bivittatus Mats. 等雌虫体。

一、《神农本草经》记载蜚虻："味苦微寒。主逐瘀血，破下血积，坚痞，癥瘕寒热，通利血脉及九窍。"

逐瘀血，破下血积，坚痞：即破血逐瘀消癥。

癥瘕寒热：邹润安云："夫血者灌溉百骸周流经络者也，血若凝滞则经络不通，阴阳之用互乖，寒热洗洗生焉，主逐瘀血，破下血积，坚痞，癥瘕诸证，血和则营卫通畅，寒热自除。"

二、后世医家之应用

《别录》"女子月水不通，积聚，除贼血在胸腹五脏者，及喉痹结塞。"

《本草求真》："治一切血结诸病，故凡病血蓄而见身黄脉结，腹痛如狂，小便利，并坚瘕积块疟母，九窍闭塞者，服之自克有效。"

《本草从新》："攻血遍行经络，堕胎只在须臾，非气足之人及无宿血者勿轻与。"

虻虫破血逐瘀之性，较水蛭为强，仲景用虻虫合水蛭治伤寒蓄血发狂之证，如抵当汤。又与桃仁、䗪虫等同用如大黄䗪虫丸治干血成劳，月经闭止。无瘀滞血积者忌用，孕妇亦禁用。一般用量 1.5 ~3 克，去翅足，生用或炒熟用。

【方药组成】水蛭 3 克　虻虫 3 克　制大黄 9 克　桃仁 6 克

【适应证】1. 治伤寒蓄血并治癥瘕，追虫攻毒甚佳。

2. 久瘀腹痛硬结，或黄疸，或喜忘。

3. 妇人经水不利下，抵当汤主之。亦治男子膀胱满急有瘀血者。（此条见《金匮要略》）

【方解】柯韻伯说："本方治伤寒蓄血瘀于少腹。热淫于内，神魂不安，故发狂。血瘀不行，则营不运，故脉微而沉，营不运，则气不宣，故脉沉而结也。营气不周于身，则身黄。

大便反易者，血之濡也，色黑者，蓄血渗入也。善忘者，血不荣，智不明也。此皆瘀血之征兆，非至峻之剂，不足以抵其巢穴，而当此重任，故立抵当汤。蛭，昆虫之功于饮血者也；虻，飞虫之猛于吮血者也。并取水陆之善取血者以攻之，更佐桃仁之推陈致新，大黄之荡涤邪热，故名抵当也。"

【应用】 本方可用于（1）久瘀、腹痛硬结，或发狂，或喜忘；（2）月经闭止，少腹硬满者；（3）肌肤甲错，大实似羸状，有坚积者（双瞳漆黑，白睛带青）。

【禁忌】 易于出血或有出血倾向者为禁忌。

【附】 抵当丸：水蛭廿枚，熬　虻虫十枚，去翅足，熬　大黄三两　桃仁廿五个　上药四味，捣分四丸，以水一升，煮一丸，取七合服之，周内当下血，若不下者更服。

适应证与抵当汤相同。抵当汤、丸二方药味全同，功用相同。前人认为汤药力峻而丸药力缓，重症用汤，轻症可用丸。然而吕榛村说："同一抵当而变汤为丸，另有精义。盖病从伤寒而得，寒主凝泣，血结必不易散，故煮而连滓服之，俾有形质相著，得以逗留血所，并而逐之，以视汤之专取荡涤者不同也。"服丸一周也能下血，可见丸剂作用未必逊于汤剂。

八、大黄附子汤类

大黄附子汤（《金匮要略》）

【方药组成】大黄9克　附子2克　细辛6克

【适应证】胁下偏痛，发热，其脉紧弦，此寒也，宜温药下之，宜大黄附子汤。

【方解】尤在泾说："胁中满痛而脉紧弦，阴寒成聚也，虽有发热，亦是阳气被郁所致。是以非温不能已其寒，非下不能去其结，故曰：宜以温药下之。"

本方为温下的代表剂，适用于素体阳虚，阴寒积聚，肠道传送无力的大便秘结。方中大黄泻下虽然性寒，但有温热之附子、细辛相制，故全方仍属温通攻下，散寒止痛。

【应用】本方为温下剂，适用于阳虚寒实积聚于里，正虚邪实之证。若实热内结的阳明腑实证，殊非所宜。

病例73

吴×　男，79岁。

下痢色白而黏，有后重感，下腹痛颇剧，汗多，肤冷，畏寒，舌苔白腻，脉弦紧，辨证为寒湿滞下，以大黄附子汤加减：

制大黄9克　制附片9克　党参9克　干姜6克　细辛3克　马齿苋30克　芍药24克　甘草6克　方5剂

药后，果告痊愈。

按　痢疾古称滞下，亦有寒热虚实之不同。本案高龄病痢，辨证为正虚邪实，寒实滞下。以"通因通用"法温下为治。大黄逐滞清肠，配附子、干姜及细辛温中祛寒，共收温下之功；附片配党参扶阳固气以防脱；芍药缓急止痛又有抗痢疾杆菌及消炎作用。溯从金元时代，张元素就用芍药甘草汤治痢，加大芍药剂量治腹痛效果更好，与马齿苋相配伍，清肠止痢。若不辨痢之寒热虚实，贸投苦寒清热之剂，则病未却而正愈伤。

【研究】根据中医经验，使用大黄泻下，只用于实证，而不宜于虚证。实验证明，用大黄煎剂口服给药，可使动物的胃排空速度增加。但当用氧化亚铁、硝酸银及酒精等灌胃，引起胃功能抑制、中毒，或多次放血、冷应激，或使之“疲劳”，造成动物“虚证”时，再给予大黄煎剂，则不仅不能促进胃的排空，反而增加胃功能障碍，使胃内容物长期停滞〔《日本东洋医学杂志》1971，(2)：1〕。

故大黄用于虚中挟实之证，必须与附子、干姜等配合，既能泻下，又能兴奋全身机能，促进新陈代谢，而为强壮泻火之剂，有寓泻于补之妙。

九、黄芩汤类

方　剂	药物组成	加	减	适应证
黄芩汤	黄芩9克，芍药6克，炙甘草6克，大枣5枚			太阳与少阳合病自下利者。湿热泄泻，大便不畅，身热口苦之证
黄芩加半夏生姜汤	本方	半夏9克，生姜3片		治前证兼呕者

黄芩汤（《伤寒论》）

【单味药药理研究】

黄　芩

本品属唇形科植物黄芩 Scutellaria baicalensis Georgi 根，部分地区用滇黄芩 S. amoena C. H. Wright、黏毛黄芩 S. viscidula Bunge、甘肃黄芩 S. rehderiana Diels. 丽江黄芩 S. likiangensis Diels、川黄芩 S. hypericifolia Levl.、等的根入药。

一、《神农本草经》记载：“味苦平，主诸热黄疸，肠澼，泄利，逐水，下血闭，恶疮疽蚀，火疡。”

诸热黄疸：黄芩有解热利胆作用。

肠澼，泄利：肠澼相当于痢疾，泄利可能为肠炎。

逐水：黄芩有利尿作用。

火疡：因火毒而发为疮疡。黄芩有清热解毒和凉血作用，故可治之。

二、仲景之应用考证

《药征》：“主治心下痞，旁治胸胁满，呕吐，下利。”

三、后世医家之应用

《别录》："疗痰热，胃中热，小腹绞痛，消谷，利小肠，女子血闭，淋露下血，小儿腹痛。"

甄权说："治热毒，骨蒸，寒热往来，肠胃不利，破壅气，治五淋，令人宣畅，去关节烦闷，解热渴。"

《大明本草》："下气，主天行热疾，疔疮排脓。治乳痈，发背。"

元素说："凉心，治肺中湿热，泻肺火上逆，疗上热，目中肿赤，瘀血壅盛，上部积血，补膀胱寒水，安胎。"

《本草纲目》："治风热湿热头疼，奔豚热痛，火咳，肺痿喉腥，诸失血。"

《本经逢原》："黄芩枯燥而坚肠胃，故肠澼泻痢为必用之药；得芍药、甘草治下痢脓血，腹痛后重；佐黄连治诸疮痛不可忍；同黑参治喉间腥臭。"

《本草求真》："黄芩味苦性寒，得白术、砂仁以安胎，得厚朴、黄连以除腹痛，得芍药以治痢，得柴胡以治寒热往来。"

黄芩能泻火，清湿热，为临床常用药物。本品配桑白皮、知母能泻肺火、清肺热；配山栀、龙胆能泻肝火；配夏枯草能平肝；配柴胡能清透气分之热；若配赤芍、丹皮能清血分之热；配大黄、黄连，泻火泄热，用治血热吐衄，火毒疮疡；配伍芍药甘草汤等可治腹痛下痢；配当归、白术等可清热安胎。

四、黄芩的药理作用

（一）黄芩有广谱抗菌作用，对痢疾杆菌、伤寒杆菌及甲型链球菌、肺炎双球菌、金黄色葡萄球菌、白喉杆菌、霍乱弧菌有抑制作用；对人型结核杆菌多数人报告亦有抑制作用；对白色念珠菌、流感 PR_8 株病毒也有抑制作用，对感染该病毒的小鼠，从生存天数及肺部病变的情况观察，有一定的疗效；对钩端螺旋体有杀死作用。

《本经》说黄芩治肠澼泄痢，恶疮等，与黄芩的抗菌作用有关。

（二）本品煎剂2克/公斤体重灌胃，对疫苗发热兔有解热作用。黄芩苷腹腔注射及静脉注射均可退热，但对正常体温无影响。

（三）黄芩苷、黄芩苷元对豚鼠离体气管过敏性收缩及整体动物过敏性气喘均有缓解作用，并与麻黄碱有协同作用。联系临床用白果定喘汤治疗哮喘，可能与麻黄及黄芩抗过敏协同作用有关。又黄芩苷、黄芩苷元均能抑制过敏性的浮肿及炎症，二者并能降低小鼠耳毛细血管通透性。

（四）本品浸剂对实验性高血压狗有降压作用。祖国医学虽无高血压病名，但肝阳上亢引起的头痛为少阳头痛，可用黄芩治之。

（五）黄芩煎剂、流浸膏及黄芩苷元均有明显的利尿作用，黄芩苷作用差。

（六）黄芩能使犬、兔的胆汁排泄量增加，黄芩苷元较黄芩苷作用明显。

（七）黄芩苷可降低小白鼠士的宁中毒的死亡率，黄芩苷10毫克就能提高士的宁的LD_{50}的2.5倍。在四氯化碳中毒性肝炎的实验中证明，黄芩苷元也有解毒作用。这一作用的发现，为当前临床使用黄芩素（黄芩苷元）治疗各种急慢性肝炎提供依据，说明中医用黄芩治疗多种热性病及外科恶疮的治疗中应用黄芩，除靠黄芩的抗菌作用外，还可以增加机体对细菌毒素的解毒作用。

【方药组成】黄芩9克　芍药6克　炙甘草6克　大枣5枚

【适应证】1. 太阳与少阳合病自下利者。

2. 治湿热泄泻，大便不畅，身热口苦之证。

【方解】《医宗金鉴》：“太阳与少阳合病，谓太阳发热头痛，或口苦，咽干，目眩，或胸满，脉或大而弦也。若表邪盛，肢节烦疼，则宜柴胡桂枝汤两解其表矣。今里热盛而自下利，则当黄芩汤清之以和其里也。”

按　黄芩去胃肠之湿热，热去湿除，而身热、口苦之症可愈；芍药及甘草可以缓急止痛，亦可治泄利或痢疾；大枣可以健脾，后三者均为辅药。

【应用】凡泄泻、痢疾由肠热所致者，都可投以本方。周扬俊主张以本方治疗早期温病，叶天士亦表赞成。他说：“寒邪深伏，已经化热，昔贤以黄芩汤为主方，苦寒直清里热……乃正治也。”

又刘完素《素问病机气宜保命集》用本方去大枣，芍药减半，改名黄芩芍药汤，以治热痢、腹痛、后重和身热。

病例74

吴×女，24岁。

卜痢红白，腹部挛急而痛，里急后重已二天。身热，舌红苔黄，脉弦数。证属大肠湿热下注，治拟清热燥湿，方取黄芩芍药汤加味。

黄芩9克　赤白芍各12克　甘草5克　广木香6克　大腹子皮各9克　白头翁9克　方3剂

按　本例辨证为热痢腹痛后重，取黄芩芍药汤加味。方中以黄芩为主药，佐白头翁及赤芍，清热解毒，凉血消炎。加大芍药剂量与甘草配伍治腹痛。广木香与大腹子、皮同用有理气消滞作用，本“气调则后重自止”的原则，连服3剂则下痢止，腹痛除。

黄芩加半夏生姜汤（《金匮要略》）

【方药组成】黄芩9克　甘草6克　芍药6克　半夏9克　生姜3片　大枣4枚

【适应证】1. 治黄芩汤证兼呕者。

2. 亦治胆咳，咳呕苦水如胆汁。

【方解】本方可治干呕而暴注下迫的热泻，又可治干呕而下利脓血的热痢。故黄芩汤治热泻、热痢，加半夏、生姜以降逆止呕。

【应用】本方通治右胁痛而呕吐胆汁者。

十、柴胡汤类

方剂	药物组成	加	减	适应证
小柴胡汤	柴胡9克，黄芩9克，人参9克，炙甘草6克，生姜3片，大枣4枚，半夏9克			寒热往来，胸胁苦满，默默不欲饮食，心烦喜呕，口苦，咽干，目眩
小柴胡去半夏人参加栝楼汤	本方	全瓜蒌15克	半夏9克，人参9克	本方证，烦而不呕
小柴胡去半夏加花粉汤	本方	人参4.5克，栝楼根12克	半夏9克	本方证，口渴
小柴胡去黄芩加芍药汤	本方	芍药9克	黄芩9克	本方证，腹中痛
小柴胡去大枣加牡蛎汤	本方	牡蛎12克	大枣4枚	本方证，胁下痞硬
小柴胡去黄芩加茯苓汤	本方	茯苓12克	黄芩9克	本方证，心下悸而小便不利
小柴胡去人参加桂枝汤	本方	桂枝9克	人参9克	本方证，不渴外有微热
小柴胡去人参，大枣生姜加五味子干姜汤	本方	五味子9克，干姜6克	人参9克，大枣4枚，生姜3片	本方证，咳嗽

续表

方　剂	药物组成	加	减	适应证
柴胡加芒硝汤	约原方的1/3量	芒硝6克		治少阳、阳明并病，除少阳病外，并有阳明潮热，大便溏，小便利
柴胡加龙骨牡蛎汤	约原方的1/2量	龙骨4.5克，牡蛎4.5克，大黄6克，茯苓4.5克，铅丹4.5克		此方能下肝胆之痰，治癫痫发狂
柴胡桂枝汤	约原方的1/2量	桂枝4.5克，芍药4.5克		伤寒发热，微恶寒，支节烦痛，微呕，心下支结，外证未去者
柴胡桂枝干姜汤	本方	桂枝9克，干姜6克，牡蛎6克，花粉12克	半夏9克，人参9克，生姜3片，大枣4枚	发热恶寒，胸胁满微结，用于柴胡汤证津亏而有痰饮内结、冲逆作痛者
大柴胡汤	本方	芍药9克，枳实9克，生姜2片，大黄6克	人参9克，甘草6克	小柴胡汤证而心下急，郁郁微烦，心下痞硬而痛，腹满大便不通，苔黄腻者
四逆散	柴胡、炙甘草、枳实，芍药各等分，共为散，水煎服			阳气内郁之热厥证或肝脾不和的胸胁脘腹不舒

小柴胡汤（《伤寒论》）

【单味药药理研究】

柴　胡

本品属伞形科植物狭叶柴胡 Bupleurum scorzoneraefolium Willd. 北柴胡 B. chinensis DC. 及柴胡属多种的根入药。

一、《神农本草经》记载：“味苦平，主心腹，去肠胃中结气，饮食积聚，寒热邪气，推陈致新。”

去肠胃中结气：柴胡理气散结。

饮食积聚：柴胡有轻度的泻下作用，故可去除饮食积聚。

寒热邪气：柴胡有退热作用，故可治疗寒热邪气。

推陈致新：章次公说柴胡有祛瘀作用，故祛瘀生新是推陈致新的一重意义。单用大量柴胡亦能致泻，其推陈致新之意义可与大黄有某些类似之处。（请参考大黄项下）

二、仲景之应用考证

《本经疏证》：“是以心腹之间，无结不解，无陈不新。仲景著小柴胡汤之效曰：‘上焦得通，津液得下，胃气因和，身濈然汗出而解。’以是知柴胡证皆由于上焦不通。上焦不通则气阻，气阻则饮停，能通上气者，其惟柴胡乎！故寒热往来，为小柴胡主证，而寒热往来，悉本于上焦不通。特仍有往来寒热不呕，用柴胡汤者，亦终有上焦形象为据。如心下满、胁下满、胸胁满、胁下硬满、心下支结、胸胁满微结、心下急、郁郁微烦是也。乃仍有非上焦不通，而用柴胡汤，如阳脉涩、阴脉弦，腹中结痛之用小柴胡。少阴病四逆，或咳或悸，或小便不利，或腹中不痛，或泄痢下重之用四逆散，则又当揣其义者。”邹氏末谓又当揣其义，则知柴胡除散上焦之结尚有他义可求。

三、后世医家之应用

《别录》："除伤寒心下烦热，诸痰热结实，胸中邪逆，五脏间游气，大肠停积，水胀，及湿痹拘挛。"

甄权说："治热劳骨节烦疼，热气，肩背疼痛，宣畅血气，劳乏羸瘦；主下气消食，主时疾内外热不解。"

《大明本草》："补五劳七伤，除烦止惊，益气力，消痰止嗽，润心肺，添精补髓，健忘。"

元素说："除虚劳，散肌热，去早晨潮热，寒热往来，胆瘅，妇人产后诸热，心下痞，胸胁痛。"

《本草纲目》："治阳气下陷，平肝、胆、三焦、包络相火，及头痛、眩晕，目昏，赤痛障翳，耳聋鸣，诸疟，及肥气寒热，妇人热入血室，经水不调，小儿痘疹余热，五疳羸热。"

头痛眩晕，今人以柴胡升浮多不敢用，时珍特用于肝、胆、三焦、包络相火。

章次公说："据《千金》用柴胡方六十五，《翼方》三十五，《外台秘要》五十四，《本事方》十一，用考证方法，研究其功用，再益之以个人经验，所得结论其用有三：一、祛瘀；二、解热；三、泄下。"

后世本草及医家关于柴胡的功用：一是解热作用，包括外感、内伤、疟、劳诸热；二是用于胸胁苦满；三是治胁下痞硬；四是治肠胃积气、积聚；五是治黄疸；六是治月经不调等。

柴胡有退热作用，仲景以柴胡治寒热往来，张元素说："柴胡散肌热"，后世说柴、葛解肌，以柴胡为最好的清热药，用量30～60克，既能退热又无副作用。柴胡退热，习惯与黄芩配伍，可治外感及热性病高热，也可与葛根相配，用于表邪未解，阳明肌热已盛之证。

以前张洁古、李东垣、缪仲醇等倡柴胡"升阳劫阴"之说，叶天士也认为柴胡多用能劫伤肝阴，其实柴胡大量使用，并没有劫伤肝阴的副作用，在历代本草中也很少找到升阳劫阴的根据。假使李东垣、叶天士的说法是真实不虚的话，那么仲景早就不该用柴胡于产妇“血虚而厥”的“郁冒”了！

柴胡与白芍同用可平肝解郁并治胁痛；柴胡与郁金或香附同用可疏肝解郁；柴胡、延胡同用可治胁肋疼痛；柴胡配桂枝则解表；柴胡配芒硝则泻下通便；柴胡配牡蛎则疏肝养阴。我们常用柴胡于外感及热性病高热、肝病、胆道系统疾病及妇科病等。

四、柴胡的药理作用

（一）对中枢神经系统的作用：

1. 解热：柴胡煎剂（5 克生药/公斤体重）或醇浸膏（2.5 克生药/公斤体重）对人工发热的家兔有解热作用，也有轻度的降低体温作用。柴胡皂苷粗制品，按每公斤体重 200 ~ 800 毫克的剂量给小鼠口服，有解热作用，也有降低正常体温的作用，证明柴胡为良好的清热药。

2. 镇痛：用醋酸扭体或小鼠压尾法，以柴胡皂苷 400 ~ 800 毫克/公斤体重灌胃，有明显的镇痛作用。据此可解释柴胡用于肝气疼痛。

3. 镇静：柴胡皂苷有明显的中枢镇静作用，小鼠口服柴胡皂苷 500 ~ 800 毫克/公斤体重，能减少小鼠的自发活动，并能延长环己巴比妥的睡眠时间。

（二）抗病毒作用：柴胡注射液及柴胡注射液溜出的油状未知成分对流行型感冒病毒有抑制作用。

（三）抗炎作用：皮下注射柴胡皂苷用大鼠肉芽囊肿试验（巴豆油及棉球法），其肉芽肿重量和渗出液均比对照组少，说明柴胡皂苷对于炎症的渗出反应和增殖反应均有抑制作用。

（四）保护肝脏的作用：口服煎剂或给予混有柴胡的饲料，对实验性肝中毒动物引起的肝功能损害，有显著的保护效果，并能抑制谷丙转氨酶的上升。柴胡皂苷和精制的皂苷 a, c, d 混合物，动物实验表明有促进肝细胞核的核糖核酸合成作用和促进蛋白质的合成作用。柴胡为肝病的常用药物，柴胡本身有保护肝脏作用，若与甘草配伍，对急性实验性肝损伤有明显的保肝作用，且为急性病毒性肝炎的临床观察所证实，降低谷丙转氨酶快，病程时间缩短。

（五）对消化道的作用：

1. 柴胡皂苷对应激性大鼠溃疡有明显保护作用。

2. 柴胡皂苷对于在体的小肠运动，有明显的兴奋作用，能显著加强小肠推进肠内容物的运动。有人观察了服用柴胡60克产生腹泻，与以上药理实验一致。由此可以理解柴胡有去除“饮食积聚”，“肠胃结气”等治疗作用。

（六）镇咳作用：用机械刺激法对豚鼠作镇咳实验，腹腔注射粗皂苷有较强的镇咳作用。此或相当于中医肝气上冲引起的咳嗽。

（七）利胆作用：金黄柴胡的花、茎、叶浸剂对动物有利胆作用，对胆囊炎、胆道感染及肝炎均有治疗作用。同属植物新疆柴胡、圆叶柴胡均有利胆作用。

（八）毒性：柴胡的毒性很小，柴胡浸膏（10%）水溶液鼷鼠皮下注射，其最小致死量为100毫克/公斤体重，柴胡粗皂苷可引起大鼠溶血，小鼠的口服LD_{50}为4.7克/公斤体重，豚鼠腹腔注射LD_{50}为53.8毫克/公斤体重。

【方药组成】柴胡9～12克　黄芩9克　人参9克　炙草6克　半夏9克　生姜3片　大枣4枚

【适应证】1. 少阳病。症见口苦，咽干，目眩，往来寒热，胸胁苦满，默默不欲饮食，心烦喜呕，舌苔薄白，脉弦者。

2. 妇人伤寒，热入血室，暮则谵语。

3. 伤寒阳微结，头汗肢寒，脉细便坚，亦半表半里证。

【方解】吕榛村说：“本方柴胡透达少阳半表之邪，兼能清热，并能疏肝解郁，故为主药。黄芩苦寒，能清少阳半里之热，协同柴胡，以清少阳之邪热。生姜亦能协助柴胡使半表之邪得从外宣。辅以半夏加生姜有降逆止呕作用。大枣有健脾和中作用。用人参者，非取其补正，以邪在半表半里之间，预先托住里气，使邪不内入也。”

【应用】本方又叫三禁汤，因其所主的证候禁发汗、禁泻下又禁催吐的缘故。因为小柴胡汤的作用既不发汗，又不泻下，更不催吐，而是和里以解表，所以称为和解剂。本方还可用于疟疾产褥风、四肢烦热者；月经前后，寒热往来、神情失常者；郁怒向胁满者；虚劳瘀核之有寒热者。

本方亦可治伤寒热入血室证，如有热伤阴血的表现，可加生地、丹皮以凉血养阴；如瘀血互结，少腹满痛，可去参、甘、枣之甘壅，加下瘀血汤（桃仁、大黄、地鳖虫）祛瘀止痛；若散寒者，加肉桂以祛寒；气滞者，加香附、枳壳以行气。

病例75

刘× 女，32岁。

下午高热，39℃，白细胞2000/立方毫米，血小板少，脾肿大，面黄，血压94/60毫米汞柱，心率94次/分，下肢有紫斑，舌质淡，脉弱。

柴胡15克 黄芩9克 青蒿15克 鸡血藤30克 羊蹄根30克 黄芪9克 坎炁1条 丹皮9克

服药5剂，体温降至37℃，白细胞2500/立方毫米，血小板56000/立方毫米，但头痛便秘，上方加栝楼仁9克，花生衣3克，野山参1.5克，望江南15克，续服5剂后，大便通头痛解，白细胞增至3000/立方毫米，血小板80000/立方毫米，下肢紫斑减，续服10剂后，白细胞增至4000/立方毫米，血小板12万/立方毫米，紫斑全退，痊愈。

按 本例高热，取小柴胡汤柴胡、黄芩相须为用，再辅以青蒿退热。扶正加鸡血藤、羊蹄根、花生衣有增加白细胞及血小板作用，但必须与参、芪及坎炁扶正固本药同用，效果方显著。

病例76

李× 女，52岁。

感冒已2天，开始有寒热，自服克感敏后热度退，但现口苦，头晕目眩，胸闷纳差，舌苔白，脉弦。投小柴胡汤。

柴胡15克　黄芩9克　姜半夏9克　党参9克　甘草6克　生姜3片　大枣4枚　方3剂

按　本例口苦、纳差，少阳病之二证已具。方证契合，其病速愈。

病例77

于×　男，42岁。

1972年胆囊造影，轮廓清楚，影宽3.4厘米；总胆管显影正常。肝功能正常，目前胆区胀，反射到两胁及后背两肩，头部两侧痠痛。

柴胡15克　黄芩9克　太子参9克　姜半夏9克　生姜3片　大枣3枚　甘草3克　白芍15克　郁金30克　山栀9克　元胡15克　旋覆花9克（包）　方5剂

按　本例胆囊炎辨证亦属于少阳证，故以小柴胡汤加减，佐以郁金、山栀促进胆汁分泌，俾细砂容易从胆总管排到肠内，再排出体外。药后显著缓解。

病例78

贺×　女，22岁。

病疟已3日，发作时热多寒少，其热间日而作，苔腻，脉弦，用小柴胡汤加减。

柴胡15克　黄芩9克　青蒿9克　姜半夏9克　常山6克　草果6克　甘草3克　生姜3片　大枣4枚　方3剂

按　本例病疟，用小柴胡汤，去参加青蒿、常山、草果。据现代药理研究：此三味药均有截疟作用，药后病愈，未再复发。

【研究】本方具有抗炎作用，其效力强于单味柴胡，以抗肉芽增生的抑制作用较强，而抗渗出作用较弱〔《日本东洋医学杂志》1971，22（3）：28〕。

柴胡复方制剂对四氯化碳等多种实验性肝损伤有较好的保护作用〔《吉林中医药》1983，（1）：39〕。最近有人从酶和肝细胞超显微结构的变化探讨了小柴胡汤对肝功能的影响。结果表明，小柴胡汤可降低大鼠肝匀浆的葡萄糖－6－磷酸酶、

NADPH 胞嘧啶还原酶和琥珀酸胞嘧啶还原酶活性，后者更为明显。小柴胡汤可使动物肝细胞的超显微结构发生改变，如线粒体发生聚集，线粒体占细胞质容积的体积和密度比对照组明显降低〔《药学杂志》1980，100（6）：602〕。又小柴胡汤能提高胆汁中胆酸及胆红素的含量，增大胆固醇－胆盐系数；并可促进胆汁分泌，增加其排泄量，共同起利尿作用〔《中成药研究》1984，（4）：30〕。

小柴胡汤对实验性肝损伤的效应，与祖国医学对本方“调肝散郁”的提法相符。亦证明临床应用小柴胡汤治疗肝炎、胆囊炎等疾病是有其药理学根据的。

小柴胡汤的抗菌实验证明，对金黄色葡萄球菌、白色葡萄球菌、甲型链球菌、乙型链球菌、大肠杆菌、伤寒杆菌、变形杆菌及粪产碱杆菌等均为不同程度的抑制作用〔《河北中医》1980，（2）：46〕。小柴胡汤临床研究表明，少阳证多数为感染性疾病〔《云南中医杂志》1980，（1）：25〕，此为治疗少阳感染性疾病依据之一。

干扰素是肝炎病毒增殖的抑制或排除剂之一，最近干扰素的诱导剂受到注意。据报告小柴胡汤及甘草甜素制剂有诱导干扰素的作用。

目前认为，对肝细胞膜上肝特异性抗原的机体免疫反应，是慢性肝炎发病和进展的重要因素。最近沟口氏等报告：柴胡皂苷在试管内能抑制由于 ADCC（抗体依赖性细胞介导的细胞毒）所致的肝细胞损害，并且发现小柴胡汤等在试管内及体内对抗体的产生均有较强作用。对慢性病毒性肝炎虽然用强的松龙及左旋咪唑等免疫调节剂，但有副作用。用小柴胡汤和柴胡皂苷对机体免疫活性细脑功能的调节，并未见有类固醇激素样的严重副作用。

柴胡皂苷及小柴胡汤的生理、药理方面归纳如下作用：（1）蛋白合成促进作用（肝）；（2）糖原增量作用（肝）；（3）高脂血症改善作用；（4）小细胞体系酶活性抑制作用；（5）抗体产生系统的修饰；（6）干扰素的诱发作用；（7）肝细胞再生促进作用；(8) 脂肪肝改善作用；(9) 抗炎症作用；(10) 抗变态反应作用；(11) 实验性肝损害（药剂、免疫学的）的抑制；(12) 抗应激性溃疡等〔《国外医学中医中药分册》1986，8 (1)：3〕。

近年有人对小柴胡汤进行了药理研究，发现小柴胡汤有较强的抗组织胺的作用。若将小柴胡汤分为两部分，一为人参（该实验用人参）与甘草；一为黄芩、半夏、生姜、大枣（称小柴胡汤减味）；同时还证明两组药作用均低于原方。说明小柴胡汤的配伍，在抗组织胺的作用方面，有协同作用〔李向中《中医学基础》1983，217〕。

柴胡加芒硝汤（《伤寒论》）

【方药组成】 柴胡 9 克　黄芩 3 克　人参 3 克　炙草 3 克　生姜 3 片　大枣 4 枚　半夏 3 克　芒硝 6 克

【适应证】 治阳明病潮热，大便溏，小便利，胸胁满而不去。先服小柴胡汤一剂乃进。

【方解】 吕榛村说："潮热因为内热之候，但其人业已微利，是里气已通。特因下不如法，故腑邪未解。其柴胡证之未罢者，亦已用小柴胡以解外，此外更无须柴胡之全剂，故复减其分量，而但加芒硝微通其滞，此剂之最轻者。"

本方是取小柴胡汤的小剂量再加入芒硝，皆少阳、阳明同治之方，不用大柴胡汤者，以中气已虚。

【应用】 本方可用于少阳、阳明合病，而大便燥结不通之证。按：柴胡本身略有通便作用，得芒硝盐类泻下药软坚通便。观分量轻，治证亦轻，可用于老年虚人。

柴胡加龙骨牡蛎汤（《伤寒论》）

【方药组成】 柴胡 12 克　黄芩 4.5 克　人参 4.5 克　甘草 4.5 克　生姜 3 片　茯苓 4.5 克　铅丹 4.5 克　龙骨 4.5 克　牡蛎 4.5 克　大黄 6 克　半夏 4.5 克　大枣 6 枚

【适应证】治伤寒八九日，下之，胸满烦惊，小便不利，谵语，一身尽重，不能转侧者。

【方解】尤在泾说："伤寒下后其邪有散漫一身者，如此条所云诸证是也。胸满者，邪痹于上。小便不利者，邪痹于下。烦惊者，邪动于心。谵语者，邪结于胃。此病之在里者也。一身尽重，不可转侧者，筋脉骨肉并受其邪，此病之在表者也。夫合表里上下而为病者，心兼阴阳合散以为治。方用柴胡、桂枝以解其外而除身重，龙、蛎、铅丹以镇其内而止烦惊，大黄以和胃气，止谵语，茯苓以泄膀胱，利小便，人参、姜、枣益气养营卫，以为驱除邪气之本也，如是，表里虚实，泛应曲当，而错杂之邪，庶几尽解耳。"

徐灵胎说："此乃正气虚耗，邪已入里，而复外扰三阳，故现证复杂，药亦随证施治。""此方能下肝胆之惊痰，以之治癫痫必效。"

【应用】本方可用于癫痫发狂，恐惧猜疑，抑郁迷惘之症，而且能治精神分裂症，小儿舞蹈病，小儿惊痫，食厥，热厥之证，也可用于热病之惊狂不安，疟疾之谵妄及遗精心悸者。

病例 79

甘× 男，34 岁。

素患恐惧猜疑易怒，精神病发作时，詈骂打人，狂躁奔走。面赤目红，便秘（三四日大便一行），溲赤，舌右边有瘀点如黑豆，脉弦细。拟以柴胡加龙骨牡蛎汤加减：

柴胡 9 克 龙胆草 3 克 山栀 9 克 黄芩 9 克 大黄 9 克 桃仁 9 克 龙骨 15 克 牡蛎 30 克 生铁落 9 克 生姜 3 片 大枣 6 枚 方 5 剂

月余来院门诊，家属说药后未发作，唯易烦躁，续给甘麦大枣汤和磁石、五味子等常服，已一年未复发。

按 本案辨证为肝胆实火。故以柴胡加龙骨牡蛎汤及龙胆泻肝汤加减。以柴胡、龙胆、山栀、黄芩泻肝胆实火为主药。大黄泻热通便；桃仁祛瘀生新；加生铁落、龙骨、牡蛎重镇安神为辅。果药后语言不乱，诸症渐趋正常，随访一年未发。

病例80

梁× 女，17岁。

面色㿠白，两胁胀痛，心悸易惊，入睡时尤甚，常因惊惧不能入寐，心悸闻响声增剧，恐人欲捕之，口苦，大便干结，小便短赤，舌苔薄白，脉细弦。以柴胡加龙骨牡蛎汤加减。

柴胡12克　黄芩6克　茯苓9克　酸枣仁15克（打碎）甘草4.5克　生姜3片　龙骨18克　牡蛎30克　广丹1.5克（先煎）　大黄6克　半夏30克　方7剂

药后入睡时不惊恐，两胁平，心悸已。

按　本例两胁胀痛，口苦，脉细弦，属少阳证。口苦，大便干结，小便短赤，属于内热。治宜和解泻热，重镇安神。故以柴胡加龙骨牡蛎汤，去参、枣，重用半夏、加重枣仁有安神镇静作用。

【研究】近代医家不少人用本方治疗甲状腺机能亢进，高血压病，动脉硬化，脑出血，心绞痛，心脏神经官能症和心瓣膜病等多种与心血管有关的疾病，临床效果甚好。探讨其实验研究和作用机理。给家兔点滴儿茶酚胺（简称CA）持续一周后导致严重心血管功能障碍：心输出量减少，心脏指数和心肌收缩能力显著降低等，发生左心衰和肺水肿。组织学上可见心肌出血、心肌纤维变性坏死和肺瘀血、渗出等损伤。柴胡加龙骨牡蛎汤可有效地保护机体抵抗CA的心血管损伤作用。据报告：原发性高血压、甲亢、动脉硬化、冠心病、心肌梗死等疾病发生、发展及预后都与循环CA水平的增加有关或心血管对CA的反应性增加有密切关系。因而，防止循环CA对机体心血管的损伤作用，可能是柴胡加龙骨牡蛎汤治疗高血压等心血管疾病的重要机制之一〔《中医杂志》1985，(1)：60〕。

柴胡桂枝汤（《伤寒论》）

【方药组成】柴胡12克　桂枝4.5克　黄芩4.5克　甘草

3克　芍药4.5克　半夏4.5克　人参4.5克　生姜3片　大枣4枚

【适应证】伤寒发热微恶寒，支节烦痛，微呕，心下支结，外证未去者。

【方解】唐宗海说："发热恶寒，四肢骨节疼痛，即桂枝证也。呕而心下支结，即心下满，是柴胡证也。外证未去句以明柴胡证是病将入内，而桂枝证尚在，不得单用柴胡汤，宜合桂枝汤治之，义极明显。"

【应用】本方是治太阳证而兼少阳证而设。可用于疟疾，寒疝腹中痛者；妇人不明原因之发热，经前后发热腹痛者；癫痫。

病例81

容×　女，31岁。

发热一个月，午后尤甚（体温39.5℃）。先发热后怕冷汗出，头眩，口干苦，胸闷，喜饮，少食，大便每周一次，粪如粒状，脉细，舌尖偏红，但湿润。此为"三阳合病"，宜三阳病合治。

桂枝9克　白芍9克　柴胡9克　黄芩9克　苦参9克　知母9克　生大黄9克（后下）　芒硝9克　玄参9克　石膏30克　方3剂

药后，诸症悉减，去芒硝，续方2剂，病即痊愈。

按　舒弛远说："伤寒六经可统百病，不拘何病，凡见少阳证即从少阳治，见阳明证即从阳明治，见二三经之病，即给二三经同治"。本案发热怕冷汗出为太阳证；头眩，口干苦、胸闷、少食为少阳证；又此人有口渴喜饮，为阳明经热，便结潮热为阳明腑实。故辨证为三阳合病。方取桂枝汤主药桂枝、白芍，解太阳表证；取小柴胡汤主药柴胡、黄芩和解少阳；取白虎汤主药石膏、知母配苦参清阳明经热；又取承气汤主药生大黄、芒硝，通阳明腑实，由于药证相符，故疗效显著。

【研究】据日人从事柴胡桂枝汤的神经药理学研究报告：为了探求其作用原理，用柴胡5克，黄芩3克，半夏5克，芍药 6 克，桂枝 2 克，人参 3 克，甘草 1.5 克，生姜 2 克，大枣 4 克制成浸膏，经减压、冻结、喷雾等干燥法制成粉剂，配成 2% 的溶液，经大量动物实验证明能抑制诱发痉挛剂——PTZ (戊四氮与乙酰胆碱) 所致的蜗牛食道下神经节细胞的电位变化〔《东洋医学》1978，(1)：24〕，〔《Planta Medica》1978，(3)：294〕，使蜗牛神经细胞的自发放电消失，并对诱发痉挛剂——PTZ 引起的除极相有显著的抑制作用〔《生药学杂志》1975，(2)：160〕，〔《东洋医学》1978，(1)：66〕。再以柴胡、桂枝、芍药、生姜四种单味混合液体同样试验，结果也能抑制 PTZ 引起细胞内电位变化。据此推测，柴胡桂枝汤的抗癫痫作用，至少柴胡、桂枝、芍药、生姜可能起重大作用〔《汉方研究》1975，(5)：148〕。

柴胡桂枝汤对病态动物模型有一定影响。应用减压干燥法把该方剂制成浸膏，以每次每公斤体重 4 克的剂量，给电击致痉挛的温血动物口服，发现有抗痉挛作用〔《汉方研究》1975，(1)：29，(5)：148，(12)：438〕。

管谷氏研究证实，0.2% 桂皮醛溶液、0.7% 柴胡皂苷溶液，即可抑制蜗牛神经细胞去极相而呈现抗致痉作用。从以上研究结果可以推测，柴胡桂枝汤治疗癫痫等神经系统疾病的有效成分可能主要是桂皮醛、柴胡皂苷〔《生药学杂志》1978，32 (4)：373〕。

据相见三郎氏观察 433 例的癫痫患者，多有胸胁苦满，腹肌痉挛等腹症，约占 68%，用柴胡桂枝汤后治愈 115 例，79 例显著好转。相见三郎又观察内服柴胡桂枝汤可使癫痫病患者的脑电波改善〔《汉方研究》1976，(9)：346〕。又在 181 例经脑电图检查的患者中，其中临床资料完整者为 123 例，有 46% 患者临床发作消失，脑电图上的癫痫波也消失；38% 的患者脑电图虽有癫痫波，但临床发作已消失〔《汉方研究》1977，(3)：24〕。

据研究桂芍镇痫片是参照柴胡桂枝汤制成片剂，据治疗癫痫的临床观察，经 36 例治疗，16 例有效〔《中成药研究》

1982，(12)：20〕。

柴胡桂枝干姜汤（《伤寒论》）

【方药组成】柴胡9～24克 桂枝9克 黄芩9克 干姜6克 牡蛎6克 甘草6克 花粉12克

【适应证】1. 胸胁满微结，小便不利，渴而不呕，但头汗出，往来寒热，心烦者。

2. 治疟疾寒多微有热，或但寒不热。

3. 虚劳寒热，痈疽脓毒经久不愈而有寒热者。

4. 经前后发热如疟谵语者，或产后恶露不行而发热者。

【方解】本方系由小柴胡汤化裁而成。柴、芩合用，和解少阳之邪，心烦不呕而渴，故去参、夏加花粉。胸胁满而微结，故去枣加牡蛎。小便虽不利，而心下不悸，故不去黄芩，不加茯苓。虽渴而表未解，故不用参而加桂枝，并以干姜易生姜，散胸胁之满结。

【应用】本方后世通用于寒多热少，或但寒不热的疟疾。并常用于柴胡汤证兼津亏而有痰饮内结、冲逆作痛者，辨证以胸胁痞满为主或兼口渴腹痛而胸腹不结硬者。

病例82

兰× 女，36岁。

患乳癖已一年。近年来发现乳房有明显肿块，经前胀痛加剧，肿块胀大。随情绪的郁闷及舒畅，胀痛加重或减轻。口苦，两胁胀满。舌胖苔白有津，脉弦滑。辨证为肝郁气滞，痰湿凝结而成乳癖。以柴胡桂枝干姜汤加味。

柴胡9克 黄芩9克 干姜6克 桂枝6克 夏枯草15克 天花粉15克 牡蛎30克 甘草6克 方7剂

服上方21剂后，乳癖全消，完全痊愈。

按 本案乳癖胀痛，口苦，两胁胀满，脉弦，属于少阳病。辨证为肝郁气滞，痰湿凝结，而成乳癖，治宜疏肝清热，温化痰湿，软坚散结。以柴胡桂枝干姜汤加夏枯草。柴胡、黄芩加夏枯草有疏肝清热作用；桂枝、干姜有温化痰湿作用；牡蛎与夏枯草及天花粉同用，有软坚散结作用。

大柴胡汤（《伤寒论》）

【方药组成】 柴胡 9 ~ 30 克　黄芩 9 克　芍药 9 克　半夏 9 克　生姜 3 片　枳实 9 克　* 大黄 6 克　大枣 4 枚

【适应证】 1. 柴胡汤证而心下急，郁郁微烦，心下痞硬而痛，腹满，大便不通。

2. 按之心下满痛者，此为实也，当下之，宜大柴胡汤。

【方解】 本方为少阳、阳明二经并病的立方，既曰小柴胡汤证治少阳证，但又有大便秘结、苔黄等证。所以即用小柴胡汤去人参、甘草，加大黄、枳实、芍药而成。大黄配枳实攻阳明实热、大便秘结；又大黄配芍药治腹中实痛。所以诸药合用，共奏和解少阳、泻下阳明之功。

【应用】 本方可通治下痢身热腹胀、舌黄口燥者；疟疾热多寒少、大便秘结者；热病里实谵语者；痫狂抑郁而胸胁满者；黄疸发作而右胁剧痛者；寒热往来、胸闷气急疼痛者。

病例 83

谈×　女，59 岁。

患慢性胆囊炎已 3 年，恶心，食欲不振，胆区胀痛，反射到两胁及后背两肩，头两侧酸痛，腹部胀满，大便秘结，三日未解。舌苔黄甚厚，脉弦数。投以大柴胡汤加味。

柴胡 15 克　黄芩 9 克　姜半夏 9 克　白芍 15 克　生姜 3 片　枳实 9 克　大黄 6 克　郁金 30 克　金钱草 30 克　大枣 5 枚　方 5 剂

药后疼痛缓解。

按　胁痛，恶心，头两侧酸痛，均为热郁少阳。腹胀，大

---

* 注：大柴胡汤首见于《伤寒论》，但方中无大黄，可能为转抄脱漏所致。

按　《金匮玉函经》及《金匮要略》所载大柴胡汤均有大黄。否则就谈不上“下之则愈”了！

便秘结，乃阳明腑气不通，用大柴胡汤，和解泻下并施，宜乎取效也。

病例 84

袁× 女，20 岁。

胆道蛔虫症，9 岁时已发过，13 岁时又发一次，这次发作，寒热交替，口苦，胃脘及右胁胀痛，乍轻乍剧，发作时周身大汗淋漓，呕吐，胃脘钻痛，大便三日秘结，舌红苔根白腻，脉弦数，以大柴胡汤合乌梅丸意加减。

柴胡 9 克 黄芩 9 克 枳实 9 克 大黄 9 克 芍药 9 克 大腹子 9 克 大腹皮 9 克 郁金 9 克 川椒 6 克 半夏 9 克 黄柏 6 克 乌梅 15 克 方 5 剂

按 本例寒热又胁痛，呕吐，口苦，证属少阳，又兼大便秘结，脘腹胀痛，兼有阳明里实，故投以大柴胡汤和解少阳兼泻里实。根据蛔虫“得酸则静，得苦则下，得辛则伏”，故佐以乌梅安蛔，川椒制蛔，芩、柏味苦，能使蛔虫下行，属标本兼顾之法。果药后，寒热退，排出蛔虫多条，胃脘胁痛大减。

【研究】大柴胡汤临床用于胆道系统急性感染，胆石症、急性胰腺炎、胃及十二指肠穿孔、慢性肝炎等，只要出现适应此汤的证候，临床应用，往往收效。大柴胡汤治疗胆、胰、溃疡病穿孔而免手术治疗，这对世界医学实为一大贡献。

关于本方的药理研究：复方大柴胡汤（柴胡 25 克、白芍 25 克、黄芩 15 克、枳壳 15 克、木香 25 克、元胡 15 克、大黄 40 克、金钱草 50 克）经狗实验证明，此方具有明显的利胆和降低括约肌张力的作用，而且并不抑制括约肌的运动机能。这对解除胆汁、胰腺的瘀滞无疑是有利的。由于它能使括约肌放松，再加上其显著的利胆作用，通过“内冲洗”又会有助于炎症、感染的消退。如此实验研究为大柴胡汤化裁治疗气郁（滞）型胆、胰疾患提供了论证。以大柴胡汤而言，大黄的利胆作用最强，白芍有类似大黄的利胆效应。正交试验，仍提示全方的作用比各个拆方为强，各药之间可能存在着交互作用〔《上海中医药杂志》1981，（1）：44〕。

大柴胡汤复方的药理作用据研究主要是利胆、降低括约肌张力，但其清热、通里、缓急的药理作用亦不可忽视。

四逆散（《伤寒论》）

【方药组成】 柴胡　白芍　枳实　甘草各等分

【适应证】 治少阴病，四逆（指热厥），泄痢下重，其人或咳，或悸，或小便不利，或腹中痛者。

【方解】 方中柴胡和白芍能疏肝解郁止痛。枳实和芍药相配，枳实收缩内脏平滑肌，芍药弛缓内脏平滑肌，一弛一收，起到调节作用。芍药配甘草可以缓急止痛，全方有调肝理脾、解郁缓急的作用。郁得舒则阳气透达而厥逆自愈，急得缓则拘挛可舒，俾阳气透达而厥逆自愈。

【应用】 本方除用于肝郁热厥之证，尚可用于肝脾失调或气机阻滞的多种疾患，如胃痛、蛔厥、胆囊炎、肋间神经痛、肝硬化、慢性肝炎、慢性腹泻、痢疾、乳胀及月经不调等。

病例 85

吴×　男，45 岁。

胃脘疼痛已数月，食后即胀，作呕，口苦。屡治未效。伴有胁痛，苔黄腻而厚，脉弦。用四逆散加味。

柴胡 9 克　白芍 9 克　枳实 9 克　半夏 9 克　神曲 9 克　山楂 9 克　厚朴 6 克　嫩苏梗 15 克　方 3 剂

服药后疼痛消失。

按　本例口苦、胁痛为肝气横逆，胃痛、作呕作胀，属肝气犯胃，治宜疏肝理气，消滞和胃。以四逆散去甘草疏肝理气，加厚朴消胀，半夏与苏叶相配止呕，神曲及山楂消滞，嫩苏梗和胃理气畅中。

病例 86

归×　女，43 岁。

患慢性肝炎已 3 年，胁肋隐痛，口干，心烦，有内热，食少，腹胀，便溏，舌红少苔，脉细弦，锌浊度 18。以四逆散加味：

柴胡9克　白芍9克　枳实9克　甘草3克　白术9克　茯苓9克　当归12克　生地12克　丹皮6克　连翘6克　方7剂

药后诸症显著改善，续方7剂，诸症悉平，锌浊度下降到9。

按　本例慢性肝病，见胁肋隐痛，阴虚内热，则为血不养肝所致。本例兼见肝气犯脾。故治疗用四逆散加味，加当归、生地所以养血柔肝，加苓、术所以健脾。佐以丹皮、连翘可清肝热，二者合用有降低锌浊度作用。

病例87

任×　男，58岁。

两胁胀痛，肝区刺痛，腹胀，舌右侧有瘀斑，脉细弦。西医诊断为早期肝硬化，以四逆散及桂枝茯苓丸加减：

柴胡9克　延胡9克　桂枝9克　桃仁9克　枳壳6克　香附6克　九香虫3克　方7剂

药后疼痛减轻，续方7剂。

按　本例早期肝硬化，血瘀气滞明显。故用四逆散之半加香附治胁痛腹胀。加桂枝茯苓丸活血化瘀。延胡及九香虫为治疗肝痛的有效药物，全方药证相符，终于取得满意的疗效。

病例88

梅×　女，27岁。

正值经行，骤遇怫逆，从此经少而少腹胀痛，脉弦，舌淡。以四逆散加味。

柴胡9克　白芍9克　香附9克　枳实9克　当归9克　川芎6克　甘草3克　方7剂

药后经多，腹胀减，续方7剂治愈。

按　本例经少而少腹胀痛，为木不条达所致。故用四逆散加香附疏肝理气。又白芍加当归、川芎，和血生血。全方疏肝和血，卒获痊愈。

病例 89

殷× 男，37 岁。

患肋间神经痛已一周，服西药止痛片无效，现胸肋疼痛，痛时自汗淋漓，四末不温。现呼吸气逆不畅，食后中脘胀闷，大便间日一行，苔薄黄，脉弦。以四逆散及瓜蒌薤白汤加减。

柴胡 9 克　白芍 9 克　枳实 9 克　薤白 9 克　全瓜蒌 15 克　嫩苏梗 15 克　方 3 剂

进 1 剂胸闷已舒，疼痛大减，再剂则痊愈。

按　本例肋间神经痛，证为肝气横逆，胸阳不畅，气机运行失常。以四逆散疏肝理气，加瓜蒌薤白汤宽胸通阳，由于药证相符，故其病速愈。

病例 90

梅× 女，23 岁。

每值经行，胁痛乳胀，经来少腹胀痛，若遇怫逆，疼痛更剧，此木不条达，宜疏肝理气，用四逆散化裁。

柴胡 6 克　白芍 9 克　枳壳 9 克　川楝子 9 克　醋制延胡 9 克　青皮 6 克　制香附 6 克　方 5 剂

经来前一周服，果胀痛全消。

按　本案木不条达，故见胁痛、乳胀、少腹胀痛。所以治用疏肝理气法，用四逆散与金铃子散加减，加青皮、香附，所以畅利气机。此证现代医学称为“经期反应症”，多与内分泌紊乱有关。

十一、泻心汤类

方剂	药物组成	加	减	适应证
半夏泻心汤	半夏9克，黄连3克，黄芩9克，人参9克，干姜9克，炙甘草6克，大枣4枚			呕而发热，心下痞硬，腹中雷鸣呕哕者，也可治泻痢初起，休息痢，水泻时作时止
生姜泻心汤	本方	生姜9～12克	干姜6克	同上证又胁下有水气，干呕食臭者
甘草泻心汤	本方	炙甘草6克		胃气虚弱，心下痞硬而满，干呕心烦不得安
干姜黄芩黄连人参汤	本方	黄连6克	大枣4枚，半夏9克	上热下寒，寒格食入口即吐者；也可治噤口痢
黄连汤	本方	黄连3～6克，桂枝9克	人参3克，黄芩9克	上热下寒，以腹痛下利，呕逆为辨
大黄黄连泻心汤	本方	大黄6克	半夏9克，黄芩6克，人参9克，干姜9克，甘草6克，大枣4枚	心下痞，不恶寒，反发热，或心火亢盛，吐衄不止

续表

方剂	药物组成	加	减	适应证
附子泻心汤	大黄黄连泻心汤	附子6克		心下痞，大便硬，心烦复恶寒汗出者
小陷胸汤	黄连6克，半夏9克，瓜蒌实30克，			痰热互结之胸脘痞满证
白头翁汤	白头翁15克，黄柏9克，黄连6克，秦皮9克			热利下重

半夏泻心汤（《伤寒论》）

【单味药药理研究】

黄连

本品系毛茛科植物黄连 Coptis chinensis Franch.；三角叶黄连 C. deltoides C. Y. Cheng et Hsiao、峨嵋连 C. omeiensis（Chen）C. Y. Cheng 及云连 C. teeta Wall. 的根茎及根。

一、《神农本草经》记载：“味苦寒，主热气，目痛，眦伤，泣出，明目，肠澼，腹痛，下利，妇人阴中肿痛。”

热气，目痛：指眼睛患炎症，红肿热痛。

眦伤，泣出：指眼睛受伤后流泪。

肠澼，腹痛，下利：指急性胃肠炎或痢疾引起腹痛。

二、仲景之应用考证

《药征》：“主治心中烦悸，旁治心下痞，吐下腹中痛。”

三、后世医家之应用

《别录》：“主五脏冷热，久下泄澼脓血，止消渴，大惊，除水利骨，调胃厚肠，益胆，疗口疮。”

《本草拾遗》："羸瘦气急。"

《大明本草》："治五劳七伤，益气，止心腹痛。惊悸烦躁，润心肺，长肉止血，天行热疾，止盗汗并疮疥，猪肚蒸为丸，治小儿疳气，杀虫。"

元素说："治郁热在中，烦躁恶心，兀兀欲吐，心下痞满。"

《珍珠囊》："其用有六：泻心脏火，一也；去中焦湿热，二也；诸疮必用，三也；去风湿，四也；治赤眼暴发，五也；止中部见血，六也。"

好古说："主心病逆而甚，心积伏梁。"

《本草纲目》："去心窍恶血，解服药过剂烦闷及巴豆、轻粉毒。"

士材说："治火之主药。"

黄连苦寒，为清热燥湿药，兼有解毒作用。其配伍举例如下：

单味黄连可治疗湿热蕴结大肠之泄泻、痢疾，疗效最佳，如《千金方》单用之。黄连小量应用，尚有健胃功能。

泄痢而发热甚者，配伍黄芩、葛根，以增强其解毒退热功能，如葛根芩连汤。

下痢里急后重，配伍木香为香连丸。

黄连配伍大黄，黄芩可泻脾胃之湿热，如泻心汤。

黄连配伍吴茱萸为左金丸，可治肝火犯胃。

黄连配伍阿胶、白芍，鸡子黄等以滋养阴血，清心安神，如黄连阿胶汤。

黄连配伍黄芩、黄柏，栀子为黄连解毒汤，治三焦热盛、火毒疮痈之症，近年来用于败血症，也有较好效果。

四、黄连的药理作用

（一）抗菌、抗病毒及抗原虫作用：黄连的有效部分是生物碱，以小檗碱（或黄连素）为其主要成分。体外抑菌试验证明：

1. 黄连或小檗碱对史氏、志贺氏、福氏痢疾杆菌，霍乱弧菌，白喉杆菌，百日咳杆菌，伤寒杆菌，结核杆菌，溶血性链球菌，肺炎双球菌和一些真菌（白色念珠菌）均有明显的抑制作用。黄连的抗菌作用，为《本经》记载治肠澼、腹痛、下痢，提供药理根据。

2. 实验证明，小檗碱在犬体内或体外能增强白细胞吞噬金黄色葡萄球菌的能力，使濒于败血症的狗免于死亡，这启示黄连的清热解毒作用还值得从增强机体免疫功能进行探讨。临床上黄连配伍应用于胃肠道感染、上呼吸道感染和其他细菌感染的疾患有显著疗效。

3. 实验证明，某些细菌如金黄色葡萄球菌、溶血性链球菌与福氏痢疾杆菌对小檗碱极易产生耐药性，而用黄连配成复方，如黄连解毒汤时，则耐药性大大降低。

4. 黄连50%煎剂，用鸡胚接种法证明，对多种流感病毒有明显的抑制作用，对钩端螺旋体及滴虫有杀灭作用。无论体内或体外均有抗阿米巴原虫的作用。

（二）利胆作用：小檗碱能增加胆汁分泌，临床上治疗慢性胆囊炎及化学中毒性肝炎患者。小檗碱的利胆作用，证实了《别录》记载黄连“益胆”的科学性。

（三）降血脂作用：家兔喂饲胆固醇或切除甲状腺后引起的血清胆固醇升高，给予家兔口服黄连的热水浸液，有降低血脂作用。

（四）降压及扩张冠状动脉作用：无论静脉注射或腹腔注射或口服小檗碱，对麻醉的犬、猫、兔或不麻醉的大白鼠，均可引起血压下降，但持续时间不长，重复给药无增强作用及耐受现象。小剂量小檗碱可使心脏兴奋，并扩张冠状动脉及内脏血管，使血压下降。

（五）健胃作用：小檗碱可以增强注射毛果芸香碱引起的唾液分泌，对离体兔肠有增加乙酰胆碱的作用，都可能与健胃作用有关。

（六）对平滑肌的作用：小檗碱仅对血管平滑肌有松弛作用，但对子宫、膀胱、支气管、胃肠道平滑肌却具有兴奋作用。

（七）镇静作用：小檗碱口服有一般的镇静作用，临床上常与肉桂配伍治疗心肾不交，怔忡不寐。

【方药组成】半夏9克　黄连3克　黄芩9克　人参9克　炙甘草6克　干姜9克　大枣4枚

【适应证】1. 心下痞硬，腹中雷鸣呕哕者。

2. 胃气不和，症见心下痞满而痛，或干呕，或呕吐，肠鸣下利。

【方解】王旭高说："胃居心下，'心下痞'，即胃痞。泻心者，实泻胃也。泻心者必以苦，故用芩、连；散痞者必以辛，故用姜、夏。欲交阴阳、通上下者，必和其中，故用参、草、大枣。"所以方中寒热并用，补泻兼施，以使脾胃之气调和，则心下痞自已。

【应用】本方尚可通治泻痢初起，休息痢，水泻时作时止，疝瘕积聚，水饮而呕哕或下利者。近代本方用治急性胃肠炎症，见呕吐、肠鸣、腹泻、腹胀，舌苔黄而脉弦数者。

病例91

谭×　男，21岁，学生。

三天来腹部胀痛不适，肠鸣音亢进，食纳不佳，时而呕吐酸水，大便稀而不畅，溲黄赤。舌苔黄腻，舌尖红，脉弦滑。证属湿热积滞肠胃，脾胃不和，以半夏泻心汤加味。

姜半夏9克　黄连4.5克　黄芩9克　党参9克　炙甘草6克　白芍15克　陈皮4.5克　生姜3片　大枣4枚　方3剂

药后腹已不痛，偶有肠鸣，大便稍溏，小便微黄，上方去白芍15克，继服3剂，痊愈。

按　本例心下痞，症见呕而肠鸣，半夏泻心汤证悉俱。方中半夏和胃降逆，用生姜易干姜者，因生姜止呕效果好，佐陈皮能理气止呕，加白芍配甘草可治腹痛，本方辛开苦降，又加党参、甘草、大枣健脾和中，使升降正常，中焦得和，则诸症自可消除。

生姜泻心汤（《伤寒论》）

【方药组成】生姜9～12克　炙甘草6克　人参9克　干姜3克　黄芩9克　半夏9克　黄连3克　大枣4枚

【适应证】心下痞硬，干噫食臭，腹中雷鸣，下利或呕吐者。

【方解】王旭高说："半夏泻心汤治寒热交结之痞，故苦辛平等。生姜泻心汤治水与热结之痞，故重用生姜以散水气。"

【应用】本方尚可通治平日痞闷或饮食嘈杂，吞酸，恶心，干噫等。

病例92

柏×　男，49岁。

患者形体瘦削，面色少华。主诉嘈杂易饥，但食后心下痞闷，觉胃部热甚，腹部常胀气并有走注之雷鸣声，大便溏薄，如此已数年，请中、西医治疗罔效。诊为胃肠机能衰弱，食物停滞，腐败成气，法宜辛开苦降，用生姜泻心汤加减。

生姜12克　甘草9克　党参9克　干姜3克　黄芩9克　黄连3克　半夏9克　大枣4枚　藿、苏梗各9克　方7剂

药后症状基本消失，唯食欲欠佳，后投以香砂六君子汤，胃纳见佳。

按　本例病情符合"胃中不和，心下痞硬，胁下有水气，腹中雷鸣，下利者。"即生姜泻心汤证。重点在散水气之痞结，故以生姜为主药，辅以半夏，宣泄胁下之水气，加用参、草、枣补益脾胃。本病属胃热痞闷，故用苦寒的芩、连以清降之。但湿浊久积之邪，又非单用苦降所能去，故又佐干姜之辛热以开发之。一苦一辛，一降一开，相互制约又相互促进，以收和胃散痞之功，加藿、苏梗理气畅中，药证相符，其病速愈。

甘草泻心汤（《伤寒论》）

【方药组成】 炙甘草12克　黄连3克　黄芩9克　人参*9克　半夏9克　干姜9克　大枣4枚

【适应证】 心下痞硬，胀满，干呕，心烦不得安，腹泻日数十行，腹中肠鸣，水谷不化。

【方解】 王旭高说："半夏泻心汤治寒热交结之痞，故苦辛平等。甘草泻心汤治胃虚痞结之证，故加重甘草以补中气，而痞自除。"本方与半夏泻心汤药味相仿，所不同的是，本方以甘草为主药，剂量12克。所以柯韻伯说："本方以君甘草者，一以泻心而除烦，一以补胃中之空虚，一以缓客气之上。"

【应用】 本方可通治走马疳和产前后糜泻等。辨证为胃素虚而为邪热所搏者。

病例93

刘×　女，63岁。

慢性泄泻已3年，常心下痞闷，肠鸣漉漉，大便溏薄，挟有白色黏液，日2~3次。若进食稍多或略进油腻发作尤剧，并有失眠、眩晕。苔白而微腻，脉细弱。西医诊为溃疡性结肠炎。证属胃虚痞结，予甘草泻心汤加味。

炙甘草12克　党参12克　黄连3克　黄芩9克　半夏9克　干姜9克　白术9克　茯苓9克　厚朴9克　大枣4枚　方5剂

服药后大便即成形，纳增，睡眠转佳，尚有眩晕。续进5剂，以归脾丸善后，随访3年，腹泻未发。

按　本例慢性泄泻多年，辨证为胃虚痞结。以甘草泻心汤及四君子汤同用重在治本，故补中消痞兼施，扶正逐邪并用，宜乎取效也。

---

* 注：《伤寒论》甘草泻心汤缺人参。但据《金匮要略》、《千金方》、《外台秘要》，甘草泻心汤都有人参9克，想系年久转抄脱落之误。

干姜黄连黄芩人参汤（《伤寒论》）

【方药组成】 干姜 6～9 克　黄连 9 克　黄芩 9 克　人参 9 克

【适应证】 下利心烦，心下痞硬或呕吐者。辨证上热下寒以心烦痞闷为主。

伤寒本自寒格，医复吐下之，寒格，更逆吐下，若食入口即吐。

【方解】《医宗金鉴》："若食入口即吐，则非寒格，乃热格也。当用干姜、人参安胃，黄连、黄芩降火也。"

柯韵伯说："凡呕家发热者，不利于香、砂、橘、半，服此方晏如。"

【应用】 本方尚可通治噤口痢。

病例 94

江×　女，32 岁。

食啥吐啥，面赤，主诉胸中火热，有气上冲，兼有腹痛下利，舌苔厚腻，脉弦。此下寒上热，投以干姜黄芩黄连人参汤。

干姜 6 克　黄连 6 克　黄芩 9 克　太子参 30 克

仅服药 1 剂，所患全失。

按　气冲上逆，面赤苔厚，胸中火热，乃胃热之证，故用芩、连清胃止呕；腹痛下利属于有寒，故用太子参、干姜健脾温中。治下寒以热，上热以寒，投以干姜黄芩黄连人参汤，药仅 1 剂即愈，效如桴鼓。

黄连汤（《伤寒论》）

【方药组成】 黄连 6～9 克　炙甘草 6 克　干姜 6～9 克　人参 6 克　桂枝 9 克　半夏 9 克　大枣 4 枚

【适应证】 1. 伤寒胸中有热，胃中有邪，腹中痛，欲呕吐者。

2. 心烦，心下痞，腹痛下利，呕逆，食欲缺乏。

【方解】柯韻伯说："胸中之热不得降，故炎上而欲呕，胃因邪气之不散，故腹中痛也。用黄连泻心胸之热，姜、桂祛胃中之寒，甘、枣缓腹中之痛，半夏除呕，有热寒相搏于中，所以寒热并用，攻补兼施。"

【应用】本方通治霍乱（上吐下泻之证），疝瘕攻心，腹痛等。总之，以辨证上热下寒，以腹痛呕逆为准。

病例 95

何× 男，49 岁。

中脘疼痛牵引右胁下，痞满不适，食后腹胀，大便常溏薄，厌油，有时呕吐，痞满腹痛更甚。经胆囊造影，诊为胆石症。脉弦，苔黄腻，拟辛开苦降，用黄连汤加味。

黄连 6 克 炙甘草 6 克 干姜 6 克 党参 6 克 桂枝 9 克 大枣 4 枚 全瓜蒌 15 克 半夏 9 克 方 5 剂

按 本例胆石症，为上热下寒，以腹痛呕吐为辨，治以黄连汤加味。黄连泻脾胃之热，姜、桂去腹中之寒，草、枣缓腹中之痛，半夏止呕，加全瓜蒌治痞满，药后诸症大减，厌油好转，饮食增加。

病例 96

曾× 男，14 岁，学生。

夏日暴饮暴食，连续腹泻两日，泻下共十余次，下利清水，同时伴有呕吐共 3 次，胸闷，腹痛，喜温痛减，舌淡苔黄腻，脉紧弦。此属上吐下泻之证，以黄连汤及芍药甘草汤加减。

黄连 9 克 厚朴 9 克 枳实 6 克 半夏 9 克 干姜 3 克 桂枝 6 克 白芍 18 克 甘草 6 克 方 3 剂

按 本例上吐下泻，寒热挟证，故以黄连汤及芍药甘草汤加减。黄连为主药，泻脾胃之热，配半夏止呕，姜、桂去腹中之寒，枳、朴宽胸理气，芍药甘草汤治腹痛，药未尽剂，泻止呕平。

大黄黄连泻心汤（《金匮要略》）

【方药组成】大黄 6 克　黄连 3 克　黄芩* 6 克

【适应证】1. 心下痞，按之濡，大便硬，不恶寒，反发热，脉关上数者。

2. 心火亢盛，吐衄不止。

【方解】王旭高说："关上脉数是心火亢盛，不得下交于阴，而中宫受其燔灼，气失升降而为痞。按之自濡，是无形者也，故独任苦寒，便可泄却，如大黄泄营分之热，黄连泄气分之热，且大黄有攻坚破结之能，其泄痞之功，即寓于泄热之内。以麻沸汤渍绞其汁，取其气不取其味，治虚痞不伤正气也。"

本方以大黄为主药，辅以芩、连，主要用于泻脾胃之湿热。李时珍说："用泻心汤，亦即泻脾胃之湿热，非泻心也。"至于《金匮要略》用本方治吐、衄，主要是通过清热降火作用，以收止血功效。因此气随血行，气火下降，血行亦趋宁静。所以前人有云："泻心即是泻火，泻火即是止血。"

【应用】大黄黄连泻心汤可广泛应用于三焦积热，如面目浮肿，口舌生疮，急性胃炎，湿热黄疸，疔疮走黄，丹毒痈肿，甚至败血症等。

病例 97

王×　男，35 岁。

患急性胃炎，觉中脘有烧灼感，痞闷，食欲减退，口苦便秘，舌红苔黄腻，脉弦数。拟清热降火。

大黄 6 克　黄连 3 克　黄芩 6 克　方 3 剂

按　急性胃炎，辨证为脾胃湿热，所以用泻心汤泻脾胃之湿热。本方有清热降火作用，故患者服后，中脘立即感觉舒适，症状显著改善。

---

* 注：《伤寒论》原方无黄芩，但据《千金翼方》注，谓此方必有黄芩，林亿亦云然，按《金匮要略》云本方亦有黄芩。想系年久转抄脱落所致。

病例98

汪× 男，65岁。

素患高血压病（220/110毫米汞柱），面红目赤，鼻衄如注，大便秘结，3日未解，舌红，脉弦大。证属肝胃火旺，治用大黄黄连泻心汤。

生大黄9克 黄芩9克 黄连3克 方3剂

1剂后鼻衄即止，大便通。3剂后血压显著下降（190/110毫米汞柱）。

按 此例肝胃火旺，迫血妄行。方仅用大黄黄连泻心汤1剂，苦寒直折，泻火除热，衄血即止。我们用大黄治疗血证的指导思想是大黄有“下瘀血”作用，同时又有诱导作用，可促进肠蠕动，引起下部充血，相对上部血流量减少，从而减轻出血，此上病下取，间接起到止血作用。据近年来实验报导，大黄本身有止血作用。

【研究】据研究黄连与黄芩及大黄复方应用，其抗菌作用超过单味黄连。实验证明，对金黄色葡萄球菌代谢的影响过程中，发现黄芩对细菌的核糖核酸（RNA）合成有抑制作用；大黄对细菌的乳酸脱氢酶抑制作用最强，黄连强烈抑制细菌的呼吸与核酸的合成，以此配伍能影响细菌的多种代谢环节，所以获得优异的抗菌效果〔《陕西新医药》1974，(3)：55〕。又复方实验研究证明，本方对弗氏痢疾杆菌、大肠杆菌均有较强的抑制作用〔《广东中医》1959，(10)：431；《第五届和汉药讨论会记录》1971，119〕，对葡萄球菌亦有抑制效能〔《中医杂志》1955，(10)：86〕。以上复方研究，为提供治疗疔疮走黄、菌痢、丹毒痈肿、甚至败血症等提供理论根据。

实验还证明三黄丸能降低正常家兔的血脂，可使喂食高胆固醇/总磷脂的比值下降至正常值；给去甲状腺家兔喂食本方（黄连、黄芩及大黄三者等量）制剂三周，能使已升高的血胆固醇/总磷脂比值转为正常，但单味黄连、黄芩和大黄都不能明显影响血中总脂质等浓度。若将黄连、黄芩为伍给予家兔，可略使血胆固醇下降。黄连和大黄相伍，能使血中中性脂肪减少。黄芩和大黄相伍，总脂和中性脂肪均见下降。三药相伍，如大黄的用量不多，降脂作用也弱，大黄的用量增大则作用较强，如三者等量（即三黄丸），其降脂作用最强〔《第五届和汉药讨论会记录》1971，35、46、123〕。

在降压方面，有人将三黄泻心汤水提取物176毫克/公斤体重喂饲给自发性高血压大鼠，3小时后，血压可明显下降，同时伴有血清总胆固醇、甘油三脂的明显下降〔《K. H. Univ O. Med. g.》1984，（7）：151〕。

据实验报告：大黄、黄连、黄芩均有利胆作用。又大黄能减轻兔因四氯化碳中毒性肝炎的病变，而对肝重量和肝功能无明显影响〔《药学通报》1982，（12）：42〕。所以本方治疗黄疸性肝炎及胆道感染等疾病有科学依据。

附子泻心汤（《伤寒论》）

【方药组成】大黄6克　黄连3克　黄芩3克　附子6克

【适应证】治心下痞，大便硬，心烦不得眠，而复恶寒汗出者。

【方解】尤在泾说：“此证邪热有余而正阳不足，设治邪而遗正，则恶寒尤甚。或补阳而遗热，则痞满愈增。此方寒热补泻并投互治，诚不得已之苦心。然使无法以制之，鲜不混而无功效。方以麻沸汤渍寒药，别煮附子取汁合和与服，则寒热异其气，生熟异其性，药虽同行而功则各奏，乃先圣之妙用也。”

【应用】本方尚可通治老人食滞瞀闷晕倒者，大便不通者，水河脉微恶寒者。

病例99

挽×　男，72岁。

半月前受凉后脘腹疼痛，不欲饮食，小便短少，下肢浮肿，某医院诊断为胃炎，治疗未效。近日心下痞闷，胀痛轻微，干呕心烦，大便已3日不解，口苦，畏寒，多汗，四肢不温，舌淡胖，苔黄腻，脉濡数。证属肾阳虚弱，脾胃湿热。拟温肾回阳，清热泻痞，以附子泻心汤加减。

附片6克　黄芩6克　黄连4.5克　大黄6克　黄芪15克　白术9克　茯苓12克　苡仁9克

进2剂药后，诸症若失，继用香砂六君子汤善后。

按　本例胃炎，辨证为热痞，但患者高龄阳虚，故用附子泻心汤，温阳扶正，清热消痞为治。加黄芪温阳益气，佐以术、苓、苡仁健脾利水。

小陷胸汤（《伤寒论》）

【方药组成】黄连6克　半夏9克　瓜蒌实30克

【适应证】痰热互结，症见胸脘痞闷，按之则痛，吐痰黄稠，舌苔黄腻，脉浮滑或滑数。

【方解】柯韵伯说：“小结胸是痰结于心下，故脉浮滑。痰结宜消，故用黄连、瓜蒌、半夏以消之。”

痰稠色黄，苔黄脉数为热痰之象，痰热内结，气郁不通故胸脘痞闷，按之则痛，治以清热涤痰，宽胸散结。方中以黄连清热泻火，辅以半夏降逆消痰，辛开苦降，二者配合，既消痰结，又开郁痞满，佐瓜蒌宽胸化痰。

【应用】本方除治痰热互结之胸脘痞满证外，通治渗出性胸膜炎、支气管炎属痰热互结者，亦可以本方加减治之。

病例100

黄×男，58岁。

咳嗽痰多，色黄稠，有时胸痛，舌质红，苔黄腻，脉滑数。证属肺气上逆，痰热互结，治以小陷胸汤加减。

全瓜蒌30克　黄芩9克　半夏9克　前胡9克　百部9克　方5剂

药后痰热清，咳平。

按　本例辨证为支气管痰热互结兼有咳嗽，治拟宣肺止咳，清热化痰。以前胡配百部宣肺止咳。加用小陷胸汤清热、宽胸散结，易黄连为黄芩者，因黄芩独清肺热。

病例101

强× 男，43岁。

喘息发作已有三年。冬重夏轻，发作时胸闷气急不能平卧，痰色黄稠，唇舌俱红，脉滑数。经某医院诊断为慢性支气管炎急性发作，为热喘，用麻杏石甘汤合小陷胸汤加减。

麻黄6克 全瓜蒌30克 黄芩9克 半夏6克 石膏24克 黄连3克 甘草6克 方5剂

按 本例证属热喘，治宜清肺平喘，宽胸豁痰，用麻杏石甘汤合小陷胸汤加减，药后喘平痰减。

白头翁汤（《伤寒论》）

【单味药药理研究】

白头翁

本品为毛茛科多年生草本植物白头翁 Pulsatilla chinensis (Bunge) Regel 的根。

一、《神农本草经》记载：“味苦温无毒，主温疟狂易寒热，癥瘕积聚瘿气，逐血止痛，疗金疮。”

温疟狂易寒热：温疟为疟疾之一，见有发狂精神症状及时寒时热现象。

癥瘕积聚瘿气：癥瘕积聚为腹内结块，瘿气为甲状腺病。

逐血止痛：下血积而止痛。

二、仲景之应用考证

《药征》：“主治热利下重也。”

三、后世医家之应用

弘景说：“止毒痢。”

甄权说：“赤痢腹痛，齿痛，百骨节痛，项下瘤疬。”

《本经逢原》：“其治温疟寒热等症，皆少阳阳明热邪固结之病，结散则积血去而腹痛止矣。”

白头翁为治痢要药，无论对菌痢及阿米巴痢疾均有效。如《伤寒论》白头翁汤适用于热痢下重或毒痢。

四、白头翁的药理作用

（一）抑菌作用：白头翁乙醇提取液，在试管中对福氏痢疾杆菌、伤寒杆菌、绿脓杆菌、枯草杆菌、金黄色葡萄球菌及大肠杆菌均有抑制作用；水浸液对多种真菌有不同程度的抑制作用。临床上用于治疗细菌性痢疾及疖痈等。

（二）抗阿米巴原虫：白头翁煎剂及其皂苷，对鼠肠内阿米巴原虫的生长有抑制作用，最低有效剂量为1.0克/公斤体重（生药）。临床上单用或组成复方治疗阿米巴痢疾获得较好的疗效。

（三）本品煎剂在试管中对阴道滴虫有杀灭作用。据报告，对七种市售的白头翁进行体外抗滴虫试验，仅毛茛科正品白头翁有效。60%乙醚浸膏或水液于5%浓度时，5分钟即可杀灭滴虫，流浸膏对阴道黏膜刺激性很大，但以丙酮、乙醚相继提取所得部分，刺激性小，对滴虫仍然有效。

秦　皮

本品为木犀科植物小叶白腊树 Fraxinus bungeana DC. 和大叶白腊树 F. rhychophylla Hance 的树皮。

一、《神农本草经》记载：“味苦微寒，主风寒湿痹，洗洗，寒气，除热，目中青翳白膜。”

风寒湿痹：相当风湿性关节炎，但后世少用。

除热：即退热。

目中青翳白膜：目中生翳，《外台秘要》单用本品煎水洗眼，治目中生翳。

二、后世医家之应用

《别录》：“疗男子少精，妇人带下，小儿痫，身热，可作洗目汤。”

甄权说：“主明目，去肝中久热，两目赤肿疼痛，风泪不止。”

元素说：“治女子崩中。”

好古说：“主热痢下重，下焦虚。”

秦皮苦寒，清热燥湿，《伤寒论》白头翁汤，即以秦皮配白头翁、黄连、黄柏，治热利下重。与黄柏、椿根白皮同用可固涩止带。又能清肝热，治目赤肿痛。

三、秦皮的药理作用

（一）七叶树素及七叶树苷对福氏痢疾杆菌、宋氏痢疾杆菌、史氏痢疾杆菌均有抑制生长的作用，其最低浓度为50~100微克/毫升，其中七叶树素对菌痢在临床上疗效良好，对合霉素、四环素类药物有抗药性病例亦有效。

（二）七叶树素和七叶树苷对大鼠由角叉菜胶所引起的实验性关节炎肿胀有抑制作用，对甲醛性关节炎也有抑制作用，并能降低小鼠、家兔、毛细血管的通透性。对大鼠和家兔还有促进尿酸排泄的作用。

（三）七叶树苷有止咳、祛痰作用，七叶树素有止咳、祛痰、平喘作用。

（四）小鼠腹腔注射或灌服其所含秦皮乙素、七叶树苷100毫克/公斤体重均能明显延长环已巴比妥的睡眠时间，前者比后者强。腹腔注射秦皮乙素100毫克/公斤体重对小鼠电休克有一定对抗作用，可延缓士的宁及戊四氮的惊厥作用。本品还具有镇痛作用，实验证明秦皮乙素的镇痛作用较阿司匹林强，但比可待因弱。

【方药组成】 白头翁15克　黄柏9克　黄连6克　秦皮9克

【适应证】 1. 热利下重者，白头翁汤主之。

2. 下利欲饮水者，以有热故也，白头翁汤主之。

【方解】《医宗金鉴》：“此热利下重，乃火郁湿蒸，秽气奔逼广肠，魄门重滞而难出，即《内经》所云：暴注下迫者是也。”

白头翁《本经》谓其主“逐血止痢”，《别录》称其“止毒痢”以白头翁凉血治痢，清热解毒为治疗热利主药。辅以秦皮涩肠清热，黄连、黄柏清热燥湿解毒，四药合用，具有清热解毒，凉血治痢之效。

【应用】本方尚可通用于一切热毒泻下，甚至疫毒痢，加阿胶甘草名曰白头翁甘草阿胶汤，治疗产后血虚热痢或热痢伤阴者。

病例 102

陈× 男，38 岁。

里急后重，滞下赤痢，半夜至就诊已十余次，略腹痛。

白头翁 18 克 黄柏 6 克 黄连 3 克 鲜马齿苋 60 克 秦皮 9 克 广木香 3 克 方 3 剂

按 赤痢为邪毒扰于血分，乃偏重于热。本例热痢下重，白头翁汤主之。里急后重，加木香理气，本“气调后重自止”的原则。药后病者可能痊愈，因病者未再复诊。

病例 103

李× 女，42 岁。

腹痛当脐，已十数日，初起下利无度，有黏液，里急后重，现势稍止，日尚有五六次，舌淡苔黄，脉弱。用白头翁汤苦寒以坚之，复加黄芪、归、芍以和之。

白头翁 9 克 秦皮 9 克 黄柏 9 克 黄连 3 克 黄芪 16 克 当归 9 克 白芍 12 克 木香 3 克 方 4 剂

按本例因已下痢十数日，久下必伤正。故用黄芪益气，归、芍养肝血以扶正，此仿张洁古治滞下赤白的芍药汤意。扶正逐邪并进，用白头翁汤及芍药汤化裁为治。药后病除，后改为健脾和中善后调理。

【研究】本方为临床治疗急性细菌性痢疾及阿米巴痢疾常用方剂。单味白头翁煎剂，能抑制阿米巴原虫的生长，对金黄色葡萄球菌、福氏痢疾杆菌、伤寒杆菌、甲型链球菌等，有较强的抑制作用。黄连、黄柏更是广谱的抗菌药物。四药配伍应用，对菌痢、阿米巴痢疾等有显著疗效。

复方实验证明，本方无论在体外或体内，对志贺氏、宋内氏及费氏痢疾杆菌，均有抑制作用，并可增强机体抗病能力〔上海市中药专题组《复方白头翁汤的综合研究》〕。临床观察亦证明，不论用白头翁汤全方或分别单用其各药，对菌痢疗效治愈率为90%~100%（黄柏治疗组有16%复发）。不但症状消失很快，且大便细菌培养转阴时间亦与磺胺组、链霉素及痢疾噬菌体组相仿〔《浙江中医杂志》1957，(6)：242〕。

十二、五苓散类

方　剂	药物组成	加	减	适应证
五苓散	猪苓9克，茯苓9克，白术9克，泽泻15克，桂枝6克			内停水湿，外有风寒，烦渴欲饮，水逆，通治水饮停蓄肠胃者
茵陈五苓散	本方	茵陈蒿30克，		黄疸病，发黄而小便不利者
猪苓汤	本方	滑石9克，阿胶9克	白术9克，桂枝6克，泽泻6克	下焦蓄热，淋病或尿血，或阴虚水肿
茯苓甘草汤	本方	甘草3克，生姜3片	白术9克，泽泻15克，猪苓9克	汗出而厥，心下悸，口不渴，并治水气亡阳之轻证
茯苓桂枝甘草大枣汤	本方	茯苓6克，桂枝6克，炙甘草6克，大枣4枚	白术9克	伤寒发汗后，脐下悸，欲作奔豚通治水气动悸，于脐下为主者
茯苓桂枝白术甘草汤	本方	茯苓3克，桂枝3克，炙甘草6克，	白术3克，泽泻15克，猪苓9克	痰饮，水肿，眩晕等证

五苓散（《伤寒论》）

【单味药药理研究】

茯　苓

本品属于真菌门的多孔菌科植物茯苓 Poria cocos（Schw.）Wolf. 的菌核，其抱松根而生者为茯神。

一、《神农本草经》记载：“味甘平，主胸胁逆气，忧恚，惊邪，恐悸，心下结痛，寒热烦满，咳逆，口焦舌干，利小便。”

胸胁逆气：可能为胸水、腹水所致的不适感。

忧恚，惊邪，恐悸：对精神病患者或失眠患者有镇静及安神作用。

心下结痛：可能指胃痛。

寒热烦满：指因寒热而引起烦满者。

二、仲景之应用考证

《药征》：“主治悸及肉瞤筋惕，旁治头眩烦躁。”

三、后世医家之应用

《别录》谓抱根者为茯神：“疗风眩，风虚，五劳，口干，止惊悸，多恚怒，善忘，开心益智，安魂魄，养精神。”其作用似偏重于精神方面，其实茯苓、茯神二物相同，应无区别。

甄权说：“开胃止呕逆，善安心神，主肺痿痰壅，治小儿惊痫，心腹胀满，妇人热淋。”

好古说：“泻膀胱，益脾胃，治肾积奔豚。”

综上所述茯苓作用有三：其一为利水渗湿；其二为健脾益胃；其三是宁心安神。

四、茯苓的药理作用

（一）*利尿作用*：以 25% 茯苓醇浸剂 0.5 克/公斤体重，连续 5 天腹腔注射于家兔，具有明显的利尿作用。五苓散（茯苓、猪苓、泽泻、桂枝、白术）或茯苓的醇浸剂灌胃，对正常大鼠也有利尿作用。曾有自愿受试者5例，口服茯苓煎剂15克后，其中4人尿量稍有增加。

（二）镇静作用：茯神煎剂腹腔注射，能明显降低小鼠的自发活动，并能对抗咖啡因所致小鼠过度兴奋作用。茯苓煎剂小鼠腹腔注射对戊巴比妥钠的麻醉作用有明显的协同作用。

（三）免疫功能：茯苓的复方（党参、白术、茯苓）煎剂内服，能使自然玫瑰花结成率及植物血凝素诱发淋巴细胞转化率显著上升，尚能显著增加血清IgG含量，表明有促进细胞免疫与体液免疫的作用。

（四）对消化系统的作用：茯苓对兔离体肠管有直接松弛作用，对大鼠幽门结扎所致胃溃疡有抑制作用，并能降低胃液分泌及游离酸含量。

（五）保肝作用：茯苓对四氯化碳所致大鼠肝损伤有保护作用，使谷丙转氨酶活力明显降低，防止肝细胞坏死。

（六）抗肿瘤作用：内含茯苓聚糖对抗肿瘤无活性。若切断其支链β-（1→6）吡喃葡萄糖，变为单纯的β-（1→3）葡萄糖聚糖（茯苓次聚糖）时，对小鼠肉瘤 S_{180} 的抑制率达96.88%。

（七）茯苓的水、乙醇或乙醚提取物，对离体蛙心有增强心肌收缩力及加速心率的作用，但另有报告，茯苓水浸液或酊剂在高浓度时，对离体蛙心有抑制作用。此外，体外抗菌试验表明，本品煎剂对金黄色葡萄球菌、结核杆菌和变形杆菌等均有抑制作用。

【方药组成】猪苓9克　茯苓9克　白术9克　泽泻15克　桂枝6克

【适应证】1. 治太阳病发汗后，汗出恶寒，脉浮，小便不利，微热消渴，及中风发热，六七日不解而烦，有表里证，渴欲饮水，水入即吐名曰水逆。

2. 通治水肿，霍乱身疼，胸中满，脐下悸，吐涎，头眩等证。

【方解】 吕槎村说:"此治太阳表病不解,邪陷入府,凡渴而小便不利者宜之,亦两解表里之法也。以其有表证,故用桂枝主表而化气。以其有里证,故用苓、泽主里而利水。水不下趋,势不上泛,故用白术奠安太阴。以土制水。此方不宜汤而宜散,以散能逗留中焦,通调水道,更借多服煖水之力,使水精四布,上输下注,热解津回,则小便利而渴自止矣。"

【应用】 本方可通用于泄利,呕吐痰水,心下痞闷,湿证小便不利,伤暑烦渴多饮溲赤,水饮停蓄肠胃者或浮肿者。总之,辨证以烦渴、小便不利、邪在中焦为主。若津液损伤阴血亏损者不用。

近来本方主要用于肾炎以及肝硬化引起的水肿,亦可用于腹部手术后因排尿功能受抑制,膀胱括约肌痉挛引起的尿潴留,以及急性肠炎的水泻、烦渴、小便不利。

病例 104

张×　女,40 岁。

面目四肢俱肿,溲少,大便不成形,低烧(37.8℃),脉浮数,苔白腻润。证属水湿停留,膀胱气化不利,投以五苓散。

猪苓 9 克　茯苓 9 克　白术 9 克　泽泻 15 克　桂枝 6 克　方 3 剂

药后,肿已退,表证不解,以四君子汤善其后。

按　本例水肿,由于脾虚运化失调,水湿泛滥而成,兼有表证。投五苓散,以桂枝解表,四苓通利小便,3 剂后尿增肿消,复以四君子汤健脾培土而巩固疗效。

病例 105

俞×　男,30 岁。

慢性肾炎浮肿已二年,近来症状加剧,四肢及腹部均见凹陷性浮肿,小溲短少,大便溏薄,腰酸畏寒,精神萎靡,面色苍白,唇淡,苔白,脉沉细。尿检:蛋白(+++),有颗粒管型。证属脾肾虚寒,水湿泛滥,以五苓散及附子理中汤加减:

附片6克　黄芪9克　党参9克　干姜4.5克　茯苓9克　猪苓9克　泽泻15克　白术9克　方14剂

另服黑大豆丸（黑大豆250克，淮山药60克，苍术60克，茯苓60克，共研细末，水泛为丸）每服6～9克，日服3次。

药后浮肿消，蛋白（+），无颗粒管型，续服黑大豆丸半斤以巩固疗效，后病者愈，未再复诊。

按　本例治则是温肾利水法，其降低蛋白尿的作用，可能与黄芪、泽泻及黑大豆丸有关。

【研究】 国内对五苓散复方的研究表明，具有明显利尿作用，且较各单味药的利尿作用都强，并能在健康人及犬、兔、大白鼠等动物实验中都可见到利尿作用，其中以五苓散及桂枝的作用最强〔《中国药学会1962年学术会议论文摘集》1963，327〕。而日本学者伊滕嘉纪则认为五苓散对于正常人或无五苓散典型脉证的患者，以及在动物实验，几乎见不到它的利尿作用〔《中西医结合杂志》1983，3（2）：121〕。

至于五苓散证的病理生理，有人认为是因为患者大量失水，而使体内渗透压调节点降低所致，因此推论五苓散的主要作用是改变渗透压感受器的渗透压特性，提高渗透压的调节点，因而使渗透压调节点转为正常的功效〔《国外医学〈中医中药分册〉》1980，（4）：39〕。最近有人提出五苓散证的发生，实际上是属于现代医学水液电解质及渗透压平衡失常的范畴〔《中西医结合杂志》1983，3（2）：121〕。

茵陈五苓散（《金匮要略》）

【方药组成】 茵陈蒿30克　五苓散

【适应证】 黄疸病，发黄而小便不利者。

【方解】 尤在泾说："此正治湿热成黄疸者之法，茵陈散热郁，五苓散湿瘀也。"

徐熔说："此表里两解之方，然五苓中有桂、术，乃为稍涉虚者设也。”我们说当系湿重，不是兼虚。方中五苓散化气行水；茵陈清利湿热，适用于小便不利而内热不甚之黄疸。如内热甚而小便利者，可用栀子柏皮汤。

【应用】 本方通治下利溲少者，浮肿脚气。辨证以小便不利为主，适用于内热不甚者。

病例 106

邵× 女，34 岁。

慢性肝病已三年，今以腹部胀满，两腿有凹陷性浮肿，肝区刺痛为苦，小便不利，口渴不欲饮，身目俱黄，舌苔黄厚腻，脉弦细，此属臌胀黄疸，水湿泛滥，拟以茵陈五苓散加味。

茵陈 30 克 白术 9 克 茯苓 9 克 猪苓 9 克 泽泻 15 克 桂枝 6 克 大腹皮 15 克 大腹子 9 克 方 7 剂

连进 7 剂后，小便通利，浮肿及黄疸渐退，连进 20 余剂，臌胀浮肿已消，改以下瘀血汤及健脾益气方，续服 20 余剂，终获痊愈。

按 本例为早期肝硬化腹水，急则治其标，故先用茵陈五苓散退黄疸并消腹水。待腹水浮肿消退后，攻补兼施，用下瘀血汤活血化瘀治其本，复佐以益气健脾药扶正。临床用此法治疗多例肝硬化腹水取得显著疗效。

猪苓汤（《伤寒论》）

【单味药药理研究】

猪 苓

本品为多孔菌科植物猪苓 Grifola umbellata（Pers.）Pilat 的干燥菌核。

一、《神农本草经》记载：“味甘苦平，主痎疟，解毒……利水道。”

痎疟：指三日疟或疟疾的通称，但后世少用。

利水道：即利小便。

二、仲景之应用考证

《药征》："主治渴而小便不利也。"

三、后世医家之应用

《本草纲目》："开腠理，治淋、肿、脚气，白浊、带下，妊娠子淋，小便不利。"并谓："开腠理，利小便，与茯苓同功。但入补药不如茯苓也。"

猪苓为利水渗湿之药，可用于水肿、腹水、泄泻等证。若用于阴虚水肿或腹水，以猪苓配伍泽泻、阿胶、滑石、茯苓同用，如《伤寒论》猪苓汤。

四、猪苓的药理作用

（一）利尿作用：人口服煎剂（相当猪苓5克），6小时以内，尿量明显增加。猪苓煎剂给家兔或犬灌胃或静注，均引起明显的利尿作用，并能促进钠、氯、钾等离子的排出。

（二）抗肿瘤作用：猪苓的多聚糖有抗肿瘤作用。猪苓醇提物水溶部分，每天腹腔注射2克（生药）/公斤体重，连续给药10天，对小鼠肉瘤$_{180}$抑制率为62%，对小鼠肝癌抑瘤率为37%~54%。

猪苓提取物或醇提水溶部分，均能增强小鼠网状内皮系统吞噬功能。溶血空斑试验证明，猪苓提取物能使荷瘤小鼠脾脏抗体形成细胞增多。此外，健康人单次或连续10次肌注猪苓半精制物20毫克，全部受试者T-淋巴细胞转化率均有上升现象。上述结果提示猪苓系一种非特异性免疫刺激剂，它的抑瘤作用也可能与此有关。

（三）体外试验表明，本品醇提液对金黄色葡萄球菌、大肠杆菌有抑制作用。

滑　石

本品为天然矿石，其原矿物有两种：硬滑石即矿物学中的滑石；软滑石即高岭石。

一、《神农本草经》记载："味甘寒，主身热泄澼，女子乳难，癃闭，利小便，荡胃中积聚寒热，益精气。"

身热泄澼：指下痢而有热者，用于下利，相当于白陶土。

女子乳难：有排乳之功。

癃闭，利小便：有通利小便之功。

荡胃中积聚寒热：胃中指病位，积聚指病因，寒热指因积聚所致之证。

二、仲景之应用考证

仲景于阳明病，脉浮发热，渴欲饮水，猪苓汤中用滑石。诚所谓胃中积聚寒热，身热，口渴，小便不利矣！率与《神农本草经》对滑石所说作用相合。

邹润安于《本经疏证》说得好："要之滑石非治身热也，以身热而神乎其用耳！故为烦为渴，皆可以当热。滑石非止泄澼也。水气因小溲利自不入大肠耳，故咳者呕者亦得以水气而遂止，明乎此而推广之，盖其用有不止于是数端者矣！"

三、后世医家之应用

《别录》："通九窍六腑津液，去留结，止渴，令人利中。"

后世善用滑石者，莫如刘河间，河间《宣明论》之"六一散"，仅滑石、甘草二味能治下列诸证：一治咳逆寒热，有咳逆而兼有寒热，似感染性气管炎；二治下利赤白，指赤痢，亦可能指赤白带，均指滑石有固涩作用；三治血闭癥瘕，指月经不通，有癥瘕积聚等。

《本草纲目》："疗黄疸，水肿脚气，吐血衄血，金疮出血，诸疮肿毒。"

滑石本身无利水作用。滑石有收敛作用并略能抑菌。

四、滑石的药理作用

（一）本品煎剂用平板纸片法，对伤寒杆菌与副伤寒杆菌、金黄色葡萄球菌、脑膜炎球菌有抑制作用。

（二）外用，撒布疮口，能制止疮疡分泌过多，保持疮口干燥，使疮口形成一层被膜，防止异物和细菌侵入，减少出血和疼痛，并促进干燥结痂。

阿　胶

本品为哺乳纲奇蹄目马科动物驴 Equus asimus Linn. 的皮熬制成的胶块。

一、《神农本草经》记载：“味甘平，主心腹内崩，劳极，洒洒如疟状，腰腹痛，四肢酸疼，女子下血安胎。”

心腹内崩：指心腹内脏出血，可表现为咯血、吐血、便血、尿漏、崩漏等症，阿胶有止血作用。

女子下血：主要表现为妇女崩漏，月经过多，妊娠下血等。

二、仲景之应用考证

《续药征》：“主治诸血证，故兼治心烦不得眠者。”

三、后世医家之应用

《别录》：“虚劳羸瘦，阴气不足，脚酸不能久立。”

《本草纲目》：“疗吐血、衄血、血淋、尿血、肠风、下痢。女人血痛血枯，经水不调，无子，崩中带下，胎前产后诸疾。……虚劳咳嗽喘息，肺痿唾脓血……和血滋阴，除风润燥，化痰清肺，利小便，润大肠。”

《本经疏证》：“若夫邪气牢固，劫气血而结癥瘕，则用厚朴、乌扇、半夏、桂枝行气，而使人参，防其太滥。用紫葳、牡丹、䗪虫通血，而使阿胶挽其过当。羸瘦过甚，气血空而风气袭之，则用薯蓣、白术、甘草益气，以人参率之，用地黄、芎䓖、芍药、当归和血，以阿胶导之，此鳖甲煎丸、薯蓣丸之任阿胶，亦不为轻矣！”

《本经逢原》：“阿胶能补血止血，所谓阴不足者，补之以味也。”

阿胶兼有止血和补血作用，对于阴血虚损，仲景用阿胶鸡子黄汤，据药理研究阿胶有加速血液中红细胞和血红蛋白的生成作用，证明能补血。

四、阿胶的药理作用

（一）给因抽血造成失血性贫血的狗饲本品，与对照组比较，前者红细胞和血红蛋白增加较速。

（二）能改善动物体内钙的平衡。用阿胶灌胃，同时在食物中加碳酸钙，能增强钙的吸收和在体内潴留，使血钙略有升高，可能与阿胶中所含的甘氨酸有关。

（三）猫试验证明，在创伤性休克危险期，以5%阿胶溶液静脉注射，可使血压上升，而转危为安。

【方药组成】猪苓9克　茯苓9克　泽泻9克　滑石9克　阿胶9克

【适应证】1. 治阳明病脉浮发热，渴欲饮水，小便不利。

2. 治少阴病，下利六七日，咳而呕渴，心烦不得眠。

【方解】尤在泾说："五苓、猪苓，并治脉浮，发热，渴而小便不利之症。然五苓则加桂枝、白术，而治太阳；猪苓则加滑石、阿胶，而治阳明。盖太阳为开，阳明为阖。太阳为表之表，其受邪也，可以热发，可以辛散；阳明为表之里，其气难泄，其热易蓄，其发散攻取，自与太阳不同。是以五苓散加甘辛温药，假阳气以行水；猪苓汤加甘咸寒药，假阴气以利水也。"

【应用】本方通治下利尿血，赤淋，石淋，水肿或下半身肿，膀胱急溲刺痛，总之，本方辨证以下焦蓄热为主。

病例107

廖×　男，18岁。

患慢性肾炎已二年，眼睑及面部皆胖，满月脸（因服激素副作用），现少腹及胫跗俱肿，腰酸，两颧下午潮红，小溲短赤，舌微红，脉细数。尿检：蛋白（卄～卅），有颗粒管型，红血球（卄），辨证为肾虚内热，以猪苓汤加味。

猪苓9克　茯苓12克　泽泻12克　生地黄45克　滑石24克　阿胶12克（先烊，后冲）　方7剂

药后症状好转，另加黑大豆丸，每次服6～9克，一日2～3次。共服14剂后，尿常规正常。

按　本例为慢性肾炎浮肿，辨证属于下焦蓄热，法猪苓汤加味。其中生地补益肾阴，阿胶育阴，寓养阴清热于利水之

中，其中大剂量生地代替激素作用而无激素样副作用。黑大豆丸为治疗慢性肾炎的成药，健脾补肾有降低尿蛋白作用。续服黑大豆丸二个月而痊愈，随访半年未复发。

病例 108

邱× 男，34 岁。

尿血已二个月，先血后溲，溲时热涩刺痛，舌苔黄，脉数有力。证属下焦蓄热，以猪苓汤加减。

猪苓 9 克 茯苓 9 克 泽泻 12 克 滑石 24 克 阿胶 9 克（烊化） 旱莲草 15 克 女贞子 9 克 瞿麦 9 克

按 先血后溲而痛者属实，实证多半在尿道、膀胱；先溲后血而不痛者属虚，虚证多半在肾。本例属实，此由湿热壅结下焦，小便热涩刺痛，苔黄脉数有力，血热妄行而见尿血为验。投以猪苓汤治下焦蓄热的尿血症，以旱莲、女贞助阿胶养阴止血，以瞿麦佐二苓、泽泻、滑石利尿通淋。据现代药理报导，瞿麦对绿脓杆菌、金黄色葡萄球菌、大肠杆菌、伤寒杆菌、福氏痢疾杆菌等均有抑菌作用。药后，终获痊愈。

病例 109

谢× 女，71 岁。

初诊：腹大青筋暴露，两腿足并肿，饮食少，溲亦少，精神言语尚不差，舌淡，苔薄白（西医诊为肝硬化）。当开太阳泄三焦，惟年老体羸，法猪苓之用阿胶，师五苓之用桂枝，通阳与滋阴并进。

猪苓 9 克 赤苓 9 克 阿胶 9 克 桂枝 9 克 苍术 9 克 龙胆 9 克 陈葫芦 6 克（研粉） 瞿麦 9 克 方 3 剂

二诊：精神较好，有微汗，大、小便俱增，腹围有减。

赤、猪苓各 9 克 桂枝 9 克 苍术 9 克 阿胶 9 克 泽泻 9 克 冬瓜皮 15 克 陈葫芦 9 克（研粉） 方 3 剂

三诊：胃纳增，大、小便佳，精神好，脉细弱。

桂枝 9 克 附片 6 克 苍术 9 克 阿胶 9 克 猪、赤苓各 9 克 水红花子 9 克 熟地黄 9 克 生山栀 9 克 陈葫芦 9 克（研粉冲）

按 本例为臌胀，如《内经》所描述："臌胀者，腹胀身皆大，大与肤胀等也。色苍黄，腹筋起，此其候也。"因患者高龄体弱，若单用五苓散通阳利水，又恐伤阴，故法猪苓用阿胶之滋阴，师五苓之用桂枝通阳，通阳滋阴并进，诸症有减。二诊方去龙胆加冬瓜皮、泽泻，加强利水作用，果有显著进步，因脉弱细，故三诊予补脾肾与利水同进，攻补兼施，均为随症应变之需要。

茯苓甘草汤（《伤寒论》）

【方药组成】 茯苓 9 克　桂枝 6 克　甘草 3 克　生姜 3 片

【适应证】 治伤寒汗出，厥而心下悸，口不渴者。

【方解】 王旭高说："此方《伤寒论》一治厥悸，一治汗出不渴。盖汗出而厥，为阳气外亡，悸而不渴，为水气停中，犹幸脉不细微，身不振惕，此水气亡阳之轻者也，故用茯苓、生姜散水气，桂枝、甘草以扶阳。若稍重者，当与苓桂术甘汤。尤重者，当与真武汤。何以知之？以三方同用茯苓知之。盖汗大泄，必引肾水上泛，非茯苓不能制之，故亡阳之证必多汗；若阳未全亡，则用桂枝、甘草以敛汗；若阳已外亡，必用附子以回阳，而茯苓则为主药。"

【应用】 本方可通治冲气上逆，呕吐，心下悸，不渴饮，小便不利，指尖凉，或微有寒热者。

茯苓桂枝甘草大枣汤（《伤寒论》）

【方药组成】 茯苓 15 克　桂枝 12 克　炙甘草 6 克　大枣 4 枚

【适应证】 治伤寒发汗后，其人脐下悸动，奔豚上迫心胸短气者。

【方解】 王子接《绛雪园古方选注》："肾气奔豚，治宜泄之制之。茯苓、桂枝通阳渗泄，保心气以御水凌，甘草、大枣补脾土以制水泛，甘澜水缓中而不留，入肾而不着，不助水邪，则奔豚脐悸之势缓。是方即茯苓甘草汤恶生姜性升而去之，其义深且切矣！”

王旭高按：“心下悸，是水已凌心，故茯苓甘草汤用生姜散心胸间水气。此脐下悸，是水方上逆，犹未至于凌心，故去生姜之升散，而加大枣之缓中，以制其上逆之势。”

【应用】 本方通治胃有水饮身微肿者。辨证以有水饮而动悸为主。

茯苓桂枝白术甘草汤（《伤寒论》）

【方药组成】 茯苓12克　桂枝9克　白术9克　炙甘草6克

【适应证】 1. 心下有痰饮，胸胁支满，目眩者。

2. 伤寒吐下后，心下逆满，气上冲胸，起则头眩，脉沉紧，发汗则动痉，身为振振摇者。

【方解】 此方为中焦阳虚，水饮内停而设。方中茯苓健脾渗湿为主药；辅以桂枝，温阳化气，与茯苓共治中焦水饮；白术、甘草健脾培土，以杜其痰饮的再生。陆渊雷先生说得好：“慢性胃病，其有蓄水者，大半为苓桂术甘汤证。”

总之，该方是治疗痰饮的基本方剂，病痰饮者，当以温药和之，治水必自小便去之，即为本方的具体应用。

【应用】 本方是治疗痰饮病的基本方剂。用于胸膈胃间水饮短气者，眩晕者，心悸者，胃纳不振者，总之，辨证水饮在中上焦者。又心脏病水肿，亦可用本方加附子。

病例110

姜×　男，49岁。

初诊：形体消瘦，素有慢性胃炎，纳差，咳嗽，痰多胸闷，舌苔白腻而润，脉弦滑。

茯苓12克　桂枝9克　白术9克　炙甘草3克　半夏9克　陈皮6克　方7剂

二诊：痰少，但纳差。原方加砂仁1.5克，续方7剂。

按 《金匮要略》说："病痰饮者，当以温药和之。"本案属慢性胃炎，又患咳嗽，《内经》谓病在胃。盖脾阳不振，水饮内停，随咳嗽而上逆也，方用苓桂术甘汤温阳化饮，加半夏、陈皮和胃降逆。

病例 111

王× 男，46 岁。

患高血压病已十年，每感头目眩晕，读书不能持久，行路不稳，咳嗽痰饮白稀，胃纳呆滞，四肢畏寒，少气乏力，苔白腻，脉弦滑。证属阳虚不化，痰饮上扰。治宜温阳益气，方用苓桂术甘汤加味：

茯苓 12 克 桂枝 9 克 白术 9 克 甘草 6 克 制附子 6 克 半夏 9 克 陈皮 6 克 黄芪 15 克

连服 14 剂，眩晕愈，随访半年未发。

按 本例属水饮停滞，阳虚则无从气化，痰饮上扰以致头目眩晕，用温阳益气法，以苓桂术甘汤与芪附加味。方中附子、桂枝与黄芪相配温阳益气，与茯苓、白术共治中焦水饮。

病例 112

魏× 女，55 岁。

患耳源性眩晕病已 7 年，发作时觉周围物体转动，如坐凌空，素患支气管炎，咳嗽多白沫，大便溏薄，苔白腻，脉滑大。证属痰饮上泛，宜温化痰饮，用苓桂术甘汤加味：

茯苓 15 克 桂枝 9 克 白术 9 克 甘草 6 克 五味子 9 克 方 7 剂

按 朱丹溪说："无痰不作眩"。本案眩晕系由痰饮上泛，宜温化痰饮，故取苓桂术甘汤加味。本方重用五味子 9 克，系根据临床经验，五味子不仅有强壮作用，而且是治疗耳源性眩晕的有效药物。据现代药理研究，认为五味子对中枢神经有显著的兴奋作用，并能促进代谢，提高视觉、听觉等感受器之生理功能。

病例 113

金× 男，62 岁。

患冠心病已7年，近半年来心绞痛发作频繁，胸痛彻背，痛自肩臂内侧循至指端，常感胸闷，心悸，痰多白沫，气短，纳差，下肢浮肿，畏寒重，舌胖润苔白腻，脉滑。证属心肾阳衰，胸阳痹阻。宜温阳化霾，通痹活络，方用苓桂术甘汤合枳实薤白桂枝汤加减：

附子9克（先煎） 桂枝9克 茯苓15克 枳实9克 白术12克 全瓜蒌15克 薤白9克 厚朴9克 丹参30克 桑枝30克 甘草6克 方7剂

药后，胸闷，心痛，痰饮，浮肿均减少，但仍畏寒。原方加干姜4.5克，党参12克，黄芪12克，续服2个月，心绞痛消失，随访一年未发。

按 心绞痛，古称真心痛。本例为心肾阳衰，寒饮停滞，胸阳痹阻，经脉不通而致，用温阳益气法以化痰饮兼畅血行。本例用附子、桂枝，党参、黄芪温阳益气，合苓桂术甘汤以化痰饮，合枳实薤白桂枝汤以温通胸阳，合丹参以畅血行。加桑枝通痹活络，后加干姜相配为四逆汤，回阳救逆。

病例114

江× 女，62岁。

平日心下觉寒，稍胀满，隔一周许则头目眩晕，呕吐清水，吐尽水后眩晕始好。如此已2年，某医院诊为幽门梗阻，属胃寒积饮的呕吐证。取温阳化饮法，治以苓桂术甘汤加味：

茯苓24克 桂枝9克 白术12克 甘草6克 干姜4.5克 嫩苏梗15克

3剂告愈

按 “病痰饮者，当以温药和之。”本案胃寒积饮，为苓桂术甘汤证，宜再加干姜温中祛寒。嫩苏梗，理气畅中，和胃止呕，一举数得。

病例115

张× 女，49岁。

俯首工作稍久则面足俱肿。脉软，舌淡，色不鲜。某医院诊断为风湿性心脏病合并心衰。证属心肾阳虚，方用苓桂术甘汤加减：

淡附子6克　桂枝9克　茯苓9克　白术9克

连进5剂，心衰改善，肿退症缓。

按　本例为心肾阳虚，致阴水泛滥。故用附子加苓桂术甘汤去甘草治之。据现代药理研究，附子、桂枝同用具有强心及促进血液循环功效。

十三、桂枝茯苓丸类

桂枝茯苓丸（《金匮要略》）

【方药组成】桂枝　茯苓　丹皮　桃仁　芍药

上五味等量为末，炼蜜为丸。

【适应证】1. 妇人宿有癥病，经断未及三月，而得漏下不止，胎动在脐上者，为癥痼害。

2. 或恶露停滞腹痛发热者。

【方解】癥是指腹内积聚成块，小腹结痛，舌边尖可见有瘀斑或灰蓝色者。前人认为牡丹、桃仁攻癥痼，桂枝和卫，芍药调营，茯苓和中。我们说：桂枝温通经脉，能助活血药发挥消瘀作用。

【应用】本方尚可通治：（一）小产下血量多者；（二）子死腹中（憎寒，指爪唇口青白，面黄黑，喘满冷汗）；（三）妇女经事不爽，面浮足肿；（四）腹内拘挛，上冲，心下悸。我们尚用本方于慢性肝病及早期肝硬化辨证属于瘀血阻滞者，用桂枝茯苓丸与下瘀血汤治疗。

病例 116

秦×　女，27 岁。

月经常衍期，经来量少，腹痛拒按，色紫黑成块，有血块排出后痛即缓解，舌质紫苔薄，脉沉涩。证属癥瘕积聚，瘀血阻滞。治拟活血化瘀，用桂枝茯苓丸加减。

桂枝 9 克　丹皮 9 克　大黄 6 克　桃仁 6 克　芍药 24 克　甘草 6 克　香附 9 克　方 5 剂

药后经果正常。

按　桂枝与大黄同用，可治月经衍期；桃仁与桂枝、丹皮同用能活血化瘀；芍药与甘草、香附同用又治经行腹痛。

病例 117

秦×　男，47 岁。

患慢性肝炎已 3 年，谷丙转氨酶持续在 100 以上，脐下痛，肝区刺痛，舌紫暗，苔白厚，脉细弦。治拟活血化瘀。

桂枝 9 克　丹皮 9 克　赤芍 9 克　桃仁 9 克　制大黄 9 克　䗪虫 6 克　田基黄 30 克　九香虫 4.5 克　14 剂

药后痛减，谷丙转氨酶第一次下降至 50 以下，续方图治。

按　本例为慢肝，血瘀症状明显，用桂枝茯苓丸及下瘀血汤加减，九香虫为治疗肝痛的有效药物，田基黄清利湿热，有降低谷丙转氨酶的作用。

【研究】祖国医学以“活血化瘀”为基本治则之一，降低血液的黏滞度，增加血脉的流通度，是预防乃至根治瘀血症的一个重要方法。据文献报导，妇科病中盆腔炎、痛经等症的血液黏滞度显著提高。本实验研究表明，该药能明显地降低全血比黏度（高切、低切），全血还原比黏度（高切、低切）、血浆比黏度，纤维蛋白原浓度，增加红细胞电泳速度，这些结果与临床上疗效完全是一致的，也是其用于防治盆腔炎、痛经、子宫肌瘤等症的作用原理的一个重要方面〔《中成药研究》1986，（5）：26〕。

另有人报告，日本学者研究本丸对实验性播散性血管内凝血（DIC）的预防作用，认为本丸大剂量可望成为预防和治疗 DIC 的有效药物；还研究了本丸对皮质激素副作用的影响，认为长期使用皮质激素的患者，同时服用本方会减轻副作用〔《湖北中医杂志》1986（3）：51〕。

十四、理中汤类

方剂	药物组成	加	减	适应证
理中汤	人参9克，炙甘草9克，白术9克，干姜9克			太阴病自利不渴，寒多而呕，腹痛，脉沉而细，以及各种原因引起的中焦虚寒证
桂枝人参汤	本方	桂枝12克，炙甘草3克		理中汤证兼太阳病，外证未除
吴茱萸汤	本方	吴茱萸9克，生姜6片，大枣4枚	干姜9克，白术9克，炙甘草9克	阳明胃寒，食谷欲呕；厥阴干呕，吐涎沫而头痛者；少阴吐利，手足逆冷，烦躁欲死者
大建中汤	本方	蜀椒3克，饴糖18克	白术9克，人参3克，干姜3克	脾胃大虚，胸中大寒痛，呕不能饮食
甘草干姜汤	本方	炙甘草3克	人参9克，白术9克，干姜3克	肺冷唾涎沫而不渴，必遗尿小便数。或诸虚出血，腹痛便滑，辨证属于胃虚扶寒者

理中汤（《伤寒论》）

【单味药药理研究】

人　参

本品为五加科多年生草本植物人参 Panx schin - seng Nees（P. ginseng C. A. Meyer）的根。栽培者称园参，野生者称野山参。移山参则为野生人参再栽培者。

一、《神农本草经》：“味甘微寒，主补五脏，安精神，定魂魄，止惊悸，除邪气，明目，开心益智。”

补五脏：指人参有补五脏虚损的作用。

安精神：指人参有安神作用，药理研究证实人参对中枢神经系统有镇静作用。

定魂魄，止惊悸：心气不足可表现为神经衰弱，时常有惊悸和神志不安的情况。人参有补益心气作用，故能止惊悸。

除邪气：人参无逐邪作用，当正气虚弱不足以克邪时，可用人参扶正，提高机体的抵抗力，从而产生间接作用。

明目，开心益智：不能单从词义去机械解释，可理解为人参有抗疲劳作用，能治疗神经衰弱等症。

二、仲景之应用考证

考仲景之用人参，益气生津者用之，如白虎加人参汤，用治夏月中暑、津气两伤、高热而渴者，以石膏配人参能使高温后之真阴顿复，而余热自消；心下痞满者用之，如半夏泻心汤及旋覆代赭汤，半夏与人参配伍，治胃痞硬，呕吐，得人参扶正和胃，补气生津，使逐邪而不伤正；脉不出或亡血者亦用之，如四逆加人参汤，治疗亡血脉沉，或下利身凉，脉微血虚者。(此时患者不但阳气虚微，其阴液亦濒于枯涸，若单用四逆汤回阳救逆，非但不能收效，且可因营血不足，阳回阴不继，反易招致阴阳离决。四逆加人参汤治阳亡阴竭之证，救人于垂亡之际，此仲景制方之妙也。)

《药征》：“主治心下痞坚，痞硬，支结，旁治不食、呕吐、喜呕，心痛，腹痛，烦悸。”

三、后世医家之应用

《别录》：“疗肠胃中冷，心腹鼓痛，胸胁逆满，霍乱吐逆，调中，止消渴，通血脉，破坚结，令人不忘。”

甄权说：“主五劳七伤，虚损痰多，止呕哕，补五脏六腑，保中安神，消胸中痰，治肺痿及痫疾，冷气逆上，伤寒不下食，凡虚而多梦纷纭者加之。”

李珣说："止烦渴。"

《大明本草》："调中治气，消食开胃。"

元素说："治脾胃阳气不足，肺气虚促，短气少气，补中缓中，泻肺脾胃中火邪，能止渴生津液。"

李东垣说："人参能补肺中之气，肺气旺则四脏之气皆旺，精自生而形自盛，肺主诸气故也。"

《本草纲目》："治男妇一切虚证，发热自汗，眩晕头痛，反胃吐食，痎疟，滑泻久痢，小便频数，淋沥，劳倦内伤，中风，中暑，痿痹，吐血，嗽血，下血、血淋，血崩，胎前产后诸病。"

（一）总结后世医家各家之说，人参之应用不外二点：

1. 人参有补气作用：可用于健忘，多梦，惊悸不安，短气虚促，五劳七伤，气虚发热，滑泻，久痢，中暑，失血，血虚等。

2. 人参有健脾、和胃作用：治胃痞硬，呕吐，喜唾，冷气逆上。如用人参扶正，配伍半夏等，使逐邪不伤正，扶正而不恋邪。又如慢性泄泻病人服用多种抗生素或清热解毒药无效时，如用人参配伍干姜或肉桂，扶正温中，往往可以收到意想不到的疗效。

（二）关于人参之临床使用举例如下：

1. 单用人参一味，大量浓煎，为独参汤，治疗元气大虚、昏厥，脉微欲绝，及妇人崩产，脱血，血晕等。柯韵伯说："一人而系一世之安危者，必重其权而专任之；一物而系一人之生死者，当大其服而独用之。故先哲于气几息，血将脱之症，独用人参二两，浓煎顿服，能挽回性命于瞬息之间，非他物所可代也。"

2. 人参加附子为参附汤，治阴阳气血暴脱等证。二药相须，用之得当，能瞬息化气于乌有之乡，顷刻生阳于命门之内，方之最神捷者也。

3. 人参配麦冬、五味子为生脉散，用治热伤元气，气短倦怠，口渴出汗，总之为气阴两虚之证，近来生脉散又用于冠心病心肌缺血。人参益气生津，麦冬清肺养阴，五味子敛气滋阴，一补、一清、一敛，养气之道备矣！生脉散之意，也以脉失气则弱，脉得气则充之义也。

4. 人参配蛤蚧为参蛤散，用于肾不纳气之虚喘最为适宜。

5. 人参配白术、茯苓、甘草为四君子汤，用治脾胃气虚，生化无力，吐泻等证。脾为后天之本，先以补中，使药气四达，则周身之机运流通，水谷之精微敷布，是以知四君子为司命之本也。

6. 人参配黄芪、甘草、肉桂为保元汤，为治男妇气虚之总方，婴儿惊怯，痘家虚者最宜。是方用黄芪保在外一切之气，甘草保在中一切之气，人参保上、中、下、内、外一切之气，加肉桂以鼓肾间动气，诸气治而元气足矣！

7. 人参配黄芪，加升麻、柴胡，当归、白术等为补中益气汤，治疗中气下陷，内脏下垂诸证效果良好。以人参、黄芪益气为主，与升麻、柴胡升提阳气药物为伍，治疗中气下陷，是本方配伍特点，因脾虚血少，配白术益气健脾，配当归益气补血，加陈皮理气，使全方补而不滞。

8. 人参配黄芪、当归、龙眼肉，有补气摄血之功，又伍茯神、酸枣仁、远志及白术、木香、甘草为归脾汤，用于心脾两虚，脾不统血之证。

9.《本草》言五灵脂恶人参，一般医家皆不敢用。李中梓以为二者同用功乃益显；李延昰《脉决汇辨》载中梓治张某之妻一案说："食不辄噎，胸中隐痛，先与二陈加归尾、桃仁、郁金、五灵脂，症不衰，因思人参与五灵脂同剂，善于浚血，即以煎剂入人参二钱，倍用五灵脂，再剂而血从大便出，十剂而噎止。"我们于瘕癖之证（肝脾肿大者），亦常二者同用，并未见任何不良反应。

四、人参的药理作用

（一）对中枢神经系统的作用：根据对动物脑电图及条件反射的研究，人参主要是加强大脑皮层兴奋过程，同时也能加强抑制过程，改善神经活动的灵活性。以动物条件反射活动作指标，人参对大脑皮层的兴奋作用，强于苯丙胺、咖啡因、士的宁，而略逊于北五味子；也有报告人参作用弱于咖啡因，且与动物的神经类型有很大关系。在人体，人参同样能加强大脑皮层的兴奋过程；同时也能加强抑制过程。人参还能提高脑力和体力劳动效率，对抗疲劳，能改善睡眠和情绪，大剂量也可出现镇静。

但也有报告认为人参对中枢神经系统为镇静作用，能减少小鼠自发活动，对鸽、兔、猫也有镇静作用，并能对抗戊四氮、士的宁等中枢兴奋药导致的惊厥，并降低因惊厥而致的死亡率。

因此，人参对中枢神经系统的影响（兴奋或抑制），表现了双向作用，与其剂量、所含成分，及用药时神经系统功能状态有关。

（二）有抗疲劳作用：人参能显著延长小鼠游泳的持续时间。以对抗小鼠疲劳爬绳法测得的兴奋作用单位（SUA_{33}）：人参根流浸膏为50，总苷为700～6600，苷元为2000～8000，说明苷类是人参的有效成分。另用小鼠奔跑试验得知，人参二醇比人参皂苷D活性高1倍，比人参皂苷F高2倍。人参三醇具有更高的活性。

从人参对中枢神经系统的镇静作用、抗疲劳作用及强壮作用，联系《神农本草经》记载人参："安精神、定魂魄，止惊悸……明目，开心，益智。"和甄权所说："主……补五劳七伤……保中守神……凡虚而多梦纷纭者加之。"可以加深理解人参的益心气、安心神的作用，为治疗属于气血不足，心神不安，心悸怔忡，失眠健忘等症的要药。

（三）对心脏及血管有直接作用：早期报告小量人参及其成分能使离体蛙心机能亢进，大量则导致心肌麻痹。但更多报告说明人参制剂对离体蟾蜍心脏及在体兔、猫及狗的心脏，表现增强作用。能减弱或消除氯仿、肾上腺素引起的心率不整，对猫、兔心室纤颤时的心肌无力也有某些改善作用。还有人认为人参有使心血管疾病患者的心脏功能正常化（有调整作用)，临床观察有早搏心脏病患者，服用优质的人参后早搏消失，停药后早搏又出现，继续服用早搏又消失。

人参对麻醉动物，小剂量可使血压上升，大剂量可使血压下降。人参对动物的冠状动脉、脑血管、眼底血管都有扩张作用，但人参的治疗剂量对患者的血压并无明显影响。

（四）能增加机体对多种有害因素的抵抗力：如对物理的(冷冻、高温、过度运动、高压或低压)、化学的（各种毒剂、麻醉药物等)、生物的（异种血清、细菌、移植瘤等）不良影响，均能增加机体的抵抗力。

人参可使大鼠经X线长期照射后的存活时间延长一倍，减轻对造血系统的损害；以大量放血或窒息造成狗的垂危状态，人参有促进狗自垂危状态恢复健康的作用；人参有可能使呼吸已停止，血压下降，反射完全消失的猫从濒死状态复苏；人参可使感染疟原虫的鸡免于死亡；人参还可以促进某些实验性损伤的愈合；人参减轻某些毒物（如苯、苯肼、三甲酚磷酸）对机体的毒性作用；人参能增强人体适应气温变化的能力。也能提高小鼠耐受高温、低温的能力。

（五）其提取物具有促性腺作用：小鼠喂以小量人参，能引起举尾反应（催淫现象)。人参提取物、能使去势雄性小鼠前列腺及精囊重量增加，能使雌性小鼠子宫及卵巢的重量增加。

（六）对代谢的影响：日人以促进肝细胞核合成核糖核酸为指标，筛选的人参抽提物，由于有血清蛋白质合成促进作用而命名为“蛋白质合成促进因子（Prostisol)”，发现它有明显的生理活性。

1. 对蛋白质代谢的影响：能促进大白鼠肝、肾细胞内蛋白质和核糖核酸的合成。对多种贫血患者（再障除外)，据报告，用人参后，红血球和血红蛋白、血小板有明显增加，而白血球无变化。

2. 促进糖代谢：对实验性糖尿病的狗，在应用胰岛素的基础上，人参可以降低血糖并改善一些症状。在临床用于糖尿病患者也可以减轻一些症状，但不可能代替胰岛素。《别录》记载人参“止消渴”。张元素也说人参“止渴生津液。”糖尿病属于祖国医学“消渴”的范畴，与人参促进糖代谢的药理作用是相符合的。临床上常用人参配合天花粉、生地、泽泻等治疗糖尿病。

3. 对正常兔，人参皂苷无显著的降低胆固醇的作用，但对高胆固醇血症的兔，人参和人参皂苷有某些良好的影响。

(七) 其提取物注射，可使兔骨髓等红细胞生成素(Erythro protein)的含量升高。无论口服或体外直接加人参提取物，都能促进骨髓细胞DNA、蛋白质、脂肪的生物合成，其有效部分至少有人参皂苷，特别是Rb_2，Rg_1等。

(八) 为适应原性药物，或称具有双向调整作用。人参皂苷Rb类对中枢神经有镇静作用，而Rg类有兴奋作用；人参皂苷中某些成分能致溶血，而另一些成分则抗溶血；人参对正常人的血压影响不大，但对高血压病人却使之降低，对低血压病人反使之升高。以上说明人参在机体的不同情况下具有双向性调整作用，而且有这样作用的药物叫做适应原性药物。

党　参

本品为桔梗科多年生草本植物党参 Codonopsis pilosula (Franch.) Nannf. 以及同属多种植物的根。

一、**《本经逢原》记载**：“上党人参，虽无甘温峻补之功，却有甘平清肺之力，亦不似沙参之性寒专泄肺气也。”

《本草从新》：“补中益气，和脾胃，除烦渴中气虚弱，用以调补最为平妥。”

《纲目拾遗》：“治肺虚，益肺气。”

《本草正义》：“党参力能补脾养胃，润肺生津，健运中气，本与人参不甚相远。其尤可贵者，则健脾运而不燥，滋胃阴而不湿，润肺而不犯寒凉，养血而不偏滋腻，鼓舞清阳，振动中气，而无刚燥之弊。故凡古今成方之所用人参，无不可以潞党参当之，即凡百证治之应用人参者，亦无不可以潞党参投之*。”

党参味甘性平，有补肺益脾作用，故为脾肺气虚常用之药，对慢性肠胃病有改善作用，能助消化。近人研究有增加红细胞，减少白细胞作用，但对脾脏切除后患者则无增加红细胞作用。所以党参亦可用于血虚或气血两虚病人。

二、党参的药理作用

（一）对活动功能的影响：有人用党参根提取物0.3克/公斤体重给兔灌胃40天，可增加动物体重23%。据研究，党参提取物对游泳小鼠有较强的兴奋作用，游泳时间比对照组延长。

（二）对机体反应性的影响：党参可使小鼠抗高温的能力明显提高。党参提取物和总糖苷能防止动物因松节油刺激引起的白细胞增多，被松节油刺激后给药，也能抑制白细胞增多症的发展。

（三）对中枢神经系统的影响：据报告，用10%党参根酊剂、煎剂、浸剂，以0.006和0.007克/公斤体重的剂量给予小鼠，可引起中枢神经系统的兴奋作用，使动物的睡眠时间缩短，特别是巴比妥钠引起的睡眠时间缩短。

（四）对造血功能的影响：正常兔连续饲以本品，可增加红细胞、减少白细胞，使嗜中性白细胞比例增多，而淋巴细胞减少。截除脾脏后此等作用基本消失。故推测其补血作用可能与脾脏有关。因放射线疗法及化学治疗引起的白血球下降，饲用党参能使其升高。

（五）凝血：党参注射液能使家兔血浆再钙化时间显著缩短，促进凝血。

（六）升高血糖：给家兔注射或口服党参提取物，能使血糖升高；给小鼠腹腔注射或给大鼠皮下注射，均有相同效应。

---

* 注：《本草正义》云以潞党参代替人参在一般情况下是可以的，但如独参汤大补元气，参附汤回阳救逆，则人参独担重任，非力薄之党参所能代替。

它还能显著提高小鼠胰岛素性低血糖。

（七）降压作用：将川党的醇或水浸膏给动物静脉注射或腹腔注射，均能使血压下降，这是由于外周血管扩张所致，亦可抑制肾上腺素的升压作用。

白术

白术是多年生菊科植物白术 Atractylodes macrocephala-Koidz. 的根状茎。

《神农本草经》及张仲景《伤寒杂病论》之术，不分苍、白术。苍、白术之别，从《名医别录》开始，关于苍术请见麻黄加术汤前苍术的资料，这里仅讨论白术的应用。

一、后世医家之应用

《别录》："主大风在身面，风眩头痛目泪出，消痰水，逐皮间风水结肿，除心下急满，霍乱吐下不止，利腰脐间血，益津液，暖胃消谷嗜食。"

《大明本草》："反胃，利小便，主五劳七伤，补腰膝，长肌肉，治冷气，痃癖气块，妇人冷癥瘕。"

元素说："除湿益气，和中补阳，消痰逐水……止泻利，消足胫退肿……得枳实消痞满气分。佐黄芩安胎清热。"又说："白术除湿益燥，和中补气。其用有九：温中一也；去脾胃中湿二也；除胃中热三也；强脾胃，进饮食四也；和胃生津液五也：止肌热六也；四肢困倦嗜卧，目不能开，不思饮食七也；止渴八也；安胎九也。凡中焦不受湿，不能下利，必须白术以逐水益脾，非白术不能去湿，非枳实不能消痞，故枳术丸以之为君。"

关于苍、白术之应用如何区别？清·张隐庵说："白术性温，苍术性烈。凡欲补脾，则用白术；凡欲运脾，则用苍术。"胡九功说："苍、白术功能相仿，皆能健脾燥湿，惟强胃燥湿之功，则苍术为胜；补脾甘润之力，则白术较优。"张山雷说："颐谓白术、苍术，在古不分，而今已各别。则凡古人所称燥湿逐水之用，今必以茅山苍术当之；其补益脾胃，则宜用白术……”张氏又说：“但今既以苍、白二者分用，则苍术芳香，尤为雄厚，祛风逐湿，固以气味见长，不比白术冲和，尚在多守少走之例，专以补土为功也。”以上各家论点，尽管语言不同，但精神是一致的，大抵白术为健脾和胃的要药。可是李东垣用白术仅用几分，但用苍术可至三两，并以米泔水浸。申江顾汉荣医师用白术治疗肝硬化腹水，量可至60克。

我们习惯用白术作为利水药，常用量15或30克，也有用至60克者。据临床观察，单用白术利水作用不强，必须辨证论治得其他药辅佐相须，利水作用始明显。如脾虚、中焦痰饮则用苓桂术甘汤；若腹水浮肿辨证为气虚，可再加黄芪、党参；若辨证为阳虚，可用五苓散加减，或再加附子以鼓舞阳气；若辨证为阴虚，可用猪苓散加减；又若属于脾虚气弱，肌表不固致自汗，可用白术补气健脾，固表止汗，如配黄芪、防风，为玉屏风散。

二、白术的药理作用

（一）利尿作用：白术水煎剂和流浸膏灌胃或静脉注射对大白鼠、家兔、狗等，均能产生明显而持久的利尿作用，并能促进钠的排出，其利尿作用可能与抑制肾小管的重吸收有关。

（二）降血糖作用：家兔灌服煎剂或浸剂，血糖稍有降低。小鼠内服白术煎液有保护肝脏，防止四氯化碳引起的肝糖元减少作用。

（三）强壮作用：小鼠每天灌服煎剂6克/公斤体重，共1个月，使小鼠体重增加及肌力增强（游泳试验）。

（四）抗凝血作用：大鼠每天灌服煎剂0.5克/公斤体重，共1~4周，则凝血酶原时间显著延长。健康人服用白术煎剂(1:20)，每次1汤匙，每天3次，4天后凝血酶原时间及凝血时间均显著延长，停药后十余天才恢复正常。酒精浸液也有效果，但维持时间较短。

【方药组成】人参9克　甘草9克　白术9克　干姜9克

【适应证】1. 治太阴病自利不渴，寒多而呕，腹痛，脉沉而细。

2. 中寒霍乱，胃中寒饮，喜唾涎沫。

3. 胸痹心中痞气，气结在胸，胸满，胁下逆抢心。

【方解】王子接《绛雪园古方选注》："理中者，理中焦之气，以交于阴阳也。上焦属阳，而中焦则为阴阳相偶之处。仲景立论，中焦热，则主五苓以治太阳，中焦寒，则主理中以治太阴。人参、甘草以和阴也，白术、干姜辛以和阳也，辛甘相辅以助中，则阴阳自然和顺矣！"徐灵胎说："理中一类总不离白术，以守中也，治宜中焦。"此温补中焦之主方也。盖干姜温中祛寒，白术健脾燥湿，人参补气益脾，甘草和中补土，合而成为温补脾胃，治疗中焦虚寒的方剂，凡属上焦或下焦虚寒，非属理中汤类。

【应用】本方可通治各种原因引起的中焦虚寒证，如食伤胃虚不化，胃脘停痰冷痛，脘腹胀满不思食，产后阳虚腹痛，吐泻后面目虚浮，肢肿，小儿慢惊泄泻等。

病例 118

常× 男，15岁。

7月中，恣食生冷之品，晚间纳凉受寒，致使腹中雷鸣，泄泻昼夜廿余行，目眶下陷，手指厥凉，苔白脉沉。证为寒性洞泻，亟宜温中回阳，以附子理中汤加减。

炮附片6克　干姜6克　党参15克　焦术9克　神曲9克　山楂9克　乌梅6克　诃子6克

按　本例属《内经》所称："长夏善病洞泄寒中"之证，用附子理中汤温中回阳，佐以神曲、山楂行滞，乌梅、诃子固肠止泻。其病甚急，凡急性肠炎或中毒性腹泻，须防其休克，治疗除用汤剂外，必要时尚须补液，纠正电解质紊乱。

病例 119

向× 男，30岁。

素患胃病，吃生冷或油腻食物则作呕，反胃，嗳气，喜唾涎沫，大便亦常溏薄，舌淡苔白，脉弦。证属脾胃虚寒，以理中汤加减：

干姜6克　党参9克　白术9克　甘草6克　嫩苏梗12克　方5剂

第1剂药后即觉唾液明显减少，嗳气，反胃大减，继续服药，症状完全消失，大便亦恢复正常。

按　本例类似《伤寒论》："中寒霍乱，胃中寒饮，喜唾涎沫。"辨证为脾胃虚寒，用理中汤温暖中焦，加嫩苏梗，理气止呕和胃。

桂枝人参汤（《伤寒论》）

【方药组成】桂枝12克　炙甘草12克　白术9克　人参9克　干姜6克

【适应证】治太阳病外证未除，而数下之，遂协热而利，利下不止，心下痞硬，表里不解者。

【方解】柯韻伯说："外热不除，是表不解；下利不止，是里不解。此以微弱之脉，而心下痞硬，是脉不足而证有余。弱脉见于数下后，则痞硬为虚，方用理中之辛甘温补，止利，消痞硬，又加桂枝以解表，先煎四味，后纳桂枝，和中之力饶，而解肌之气锐，是于两解中寓权宜法。"

喻昌说："此方即理中加桂枝而易其名，亦治虚痞下利之圣法也。"

【应用】主治同理中汤，但与理中汤证不同之处是兼有表证。本方通治虚寒下利肠胃间有水饮者，纳少口淡便溏者，带下淋漓清稀者，虚胀虚肿者，总之，辨证以体质虚弱、肠胃不健有虚寒现象兼有表热而无实热者。

病例120

何×　女，40岁。

近月来白带增多，清稀如水。腰酸乏力，素有胃寒，纳差，口淡，大便亦溏薄，舌淡白，唇色亦淡，脉沉滑。辨证属中焦虚寒，气血不足，以桂枝人参汤及补血汤加减：

桂枝9克　党参9克　白术9克　干姜6克　炙甘草6克

黄芪 12 克　当归 9 克　桂圆肉 9 克　诃子 6 克　椿根皮 15 克
方 7 剂

药后带下大减，大便正常，胃纳改善，但仍腰酸，于上方加川续断 9 克，续方 5 剂。

按　本例白带清稀，兼气血两虚，辨证属中焦虚寒，故以桂枝加人参汤加减温补中焦。加补血汤益气生血，佐诃子、椿根皮收敛，固带止下。

吴茱萸汤（《伤寒论》）

【单味药药理研究】

吴茱萸

本品为芸香科植物吴茱萸 Evordia rutaecarpa（Juss.）Benth. 的将成熟的果实。

一、《神农本草经》记载：“味辛温，主温中，下气，止痛，咳逆，寒热，除湿血痹，逐风邪，开腠理。”

温中：温暖中焦。

下气：指治气逆。

除湿血痹：吴茱萸辛温燥湿故可除湿，血痹指肌肤不仁，见《金匮要略》虚劳篇。

逐风邪，开腠理：有解表作用，但后世少用。

二、仲景之应用考证

《药征》：“主治呕而胸满。”

三、后世医家之应用

《别录》：“利五脏，去痰冷逆气，饮食不消，心腹诸冷绞痛。中恶、心腹痛。”

甄权说：“霍乱转筋，胃冷吐泻腹痛，产后心痛。”

孟诜说：“主痢止泻，厚肠胃。”

《大明本草》：“下产后余血，治肾气，脚气，水肿，通关节，起阳健脾。”

《本草纲目》：“开郁化滞。治吞酸，厥阴痰涎头痛，阴毒腹痛，疝气，血痢，喉舌生疮。”

吴茱萸味辛温，有祛寒健胃，止痛，止呕及杀虫作用。

四、吴茱萸的药理作用

（一）镇痛：用兔齿髓电刺激法证明：吴茱萸10%醇提取物静脉注射0.1～0.5毫升/公斤体重有镇痛作用。吴茱萸碱、次碱及异吴茱萸碱，有相似的镇痛作用。

（二）升温：本品醇提取物能升高正常兔的体温，增强四氢β-萘胺的作用。

（三）驱肠虫：吴茱萸醇提取物，对猪蛔虫、蚯蚓及水蛭有显著的杀虫作用。

（四）抑菌：本品煎剂对金黄色葡萄球菌、霍乱弧菌及结核杆菌有抑制其生长的作用，吴茱萸有抗病毒作用。

（五）本品能制止肠胃异常发酵，并排除不良气体；对动物离体子宫有收缩作用。

（六）毒性：使用过量，会使中枢神经兴奋，产生视力障碍、错觉及肠蠕动亢进。

【方药组成】 吴茱萸9克　人参9克　生姜6片　大枣4枚

【适应证】 1. 阳明胃寒，食谷欲呕。

2. 少阴吐利，手足逆冷，烦躁欲死者。

3. 厥阴干呕，吐涎沫而头痛者。

【方解】 许弘说：“干呕吐涎沫，头痛，厥阴之寒气上攻也；吐利，手足厥冷者，寒气内盛也；烦躁欲死者阳气内争也；食谷欲呕者，胃寒不受食也。”

本方主治三种证候：一为厥阴肝寒，一为少阴吐利，一为胃寒呕吐，性质均属虚寒，且三证均有呕吐，可知中焦虚寒，浊阴上逆是三证之关键。方中吴茱萸，《本经》“主温中下气，止痛”为主药，虚寒之证法宜温补，配伍人参健脾补虚，姜、枣温补降逆，共奏温补中焦之功。

【应用】本方具有温中补虚、降逆止呕功效。凡足三阴之为病，有呕恶感觉者，均可以本方化裁治疗。如急慢性胃炎、妊娠呕吐、神经性头痛、美尼尔氏综合征均可用本方加减治疗。以呕吐涎沫、舌质不红、苔白滑、脉迟为辨证要点。

病例 121

程× 男，53岁。

初诊：常患头痛，以巅顶为甚，常干呕吐涎沫，时发时止，畏寒，大便时溏，舌淡、苔白，脉迟。辨证为厥阴，肝经头痛，宜吴茱萸汤升清降浊：

吴茱萸9克　党参15克　生姜6片　大枣7枚　干姜4.5克　方4剂

二诊：药后头痛渐减，吐涎亦少，大便正常。上方去干姜，续方4剂，未再复诊，诸症痊愈。

按　本例巅顶头痛是主证，符合厥阴病证“干呕，吐涎沫、头痛者，吴茱萸汤主之。”加干姜所以温中祛寒。

大建中汤（《伤寒论》）

【单味药药理研究】

蜀　椒

本品为芸香科植物香椒子（青椒）Zanthoxylum schinifolium Sieb. et Zucc.；花椒 Z. bungeanum Maxim.；竹叶椒 Z. planispinum Sieb. et Zucc.；和野花椒 Z. simulans Hance 的果皮（花椒）或种子（椒目）。蜀椒又名川椒。

一、《神农本草经》记载：“味辛温，主邪气咳逆，温中，逐骨节皮肤死肌，寒湿痹痛，下气。”

主邪气咳逆，下气：蜀椒散肺部寒邪，可治肺寒咳嗽。

温中：蜀椒有温胃健胃作用。

逐骨节皮肤死肌，寒湿痹痛：蜀椒散寒逐湿，故可治疗寒湿痹痛和肌肤麻木不仁等证。

二、张仲景应用之考证

李时珍说："……盖蛔见椒则头伏也。观此，则张仲景治蛔厥，乌梅丸中用蜀椒，亦此义也。"

三、后世医家之应用

《别录》："除六腑寒冷，伤寒，温疟，大风汗不出，心腹留饮，宿食，肠澼下痢……散风邪瘕结，水肿……"

甄权说："治咳嗽，腹内冷痛，除齿痛。"

《大明本草》："壮阳，疗阴汗，暖腰膝，缩小便，止呕逆。"

《本草纲目》："散寒除湿，解郁结，消宿食，通三焦，温脾胃，补右肾命门，杀蛔虫，止泄泻。"

《本草述》："椒目治喘，似于水气之喘更为得宜。"

蜀椒辛热，可用于症见吐清涎的胃寒疼痛和慢性胃炎，又能行水平喘，如《金匮要略》己椒苈黄丸。也可用于治疗冠心病心绞痛，如《外台秘要》蜀椒丸治心痛引背。蜀椒有杀虫作用，如与乌梅配伍为乌梅丸，还可用于蛔厥腹痛。

四、蜀椒的药理作用

（一）抑菌作用：100%花椒水煎剂，用平板小杯法实验，对甲型和乙型链球菌、葡萄球菌、肺炎球菌、炭疽杆菌、枯草杆菌、白喉杆菌、霍乱弧菌、变形杆菌、伤寒杆菌、副伤寒杆菌、大肠杆菌、宋氏痢疾杆菌和绿脓杆菌均有抑制作用。又40%水浸剂对星形奴卡氏菌也有抑制作用。

（二）局部麻醉作用：花椒稀醇液有局部麻醉作用，在家兔角膜之表面麻醉，效力较地卡因稍弱。在豚鼠的浸润麻醉中，效力强过普鲁卡因。

【方药组成】 蜀椒3克　干姜6克　人参6克　饴糖18克

【适应证】 心胸中大寒痛，呕不能饮食，腹中寒，上冲皮起，出见有头足，上下痛不可触近者。

【方解】《素问·痹论》说："痛者，寒气多也，有寒故痛也。"由于心胸中大寒，即中焦阳虚，所以痛不能食，甚则呕吐；寒邪上逆，所以腹中寒气上冲皮起，出现有头足，上下痛而不可触近，故以建中温阳而立法。本方以蜀椒、干姜温中散寒，人参、饴糖建中补虚，服后温覆，令有微汗，则寒去而痛止，此治中焦寒痛之法也。

【应用】本方尚可通治蛔虫、疝气、胃肠痉挛、肠黏连、胃扩张等，见有腹痛呕吐，证属中焦虚弱，阴寒内盛者。

病例 122

严×　男，43 岁。

胃痛八年，平时无形，痛甚则有块，每每呕吐酸水，喜进温热，得食则痛缓，舌淡苔白，脉弦。证属虚寒胃痛拟用大建中汤及芍药甘草汤加减。

蜀椒 6 克　干姜 6 克　党参 12 克　白芍 18 克　甘草 6 克　饴糖 30 克（冲入和服）　方 3 剂

药后胃痛消除立安。

按　本例胃痛，证属阳虚大寒痛，故用大建中汤，大建虚弱之中阳，驱逐内盛之阴寒。芍药甘草汤治腹痛如神，加大芍药剂量则止痛效果更为显著。

甘草干姜汤（《伤寒论》）

【方药组成】炙甘草 12 克　干姜 6 克

【适应证】肺冷唾涎沫而不渴，必遗尿小便数，宜以此温之，并能回中焦之阳气。并治吐下后厥逆烦躁，咽中燥多涎沫者或吐逆者。

【方解】干姜温中，主寒冷腹痛，甘草补脾胃，二者合用可以温运脾阳，回中焦之阳气，故治肺冷，并治吐下后厥逆烦躁，咽中燥等证。

甘草干姜汤所复的阳，是脾胃之阳而不是心肾之阳。这种厥逆烦躁是由于脾阳不运，而不是由于亡阳，是太阴病而不是少阴病。

【应用】本方通治诸虚出血，挟食挟阴，面赤足冷，发热喘咳，腹痛便滑，辨证属于胃虚挟寒者。

病例 123

钱× 男，35 岁。

常患吐血，前医投四生丸无效，频吐清涎，口淡，纳差，舌润苔白，脉细弦。此出血既非热证，又非元阳虚损，附桂亦属不宜，咳频吐涎，乃属脾寒肺冷，拟温摄法，投以甘草干姜汤。

炙甘草 15 克　炮姜 9 克　方 5 剂

药后吐血全止。

按　出血之证，“毋见血而止血”。本例出血，辨证为脾阳不足，故用甘草干姜汤，温回中焦之阳气，本方用炮姜而不用干姜，因炮姜止血效果较好。药后吐血全止。《证治准绳》引《曹氏必用方》说：“吐血有宜温者，甘草干姜汤是也。”此案即为一例。

病例 124

颜× 男，41 岁。

胃脘痛，得温则减，舌淡白，苔薄，脉迟缓。证属胃寒疼痛，治宜温散，投以甘草干姜汤加芍药。

甘草 9 克　干姜 6 克　芍药 18 克　方 3 剂

按　胃痛属寒，用甘草干姜汤合芍药甘草汤同用，温中祛寒，解痉止痛，药后痛止，方药精简，效如桴鼓。

十五、甘姜苓术汤类

甘姜苓术汤（《金匮要略》）

【方药组成】甘草6克　白术6克　干姜9~12克　茯苓12克

【适应证】肾著之病，其人身体重，如坐水中，心下悸。腰以下冷痛腹重，如带五千钱，小便不利（经文作自利）。

【方解】王旭高说："腰为肾腑，冷湿之邪著而不移，是著痹也。甘、姜、苓、术，暖土胜湿，所以制水也。"

方以干姜温中散寒，苓、术、甘草健脾利湿，寒湿去而腰痛、身重诸症自除。

【应用】本方通治妊娠浮肿，妇人下部体肿，老人便频失禁者或精液不自禁者。辨证以腹以下冷重为主。

十六、桂枝附子汤类

方　剂	药物组成	加	减	适应证
桂枝附子汤	桂枝12克，附子12克，生姜3片，炙甘草6克大枣4枚			风湿相搏，身体疼烦，不能自转侧，或头脑冷痛，腹内冷痛吐涎等
白术附子汤	本方	白术6克	附子6克，炙甘草3克，桂枝12克	风湿身疼不能转侧，大便溏，小便不利者
甘草附子汤	本方	白术6克	附子6克，大枣4枚，生姜3片	风湿相搏，骨节疼烦，汗出短气，小便不利，或身微肿，或治痛风，寒湿脚气

桂枝附子汤（《伤寒论》）

【方药组成】 桂枝12克　附子12克　生姜3片　炙甘草6克　大枣4枚

【适应证】 1. 风湿相搏，身体疼烦，不能自转侧，不呕不渴，脉浮虚而涩者。

2. 恶寒发热，四肢掣痛，难以屈伸，厥而心下悸或脐下悸，不呕不渴，苔滑，脉浮而不任按者。

【方解】 桂枝附子汤是从桂枝汤去芍药，加重桂枝和附子的用量而成。芍药不利于行湿，故去之，加附子助阳逐湿，以治阳虚的风湿证。附子有温经作用，与桂枝同用，可散表中风湿，生姜驱风，姜、枣同用行营卫以和表。

【应用】 本方也可扩大应用于头冷痛，虚肿，脚肿，头晕目眩，经常恶寒，风湿流注，腹内冷痛吐涎等。

病例 125

安× 男，51岁。

患风湿性关节炎已12年，近时发作颇剧，两膝关节肿痛尤甚，形寒怕冷，腰亦酸痛，行走需扶杖，大便溏薄，纳差，易感冒，苔白润。脉沉弱。投以桂枝附子汤加味。

桂枝12克 附子12克 杜仲15克 桑寄生30克 黄芪24克 防己9克 防风9克 当归9克 生姜3片 炙甘草6克 大枣4枚 方7剂

初服7剂后，腰腿疼痛大减，续方14剂后，可以去杖行走，辅以体育锻炼，终获痊愈，上班工作。

按 本例痹证，辨证是属于阳虚的风湿证，故用桂枝附子汤加味。附子有温经止痛作用，与桂枝同用可散表中风湿。本例痹程已久，气血不足，故用当归补血汤扶正，加防风、防己以祛风湿，加桑寄生、杜仲滋益肝肾。全方解表温里，祛寒止痛，活血通络，养血荣筋。达到逐邪而不伤正，扶正而不恋邪的目的。

白术附子汤（《金匮要略》）

【方药组成】 白术6克 附子6克 炙甘草3克 生姜3片 大枣4枚

【适应证】 风湿身疼不能转侧，大便溏，小便不利者。（《金匮要略》作“大便坚、小便自利者”不可解，今从药测证改之）

【方解】 本方以白术为主药，因白术利尿作用较弱，与附子相配，利尿作用大为加强。术、附同用，利小便、实大便，还用于寒湿痹痛。仲景治风、寒、湿邪所致痹痛，往往术附并用，如甘草附子汤及附子汤等。白术附子汤中有甘草能健脾。又姜、枣调和营卫。

桂枝附子汤、白术附子汤与甘草附子汤三方，同治阳虚不能化湿的风湿相搏证，但主治证候却有不同。桂枝附子汤证为表阳虚而症重，故桂、附相合，温经通阳以散风湿；白术附子汤证为里阳虚而症转轻，故术、附相合，健脾行湿以逐水气；甘草附子汤证为表里之阳皆虚，故桂、术、附并用，助阳温经以除风湿。

【应用】本方除治痹证外，尚可通治浮肿，肠胃有水。

病例 126

黄× 男，57岁。

右臂经脉疼痛，上及肩胛，下达肘部，兼有大便溏薄，为“漏肩风”，五十以后有之，多属血虚不能营养经脉，拟以白术附子汤及当归四逆汤加减：

白术6克 附块6克 当归9克 细辛2.4克 桂枝6克 川芎9克 鸡血藤15克 秦艽9克 方14剂

按 “漏肩风”亦属痹证，即现代医学所谓“肩关节周围炎”。方用归、芎、鸡血藤养血活血，术、附祛寒湿，附、桂、细辛温阳散寒，加秦艽驱风通络，配合推拿及体育锻炼则收效较速。

甘草附子汤（《伤寒论》）

【方药组成】炙甘草6克 附子6克 白术6克 桂枝12克

【适应证】风湿相搏，骨节疼烦，掣痛不得屈伸，近之则痛剧，汗出短气，小便不利，恶风不欲去衣，或身微肿者，甘草附子汤主之。

【方解】王子接说：“甘草附子汤，两表两里之偶方。风淫于表，湿注关节，治宜两顾。白术、附子顾里胜湿，桂枝、甘草顾表化风，独以甘草冠其名者，病深关节，义在缓而行之。若驱之太急，风去而湿仍留，反遗后患矣！”

【应用】本方通治痛风，风湿疼痛及寒湿脚气。方中甘草的剂量，当根据《玉函》及《外台》，改用9克为是。

病例 127

金×　女，39 岁。

两足浮肿，行走不便已半年，怕冷，两腿麻木不仁，舌淡苔白腻，脉滑。证此寒湿脚气，以甘草附子汤加味：

炮附块 6 克　白术 6 克　细辛 4.5 克　炙甘草 9 克　桂枝 12 克　当归 9 克　苡仁 15 克　方 7 剂

药后浮肿减轻，症状好转，续方图治。

按　据《本经》记载附子治寒湿痿躄证。本证为湿脚气而寒湿偏盛，用附子逐寒湿为主药，佐以白术、苡仁以温阳祛湿，又行走不便以桂枝加当归活血通络。

十七、四逆汤类

方 剂	药物组成	加	减	适应证
四逆汤	甘草12克，干姜9克，附子9克			少阴病下利清谷，里寒外热，手足厥冷，汗出而厥，及膈上有寒饮干呕者。或热病亡阳，厥冷脉微者
通脉四逆汤	本方	干姜6克		回阳救逆，治脉微欲绝之证
通脉四逆加猪胆汁汤	本方	干姜6克，猪胆汁50毫升		阴盛格阳，手足厥冷，脉微欲绝，面赤咽疼烦躁等
四逆加人参汤	本方	人参3~9克		恶寒脉微，利止亡血之证
茯苓四逆汤	本方	茯苓12克，人参3克		手足厥冷，心下痛而悸，或小便不利者
白通汤	本方	葱白四茎	甘草9克，干姜3克	少阴病下利脉微，恶寒踡卧之证
白通加人尿猪胆汁汤	本方	人尿少许 猪胆汁50毫升	甘草9克，干姜3克	少阴病下利不止，厥逆无脉，干呕烦者
干姜附子汤	本方		干姜3克，干草12克	昼躁夜安，脉沉微，虚寒证

续表

方剂	药物组成	加	减	适应证
真武汤	本方	白术6克，茯苓9克，芍药9克，生姜3片	甘草9克，干姜9克	汗后头眩心悸，筋惕肉瞤，振振欲擗地，心力衰竭，小便不利、肿胀
附子汤	本方	人参6克，茯苓9克，白术12克，芍药9克	甘草9克，干姜9克	少阴病，脉沉，身体骨折痛，口中和，背恶寒者
当归四逆汤	当归9克，桂枝9克，芍药9克，细辛4.5克，甘草6克，木通6克，大枣5枚			手足厥寒，脉细欲绝

四逆汤（《伤寒论》）

【单味药药理研究】

附　子

本品为毛茛科植物乌头 Aconitum carmichaeli Debx. 的旁生块根。经炮制后的附子称为制附子、熟附子或炮附子。

一、《神农本草经》记载：“味辛温，主风寒咳逆邪气，温中，金创，破癥坚积聚，血瘕，寒湿痿躄，拘挛，膝痛，不能行步。”

风寒咳逆邪气：包括上感和哮喘等由外邪侵入人体有寒性表现者，附子味辛性温，有散寒作用。

金创：即创伤。古人认为创伤容易受风邪而成痉风（指破伤风抽筋)，附子内含生物碱，对金疮有镇痛作用，对痉风有镇静和解痉作用。

破癥坚积聚，血瘕：即指能消除腹内肿块。

寒湿痿躄，拘挛，膝痛，不能行步：指关节炎，膝关节拘挛，膝痛不能行步。

二、仲景应用之考证

仲景用附子，基于《本经》，而又有所超越。兹择要分析如下：

（一）回阳救逆

1. 四逆汤：甘草、干姜、附子

证：下利清谷不止，身疼痛，手足厥冷，脉沉微。

2. 四逆加人参汤：甘草、干姜、附子、人参。

证：四逆汤证，脉微而复利。

3. 白通加猪胆汁汤：葱白、干姜、附子、人参、人尿、猪胆汁。

证：脉微欲绝或厥逆，无脉。

归纳附子的药证为：（1）下利清谷不止；（2）厥冷；（3）身疼；（4）脉微细欲绝。

（二）扶阳解表

1. 桂枝加附子汤：桂枝、芍药、甘草、生姜、大枣、附子。

证：四肢微急，难以屈伸。

2. 桂枝去芍药加附子汤：上方减去芍药，加附子。

证：胸满，微恶寒。

3. 麻黄附子细辛汤：麻黄、细辛、附子。

证：少阳病始得之，反发热，脉沉。

（三）温阳利水

1. 术附汤：白术、附子、甘草、生姜、大枣。

证：风湿骨节疼烦，掣痛不得屈伸，汗出短气，小便不利，恶风。

2. 真武汤：茯苓、芍药、生姜、白术、附子。

证：腹痛，四肢沉重，疼痛，自下利。

（四）助阳祛湿

1. 桂枝附子汤：桂枝、附子、生姜、大枣、甘草。

证：身体疼痛，不能自转侧。

本方与桂枝加附子汤比较，少芍药，又附子从1枚增加至3枚。药证对照，芍药非寒湿证所宜，又四肢微急，难以屈伸者，用附子1枚；身体疼痛，不能自转侧者，用附子3枚。随其痛剧，附子用量亦增加，附子之镇痛作用，可得而知。

2. 桂枝附子去桂加术汤：附子、白术、生姜、甘草、大枣。

证：前方证而小便不利。

3. 桂枝芍药知母汤：桂枝、麻黄、知母、白芍、白术、附子、防风、生姜、甘草。

证：历节疼痛，身体尪羸，脚肿如脱，头眩短气，温温欲吐。

4. 附子汤：附子、人参、茯苓、白术、芍药。

证：少阴病始得之、背寒、手足寒，脉沉，身痛，骨节痛。

（五）温下寒积

大黄附子汤：大黄、附子、细辛。

证：胁下偏痛，其脉紧弦，此为有寒。

（六）回阳救阴

茯苓四逆汤：茯苓、人参、附子、甘草。

证：发汗，若下之，病仍不解，烦躁者。

（七）扶阳消痞

附子泻心汤：大黄、黄连、黄芩、附子。

证：心下痞，而复恶寒汗出者。

（八）强阳摄阴

1. 肾气丸：附子、桂枝、地黄、萸肉、山药、丹皮、茯苓、泽泻。

证：用于虚劳之腰痛，少腹拘急，小便不利；痰饮之短气有微饮；以及胞系了戾之小便不利等证。并治肾阳不足所致的腰膝冷痛，小便失禁，或夜间多尿，以及痰饮喘咳，消渴，水肿，久泻等证。

2. 芍药甘草附子汤：芍药、甘草、附子。

证：脚挛急，恶寒。

(九) 温中止泻

附子粳米汤：附子、半夏、粳米、甘草、大枣。

证：腹中彻痛。

(十) 温脾摄血

黄土汤：甘草、干地黄、白术、附子、阿胶、黄芩、灶心黄土

证：下血、先便后血。

从仲景应用附子的方剂，不难看出附子的主要作用是补火。这里所指的火应理解为人体的生理机能，也就是中医学中的相火，相火不宜过旺，但也不能不足。附子补火的作用就是要增强人体的生理活动机能。而且仲景应用附子，多属医方之大法，其特点为通变灵活，在寒、温、补、下、清、散等各类方剂中，都能起一到促进和协调作用。

1. 配补气药人参速补元阳，提高了救逆作用，可治休克虚脱；配白术温中健脾，治脾虚泄泻或风寒湿痹。

2. 配温补药干姜回阳救逆。温中止泻；配肉桂温肾壮阳，峻补命门。

3. 配补血药当归能强阳摄阴，可温经散寒，养血通络；配地黄，增强补血之功治血虚低热；配阿胶，可强阳、摄阴、止血。

4. 配发散药麻黄善发汗，惧其亡阳，加附子则汗出而阳不脱，适用于太阳，少阴发病，心力不振；配桂枝，增强通阳作用，治心力衰竭或风湿相搏，肢体酸楚。

5. 配清热解毒药黄连泻心，附子护阳，虚人汗出心下痞者宜之；配败酱，治慢性肠痈。

6. 配泻下药大黄可行寒积。

7. 配利湿药茯苓、白术、泽泻同用，可温阳利水，用于

阴水肿胀。

总之，附子通十二经，为百药之长，能增强各方面的作用。后世医家对仲景使用附子通变灵活多所阐述。南海谭次仲说："附子能强心，治轻度心力衰竭，若重症非合干姜不为功。"樊天徒说："阳衰而阴亦竭者，附子回阳须伍以人参、地黄、气阴双补，乃克有济。"又说："心功能衰弱，有因于冠状动脉之血行障碍，心肌营养不良，是时专用附子，殊不可恃，因附子只有兴奋之力，而无营养之功也。是当重用人参、黄芪、当归、地黄、肉桂反易有效。"我们认为以附子为君，佐以不同药物，则其疗效亦有所不同。如附子与麻黄同用，适用于心力衰竭而兼表证恶寒无汗者，故为强心发汗剂；附子与桂枝同用，适用于心衰而营卫不和者，为强心解肌剂；附子与茯苓、白术同用，适用于心脏病水肿证，为强心利尿剂；附子与干姜同用，适用于心衰上吐下泻证，为强心温中剂；附子与肉桂、当归、白芍同用，适用于心衰血液循环不良；附子与人参同用，有强心营养作用，能治亡津之心衰证；附子加当归，增强温经作用，治妇人月经衍期，血海虚寒。总之，附子配伍适宜，通变灵活，效果显著。

从以上方剂可归纳出附子的药效有如下四个方面：

1. 温阳（四肢厥冷、背寒，可由于强心，增加心输出量，改善全身血液循环而解除恶寒之症）。

2. 镇痛（腹痛、胁痛、关节痛、身体痛）。

3. 强心（脉微沉细，或无脉）。

4. 止汗（自汗、额汗、或汗出不止）。

邹润安《本经疏证》："汗下后用附子证，其机在恶寒，否则无表证而烦躁，未经汗下用附子证，其机在于脉沉微，其则其大旨矣！"

总之，张仲景用附子，在少阴证或厥阴证遇厥逆亡阳、脉微欲绝时，常能挽回生命，全在附子有强心作用。附子的强心作用，已为现代药理研究证实，附子内含乌头碱，具有强心作用，但对心脏有较强毒性，经长时间煎煮，乌头碱水解为乌头原碱，其毒性大减，而仍呈强心作用。熟附片煎剂对蛙、豚鼠、兔离体心脏有强心作用，对在体心脏也呈轻度的强心作用。附子有逐水作用，正由于附子强心所致，心衰时，血行缓慢，血管渗出液集于皮下结缔组织中，形成下肢浮肿，而附子能强心，血液循行较快，渗出液体消失，浮肿乃愈。仲景用附子强心及治水肿，实超越了《本经》，而有新的发展。

陈修园《本草经读》说："人之所生者，阳也，亡阳则死，误药大汗不止，用四逆汤、真武汤。"说明附子能复阳固表，也有止汗作用。附子的止汗作用，乃仲景对《本经》的另一新的发展。

三、后世医家之应用

《别录》："腰脊风寒，脚疼冷弱，心腹冷痛，霍乱转筋，下痢赤白，强阴，坚肌骨等。"

《珍珠囊》："温暖脾胃，除脾湿肾寒，补下焦之阳虚。"

《用药法象》："除脏腑沉寒，三阴厥逆，湿淫腹痛，胃寒蠕动。治经闭，补虚救壅。"

后世医家说附子辛热，所以不敢用于高热病。李东垣治冯姓妇伤寒面赤目赤，烦渴引饮，脉来七八至，但按之则散，谓阴盛格阳，用参附汤，汗出而愈。此人脉数，按之则散，也说明了用附子来挽救心力衰竭的重要性。

李时珍说："乌附天雄，皆是补下焦命门阳虚之药。"

虞抟说："附子禀雄壮之质，有斩关夺将之气。能引补气药行十二经，以追复散失之元阳；引补血药入血分，以滋养不足之真阴；引发散药开腠理，以驱逐在表之风寒；引温暖药达下焦，以祛除在里之寒湿。"

《本草正义》："附子，本是辛温大热，其性善走，故为通行十二经纯阳之要药，外则达皮毛而除表寒，里则达下元而温痼冷，彻内彻外，凡三焦经络，诸脏诸腑，果有真寒，无不可治。"

陈修园《本草经读》说："吐利厥冷用通脉四逆汤、姜附汤。少阴之神机病，附子能使自下而脉生，周行通达而厥愈。”这一段说明了附子的强心作用及改善血液循环作用。

《本草汇言》：“附子，回阳气，散阴寒，逐冷痰，通关节之猛药也。诸病真阳不足，虚火上升，咽喉不利，饮食不入，服寒药愈甚者，附子乃命门主药，能入其窟穴而招之，引火归原，则浮游之火自熄矣。凡属阳虚阴极之候，肺肾无热证者，服之有起死之殊功。”

陆渊雷《伤寒今释》：“附子为兴奋强壮药。”

祝味菊说：“附子通十二经，可升可降，为百药之长，能随所伍而异其用。例如附子加磁石，兴奋加镇静，具强壮之功，能抑制虚性兴奋，治神经衰弱之失败有良效；附子加枣仁，辛通加酸收，有缓和作用，能调节心血管系统植物神经之紊乱，治心动过速，治脉来早搏有效；附子加知母，辛热加甘寒，有温润作用，可治热性病心阳不振而兼口渴欲饮者。”祝味菊先生善用附子，最多用量可达三四两，故有“祝附子”之称。他对湿温伤寒（相当于肠伤寒）症见高热、神昏、舌黑、唇黑，也用附子，但与地黄配伍。在一般情况下，高热、神昏、舌黑、唇焦、鼻如烟煤，是禁止用附子的，但我们认为病人所患湿温伤寒，出现高热、神昏，凡临心力衰竭之危象，治病当顾其大局，挽救心力衰竭，非用附子焉能救脱回阳。祝氏还说：“如有其他清热药，不在乎一、二味热药。”并举扁鹊附子与知母同用为例。清热养阴药是否对附子毒性起抑制作用，或对人体起到有利作用，值得研究。但祝氏用附子于热病纯是临床实践经验之谈，甚为可贵。

从后世医家应用附子的经验，不难看出附子性味辛热，主要作用是补火温阳。命门火衰，即需用附子补火，补下焦之阳虚，治诸脏腑之真寒。

四、我们应用附子的经验

因为附子有强心作用，所以对于一切疾病所致的心力衰竭均可应用。附子治疗慢性心力衰竭，如肺源性心脏病、冠心病、风湿性心脏病等，均有良好效果。我们治疗一切慢性虚寒性疾病用附子，如胃肠病，呕吐清涎，下痢，脉管炎，支气管炎，肺炎，月经失调，局部麻木，肿痛，以及多种慢性炎症，如结膜炎，宫颈炎，慢性溃疡性结肠炎等。附子可与益气药黄芪、党参同用，又可与清热解毒药同用。据现代药理研究，清热解毒药能抑菌、抗毒、抗病原，并能抑制免疫变态反应。温阳益气药能兴奋中枢神经系统、调整内分泌及增强机体的免疫功能，二者合用，相反相成，有明显的增效作用。我们常用此法治疗积年沉疴，慢性炎症，往往迎刃而解，取得显著疗效。

五、附子的临床应用

(一) 头痛（风寒，痰，气虚，阳虚，年久）。

(二) 项强，项软。

(三) 痛（心痛，腹痛，腰痛，胃痛，胁痛，齿痛，关节痛，遍身痛）。

(四) 面肿，脚肿。

(五) 阳虚，下血吐血。

(六) 久泄久痢，经水不调，痈疽久漏，脓水清稀，慢性炎症及慢性病见有虚寒症状。

关于附子的毒性问题，前人将燥热及毒性夸大了，说得令人生畏。张元素说："大辛大热"；朱丹溪说："雄悍"；王好古说："乌、附非身凉而四肢厥者不可僭用。"缪希雍说它"气性热极。"徐灵胎说："刚暴驳烈。"历来医家造成舆论，致使附子使用受到限制。所以清朝张隐庵批评说："世医不明医理，不识病机，必至脉脱厥冷，神去魄存，方谓宜用附子。"

附子是否有毒？是。附子的轻度中毒症状称为"瞑眩"，中医有"药不瞑眩，厥疾不瘳"之说。附子瞑眩症状，如冒状，如醉状，唇舌麻，其重者脉绝色变，知觉亡失。但其中毒问题是可以预防的。方法：附子内服，用水须久煎煮，煎煮时间愈长，则毒性愈小，通常先煎煮1小时已足。又乌头、附子不能用酒浸，过去有将乌头、附子浸酒服中毒致死的报告。

六、附子的药理作用

（一）振奋机体机能：附子对中枢神经有兴奋作用，并能使动物能耐受寒冷的影响，增强代谢。中医认为附子有温阳补火作用，可能是振奋全身及脏腑生理功能的结果。

（二）对心血管方面的作用：中医用附子“回阳救逆”，可能就是附子的强心作用。附子对在体正常和衰竭心脏的强心作用也很明显。给正常麻醉猫和静脉注射巴比妥类引起的心衰猫静脉注射附子冷浸液和水煎剂后，心收缩力均加强，其作用能被心得安对抗。但附子的冷浸液治疗安全范围很小，其最小有效量和最大耐受量几乎相等，而煎剂的最大耐受量为最小有效量的16~222倍，其安全范围显然增大。附子加热后，毒性降低，而强心成分则仍保存。这也说明了，附子需炮制及用较长时间宽水慢煎的理由。

静脉注射附子注射液，麻醉狗的心输出量、冠脉、脑及股动脉血流量明显增加，血管阻力降低。对猫静脉给药，冠脉和股动脉血流量明显增加。药理作用与临床上用附子于心力衰竭及冠心病患者，是一致的。

（三）镇痛作用：用电刺激鼠尾法，皮下注射乌头碱0.05毫克/公斤体重，即有镇痛作用，0.1毫克/公斤体重的镇痛效果较吗啡6毫克/公斤体重的作用还强；又用热板法测定乌头原碱和乌头次碱对小鼠也都有镇痛作用。

（四）促进肾上腺皮质功能的作用：附子煎剂能增加大鼠尿中17-酮类甾醇的排泄，使肾上腺皮质中胆甾醇含量减少，磷酸酶活性增强并促进肝糖原增加。临床上用于新陈代谢机能低下的患者，可促使机能增强及改善。

（五）消炎作用：熟附片煎剂灌胃，对甲醛或蛋清引起的大鼠踝关节肿胀有抗炎作用。

（六）毒性问题：生附子冷浸液及乌头碱可使蟾蜍、兔、犬等，出现心律不齐和心跳停止，生附子冷浸液经煮沸后毒性大为降低，煮沸时间愈久，毒性愈低。由附子、干姜、甘草组成的四逆汤，毒性比单用附子大为降低，能降低动物（兔、小鼠）死亡率或延长存活时间。

临床上应用大剂量阿托品抢救附子中毒病人，可以减轻症状，使心电图恢复正常。此外，金银花、绿豆、犀角亦可解毒。

病例 128

骆× 女，61 岁。

30 多年前曾患过风湿性心脏病，遗下二尖瓣狭窄症，经胸科医院手术，从此不复吐血，亦恢复工作，几年前退休在家，偶因家务过劳，旧疾发作，以通身浮肿求诊。其头面、胸腹、足背俱肿，按之没指，胸闷气急，胃部作胀，不能进食，服西药利尿，肿不消退，望之肤色苍白，按之而冷，唇紫舌淡，苔薄白，脉沉细，重按若无。以苓桂术甘汤加温阳益气药治之。

附子 9 克　桂枝 9 克　茯苓 15 克　白术 9 克　党参 9 克　黄芪 9 克　陈皮 9 克　大腹子 9 克　大腹皮 9 克　方 7 剂

药后小便量增，渐次全身肿消，目能张，手能握。复诊仍前方出入，主药不变。

病者家属问我们："何以服如许利尿西药而尿不利，而中药方中，利尿药不多而尿增？"我们说："单纯从药来说，西药利水远胜中药；若从治病来说，则中医之辨证论治，能使原不胜人之药，而能胜之。"中医认为，肿胀之因由于脾肾，脾虚不能运转水湿，肾虚阴霾充斥，火不暖土。今用附子温阳，则消除阴霾而助脾运，加以健脾，则水湿消除自速。用利尿之药不过治其标，非治本也。标本问题，不论中西医，理当一致。因此于苓桂术甘汤去甘草，加附子、参、芪温阳益气，配术、苓健脾利水，陈皮、大腹子以理气，脾旺则水能运，气行则滞能通，以此治本为主，虽亦治标，毕竟次要。家属又问："何以小便利而胃亦复不胀，且能食饮？"我们说："胃胀不是胃病，是肝因瘀血而肿大，压迫胃，所以食毕即胀，今循环改善，则肿胀亦消，肝不大则不压迫胃，故胃能下食。"至于胸闷气急，可能胸水所致，全身水肿由尿排除，则此水亦一同排除，所以不复胸闷气急。仍用原方数剂续服而安。

时过半年，又来诊，肿且咯血，色萎无华，唇色黯淡，舌淡苔白，脉弱，言语少力，面色鲜红，量不大，呼吸起伏，气虚为甚。以参附汤加减：

别直参3克　附片9克　黄芪15克　五味子9克　桂枝9克　方7剂

药后，咯血止，肿消退，其后采用益气养血之药以善其后，随访半年未发。

按 咯血不忌用附子。本案风心二尖瓣狭窄症，而致肺循环瘀血。咯血系由肺循环瘀血所致。以附、桂能强心，改善肺循环，肺循环改善则瘀血改善，瘀血改善，则咯血可止。据科研报告，黄芪有利水作用，加五味子收敛肺气。

病例129

杨×　女，27岁。

风心病患者，连日来胸闷气微急，口唇略带紫绀，吐血盈口，略有咳嗽，诊脉细弱，舌色红绛。此系胸阳衰微，气机郁滞。心居胸中而主血，肺在膈上而主气。气血犹如橐钥，鼓之而行，今橐钥有损，则气不能鼓，血行有亏，郁结而溢，治之之法其惟温阳益气乎！

附子9克　桂枝9克　黄芪9克　白芍9克　白术9克　方5剂

病者持方去，旁一医友见后惊问："咯血而用桂、附，违反了古人的教训。仲景说过：'桂枝下咽，阳盛则亡'，'衄家、亡血家忌用桂枝'，奈何桂、附并用？又患者舌红如此，其非阴寒可知，附、桂并用，奈八纲辨证何？"答曰："您只知其一，不知其二，舌红绛一般属热，但必是干红燥绛，若湿润多津即不属热，且不能凭一症辨，必须联系其他见症共同辨别。此证在你必用鲜生地、北沙参、麦冬、玄参之类。这里所以断然用温阳益气药者，据现代医学观点，附、桂能强心，改善肺循环，肺循环改善则瘀血改善，瘀血改善，则血可止。此不止之止，正是古人'毋见血而止血'的明训，是符合祖国医学辨证论治的精神的。实践是检验真理的标准，请看药后如何？”数天后，病者复诊，入门时面带笑容。我说：“大概你咯血停止了吧！”患者笑问：“您怎么知道的？”我说：“你自入门，面有笑容，肯定是血已止住了，如若不止，一定面带愁容。”于是按前方加减，嘱再服数剂。患者又问：“将来是否复发？”我说：“根治困难，复发或有可能。”

病例 130

江×　男，60 岁。

初诊：患者因患冠心病，心力衰竭入院，血压偏低，体温 36℃，心率 48 次/分左右，住院已一个月，心悸、胸闷、气短反复发作，虽盛夏仍畏寒，汗出而怕冷更甚，眩晕乏力，睡眠不佳，舌苔灰黑，脉迟缓无力，有时腰酸。小溲频数清长，显系心肾阳虚，神失内守之证。治拟温补心肾之阳，以收摄外脱之神。

附块 9 克　黄芪 15 克　仙灵脾 9 克　牡蛎 9 克　熟地黄 15 克　枳壳 9 克　菟丝子 9 克　枣仁 15 克　五味子 9 克　夜交藤 30 克　丹参 15 克　方 7 剂

二诊：畏寒汗出好转，心悸轻微，体温回升至 36.5℃，苔仍黑，感乏力。

原方加当归 9 克，党参 9 克，续方 14 剂。

三诊：诸恙消失，血压，心律均正常，苔转薄腻，脉细缓，脉率 66 次/分，准备出院，拟方带回。

附块 9 克　仙灵脾 9 克　菟丝子 9 克　黄芪 15 克　丹参 15 克　党参 9 克　酸枣仁 12 克　五味子 9 克　夜交藤 30 克　龙骨 9 克　牡蛎 9 克　熟地 15 克

此方长服，病情长期稳定。

按　本例冠心病兼心力衰竭，中医辨证属于心肾阳虚。何以见阳虚？从脉分析，据《景岳全书》说：“虚脉正气虚也，无力也，无神也……迟而无力为阳虚”，“大部脉来迟慢，总由元气不充，不可妄施攻击。”从证分析，本病例畏寒甚，体温偏低。我们认为：心阳之虚，其本在肾。肾主一身阴阳，为水火之脏，生命之根；肾中真阳不足，则不能鼓舞心阳，致使心神散越，心脉失常。本方以附子温阳补火为治心肾阳虚主药，现代药理研究证明附子有振奋全身及脏腑生理的功能，增强代谢。附子强心作用显著，可加强心脏的搏动，增加心输出量，并可扩张冠状动脉，使冠心病患者的心肌缺血得到改善。附子配仙灵脾、熟地、党参、黄芪等药温壮肾元以振奋心阳，加龙骨、牡蛎、枣仁、五味子等，宁神定惊。长服此方，果病情好转而稳定。

病例 131

尤× 女，28 岁，工人。

1 年前因面颊及鼻梁出现皮疹，形成对称性红斑，并伴有高热畏寒，关节酸痛，头痛。住院检查：血液中找到“狼疮细胞”，骨髓狼疮细胞（+），诊断为“系统红斑狼疮”。曾用过激素、硫唑嘌呤、潘生丁等药，无明显疗效。诊时见两面颊部有蝶形红斑，面色㿠白，面目浮肿，下肢发现瘀斑，畏寒肢清，便溏，带下色黄而臭，发热早轻暮甚，口干溲赤，苔黄舌质胖嫩，边有齿痕，脉沉细而数，血沉 90 毫米/小时，血小板 6 万/立方毫米。尿检：红细胞（+++），尿蛋白（++）。证属脾肾阳虚，元气内乏，湿热蕴遏，火毒伏营。治拟温阳益气以扶正，清泄湿热以祛毒。

炮附片 6 克　党参 12 克　黄芪 60 克　丹皮 9 克　黄柏 9 克　牛膝 12 克　生地 90 克　虎杖 60 克　土大黄 30 克　土茯苓 15 克　泽泻 9 克　赤芍 15 克　苦参 12 克　方 7 剂

此方加减服用一个月后，患者激素逐渐减量而后停用。热退，精神好转，带下已少，浮肿退，大便实，下肢紫斑缩小。继续治疗三个月后，患者面部红斑消失，仅留色素沉着，其余症状均平复。血沉 15 毫米/小时，血小板 12 万/立方毫米。尿检：红细胞（少许），尿蛋白（-），血液狼疮细胞（-）。后用益气养阴法调理，随访一年未发。

按　系统性红斑狼疮，是一种全身皮肤和内脏器宫均受侵犯的结缔组织疾病。此例为阳气衰微，无力振奋以伐邪；顽病消烁，属内蕴伏结之热毒。若单扶其阳，势必更助发其热毒，独清其热，更伤真元，惟温补清泄兼顾为宜。故用附片、党参、黄芪温阳益气，以助真元；用丹皮、黄柏、苦参等苦寒之品，以清泄热毒。药理研究证实，附子温阳与生地凉血同用，有调节肾上腺皮质功能和免疫功能的作用，可代替激素并消除激素引起的副反应。同时，温阳益气药有兴奋中枢神经系统和调整内分泌的功能，保护和促进免疫机能的作用，能提高机体的抗应激能力；清热解毒药能抑菌、抑毒、抗病原，并有抑制免疫变态反应作用。温阳益气药与清热解毒药配伍，既有促进，又有抑制，起到相反相成增加疗效的结果。用此法治疗多年沉痼、慢性炎症（见后），往往做到迎刃而解，取得显著疗效。

病例132

章× 男，46岁。

患复发性口腔炎十余年，每遇劳累后即发病，每发则口唇及口腔两侧黏膜出现溃疡，久不收口，疼痛难忍，有碍饮食，经中、西医各种治疗无效。诊见口唇红肿，有溃疡口疮0.5×1厘米一个，口腔内侧黏膜也有大小不等之溃疡数个，口臭、口干、面色㿠白，形神萎靡，畏寒阳痿，大便溏薄，小溲短赤，舌淡胖苔黄，边有齿痕，脉沉细。证属脾肾阳气衰惫而胃遏积火热毒。热毒宜清，用凉则虑戕伐元阳；扶阳宜温，用阳又恐反助伏火。当宜温养脾肾以扶正，清泄胃火以解伏毒，各自为用，相互以制。

内服方：

炮附片6克　生黄芪15克　党参9克　肉桂1.5克（后下）　黄连3克　仙灵脾9克　黄芩9克　连翘12克　蒲公英12克　丹皮6克　半枝莲15克　甘草6克　方7剂

外用方：

人中白3克　儿茶3克　青黛1.5克　黄连1.5克　黄柏1.5克　冰片0.3克　硼砂0.6克

共研极细粉末，用水调湿外敷口腔溃疡处。

服药7剂后口腔溃疡收口，畏寒肢冷阳痿也有好转，大便转实，小便转清。按原方续进7剂，口腔溃疡愈合，随访半年未发。

按 本例口疮病程较长，屡治不效，其特点是脾肾虚寒与胃火热毒相叠并见。我们认为：有些长期不愈的慢性溃疡和炎症，大多系病久正气衰颓，而湿热之毒蕴郁。阳气虚弱，则无力振奋以祛邪；顽病消烁，必内伏蕴结之热毒，这是关键症结所在。我们主张用温阳益气药与清热解毒药同用，治体与治病相结合，清泄温补，寒热同用，常使久治不愈的顽疾迎刃而解。

病例133

吴× 女，31岁。

患疖痈半年，此起彼伏，连绵不断，就诊时二处痈起如馒，稍红热，无脓水，形寒肢冷，体温正常，苔白厚，脉弦。曾服多种清热解毒药无效。

附片9克 肉桂1.5克 皂角刺9克 川连3克 蚤休15克 红藤30克 大贝6克 当归9克 赤芍9克 苡米30克 苍术9克 方7剂

另备玉枢丹1瓶（外用调敷）。

再诊时病人主诉药后汗出较多，已不怕冷，旧痈渐愈，新者未生。续上方7剂，另玉枢丹1瓶，外用调敷。二诊后，病愈。

按 本例背痈，局部似乎表现热证、阳证，过去治疗，一味凉解，不见好转。中医外科范围的疾病，虽有较明显的局部症状，但基于脏腑、经络学说，全身症状更为重要，应结合全身症状及局部症状治疗。本例全身症状为形寒肢冷，苔白厚，辨证属于阳虚。由于病程半年，阳气渐衰而不运，毒邪缠绵而不去。故用附片、肉桂大热之品以振奋阳气，温阳而托毒，调整全身之症状。针对局部痈毒，以皂角刺辛温散结，再配川连、苍术、苡米、蚤休、红藤、当归、赤芍等清热活血、散结解毒之品，外用玉枢丹以辟毒软结。《疡医大全》说：“凡诊视痈疽，论治必须先审阴阳，乃医道之纲领。阴阳无谬，治焉有差！”本方寒热同用，阴阳并顾，故契合病机。

病例134

朱× 男，45岁。

患者在江西永新卫生院工作，3年前因抢救病人连续四夜未睡，劳累过度突然晕倒，继则高热恶寒，骨节酸痛，全身乏力，肢体沉重，精神萎靡，嗜睡多汗，胁痛。以后发热，热退而畏寒更甚（体温35℃左右），虽值酷暑炎夏，仍穿棉衣、棉裤，别人挥汗如雨，患者却喊凉不已，历时两载，当地用各种方法治疗无效，转上海曾请内分泌专家及神经科教授检查会诊，诊断为“中枢神经功能失常，脑垂体体温调节功能低下症。”无特殊治疗方法，来中山医院就诊。

患者恶风、畏寒，而口苦、咽干、渴喜冷饮，神倦溲浑。舌苔黄腻而舌质淡，脉弦细。分析为中气内耗，营卫不和，少阳之邪未解，寒热虚实错杂，以致阴阳失调，阳虚外寒，内伏郁热。治拟温补体虚之阳，清泄遏伏之热，调和阴阳。

附子9克 肉桂3克 党参15克 黄芪15克 白术12克 桂枝9克 白芍9克 柴胡6克 黄芩9克 仙茅9克 黄柏9克 黄连3克 生姜3克 大枣15克 方7剂

药后畏寒明显好转（体温上升至36℃），余恙也减，尚感腰酸神疲。

原方去仙茅，加益智仁9克，仙灵脾9克，生姜易干姜3克，续方7剂。

又服7剂，畏寒尽除（体温37℃），诸恙悉平，全身轻松，恢复如常人。后又续服数剂而返江西工作。患者来函告一切正常，虽严冬霜雪，亦能在室外活动。经当地神经科检查，脑垂体及中枢神经功能正常。

按 现代生理学研究证明，丘脑下部，尤其是灰结节是体温调节中枢所在的主要部位。下丘脑－垂体与中枢植物神经系统的功能紊乱，可以出现体温调节的严重障碍。此例患者病起疲劳过度，引起中枢植物神经系统功能紊乱及下丘脑－垂体体温调节功能低下，中医称为阴阳失调。从病史看，患者病程较长，以前曾用过大量温热扶阳之剂罔效；以辨证看，患者既有劳倦伤气，阳气不足的畏寒嗜睡神萎之症，又有渴喜冷饮，溲浊，苔黄等郁热伏结之象。恶风汗出，口苦、咽干、胁痛，系少阳不和，并营卫失调。因此，出现表、里、寒、热、虚、实的多层次病理差异。治用党参、黄芪、白术、附子、肉桂、干姜、益智仁、仙灵脾等大剂温补扶正；又用黄连、黄芩、黄柏清泄伏热；参以桂、芍调和营卫，柴、芩和解少阳，终使阴阳归于调和，使多年脑垂体体温调节功能低下恢复正常。

病例 135

袁×男，23 岁。

因患菌痢而引起慢性溃疡性结肠炎已 5 年。面色青白，瘦削，畏寒。腹泻一日数次，脉沉细无力。曾服多种中、西药无效。此属久泻久痢，完谷不化，肠之吸收功能障碍已久，拟以温阳固涩与清热解毒并进。

附片 6 克　煨肉果 3 克　诃子 6 克　铁苋菜 30 克　胡黄连 6 克　鸡眼草 15 克　方 5 剂

按　药后，该病人 5 年的慢性腹泻，竟霍然而愈。生动地说明了附子能调整全身阳气，同时也调整了肠的吸收功能，配合固涩药，达到温脾止泻的目的。

干　姜

附：炮姜

本品为姜科植物姜 Zingiber officinale Rosc. 的干燥根茎。其炮焦用称为炮姜。

一、《神农本草经》记载：“味辛温。主胸满咳逆上气，温中，止血，出汗，逐风，湿痹，肠澼，下利。”

胸满咳逆上气：指呼吸系统疾病。

温中，止血：若胃寒见呕吐清水，常用干姜温胃。干姜有止血作用，但不及炮姜。

肠澼，下利：此种痢疾或下利，辨证为寒性。

二、仲景之应用考证

《药征》:“主治结滞水毒，旁治呕吐咳嗽，下利，厥冷，烦躁，腹痛，胸痛，腰痛。”

三、后世医家之应用

《别录》:“寒冷腹痛，中恶，霍乱，胀满，风邪诸毒，皮肤间结气，止唾血。”

甄权说：“治腰肾中疼冷，冷气，破血，去风，通四肢关节，开五脏六腑，去风毒冷痹，夜多小便。”

《大明本草》:“消痰下气，治转筋吐泻，反胃干呕，瘀血，扑损，止鼻红，解冷热毒，开胃，消宿食。”

元素说：“干姜其用有四：通心助阳，一也；去脏腑沉寒痼冷，二也；发诸经之寒气，三也；治感寒腹痛，四也。”

王好古说：“主心下寒痞，目睛久赤。”

《本草纲目》:“引血药入血分，引气药入气分，去恶养新，有阳生阴长之义，故血虚者用之，凡吐血、衄血、下血、有阴无阳者亦宜用之。”

兹小结干姜作用有三：其一温中回阳，止下利，温经通络；其二温肺化痰；其三止血，止呕。

干姜味辛，性热，有温中散寒作用，可治感寒腹痛，呕吐下利等，常与党参、白术等配伍，如理中汤。又辅助附子，可增强回阳救逆之功，以治阴寒内盛，四肢厥冷等症。本品又能温肺化饮，用治寒咳、痰多清稀之症，常与细辛、五味子等配伍。又本品常与止血药配伍，治疗虚寒性吐、衄、便血、崩漏等症。

附 炮姜与干姜、生姜同属一物。生姜辛微温，长于发散风寒，又能温中止呕；干姜辛热，燥烈之性较强，而长于温中回阳，兼可温肺化饮；炮姜性变苦温，辛热散走作用大减，善能温中止泻，兼能止血。前人说：“生姜走而不守，干姜能走能守，炮姜守而不走。”

【方药组成】 甘草12克 干姜9克 附子9克

【适应证】 1. 少阴病下利清谷，里寒外热，手足厥冷，汗出而厥，及膈上有寒饮干呕者。

2. 治太阳发热，头痛脉沉，虽身疼痛，当救其里。

3. 太阳病误汗亡阳，见大汗出，热不去，内拘急，四肢疼痛，下利厥逆而恶寒者。

【方解】 费晋卿说："四逆汤为四肢厥逆而设。仲景立此方以治伤寒之少阴证。若太阴之腹痛下利，完谷不化，厥阴之恶寒不汗，四肢厥冷者亦宜之。盖阴惨之气深入于里，真阳几几欲绝，非此纯阳之品，不足以破阴气而发阳光，又恐姜附之性过于燥烈，反伤上焦，故倍用甘草以缓之。"

附子回阳救逆，辅以干姜之辛热，使温阳祛寒、回阳救逆之力更大，得甘草佐使，降低附子之毒性，补脾胃而调诸药。三药合用，可速达回阳救逆之功，故名四逆。

【应用】 本方尚可用于霍乱吐泻不止，汗出厥冷，或水泻过度肢冷者；热病亡阳，厥冷脉微；腹中水聚者；感寒腹痛者。或用于寒喘多年，肾不纳气，加减本方，以求扶正固本。

病例 136

李× 男，51 岁。

咳嗽十余年，近三年出现气急，日前咳喘不能平卧，纳呆便溏，动辄自汗，怕冷，腰痠，舌淡，苔白，脉弱。亟宜扶正固本，以防虚脱。

附片 4.6 克 干姜 2.4 克 肉桂 1.5 克 补骨脂 9 克 熟地 9 克 萸肉 6 克 茯苓 9 克 五味子 6 克 山药 15 克 姜半夏 6 克 甘草 3 克 方 7 剂

另移山参 9 克 蛤蚧 1.5 克 坎炁 1.5 克 研粉服，每次 3 克。

按 肾为气之根，肾阳衰弱，则气无所主，势有暴脱之变，故以四逆汤加减，佐以温肾壮阳之品，并加参蛤散扶正固本。按十八反附片与半夏相反，但仲景附子粳米汤，则附片与半夏明明配伍，我们的临床体会附子与半夏配伍，并无不良反应。

【研究】 近年来，将本方制成四逆注射液，抢救心源性休克患者获得较好疗效。用本方治疗虚寒性腹泻，胃下垂，阴黄重证，黄疸型肝炎，放射性白细胞减少症，麻疹逆证及小儿急性胃肠炎等亦疗效满意［《中成药研究》1983，(10)：33］。

据四逆汤对麻醉家兔低血压状态升压效应的初步拆方研究：单味附子虽有一定的强心升压效应，但其作用不如四逆汤，且可导致异位性心律失常；单味甘草不能增加心脏收缩幅度，但有升压效应；单味干姜未能显示任何有意义的生理效应。由附子、干姜、甘草组方的四逆汤，其强心升压效应优于各单味药物，且能减慢窦性心率，避免单味附子所产生的异位心律失常，具体体现了“附子无干姜不热，得甘草则性缓”的论述［《中成药研究》1983，(2)：26］。

又据南京医学院报告：用离体蛙心做试验，附子能使心肌收缩力增强，但附子加甘草比单用附子更能增强心肌收缩力；附子加干姜，先有短暂的心肌收缩力加强，以后就无强心作用；三者相合的四逆汤可使心肌收缩力经短暂下降后逐渐增强，在强度和持续时间上均超过附子［《药学学报》1966，(5)：350］。

动物实验表明，在整体动物或豚鼠身上，熟附片中毒时的心电图改变与乌头碱相似。熟附片给小白鼠单用，有一定的毒性，但熟附片与甘草、干姜共同煎煮，其毒性则大为降低。但如将甘草、干姜、附片分别煎煮后混合，其毒性无改变，或先给甘草、干姜后给熟附片，则毒性也无改变，详细情况可参考下表。［《药学学报》1966，(5)：350］

配伍方式	药物配伍	动物数	死亡数
同煎	熟附片煎剂	10	8
	四逆汤	10	0
	甘草和熟附片	10	0
	干姜和熟附片	10	0
分别煎煮后外混合	甘草、干姜与熟附片	10	10
	甘草与熟附片	3	3
	干姜与熟附片	3	3
**先后给	甘草、干姜，后熟附片	10	9
	甘草，后熟附片	10	9
	干姜，后熟附片	10	10

**注：先注射甘草或干姜煎剂，后5分钟再注射熟附片煎剂。

通脉四逆汤（《伤寒论》）

【方药组成】 甘草12克　干姜18克　附子9～12克

【适应证】 少阴病，下利清谷，里寒外热，手足厥逆，脉微欲绝，身反不恶寒，其人面赤色，或腹痛，或干呕，或咽痛，或利止脉不出者，通脉四逆汤主之。

【方解】 尤在泾说："此寒中少阴，阴盛格阳之证，下利清谷，手足厥逆，脉微欲绝者，阴盛于内也。身热不恶寒，面赤色者，格阳于外也。真阳之气，被阴寒所迫，不安其处，而游散于外，故显诸热象，实非热也。通脉四逆，即四逆加干姜一倍，为阴内阳外，脉绝不通，故增辛热以逐寒邪，寒去则阳复反，而脉复出，故曰其脉即出者愈。"

【应用】 本方尚可通治胃寒呕吐下利，辨证以干呕肢冷为主。

通脉四逆加猪胆汁汤（《伤寒论》）

【方药组成】 甘草12克　附子9克　干姜9～12克　猪胆汁50毫升

【适应证】 通脉四逆汤证而烦愦躁扰者。

【方解】 吴仪洛说："汗出而厥，脉微欲绝，而四肢拘急全然不解，又兼无血以柔其筋，脉微欲绝，固为阳之欲亡，亦兼阴气亏损，故用通脉四逆以回阳，而加猪胆汁以益阴，庶几将绝之阴，不致为阳药所劫夺也。注家认为阳极虚，阴极盛，故用反佐之法以通其格拒，误矣！"

此证较通脉四逆汤证更为重危。重用姜、附是在回阳，加胆汁是在益阴救逆。

【应用】 本方所适之证多见于真性霍乱，在剧烈吐泻之后，不但阳气涣散，阴液亦告枯竭，可急投本方。本方尚可通治慢惊风。

四逆加人参汤（《伤寒论》）

【方药组成】甘草 12 克　干姜 9 克　附子 9 克　人参 3 克

【适应证】四肢厥逆，下利，利忽自止，仍恶寒脉沉微，亡血也。

【方解】利止而恶寒脉微如故，可知非阳回而利止，是津液内竭而利止，当为亡血。本方所主之证候较四逆汤尤为严重，因患者此时不但阳气甚微，其阴液也濒于枯涸，若单用四逆汤回阳，不但不能收效，且可能促其死亡，因为营血不足，阳无以回，反容易招致阴阳离绝。故对于阴盛阳虚的病人，用四逆汤可以回阳救逆，但对于阳虚亡血的病人，则非用大补气阴的四逆加人参汤不可。

【应用】本方尚可通治恶寒脉微腹痛而口干者，失血过多者，吐泻脱水抽搐者。现代主要用于心衰，心肌梗死的抢救。

病例 137

曾×　男，46 岁。

有肝硬化病史 6 年，1 年前觉腹胀，西医诊断为肝硬化腹水，两次住院，先用利水药，继则放腹水。现腹大如箕，脐眼突出，青筋暴露，畏寒肢清，头、颈、胸臂等处有蜘蛛痣，低热口渴，饮后更胀，便秘尿少而赤（小便量每天 500 毫升左右），舌苔黄腻、质淡胖，脉弦沉。

肝功能检查：锌浊度 20 单位，麝浊度 20.6 单位，总蛋白 6.3 克%，白蛋白 1.65 克%，球蛋白 4.65 克%，γ 球蛋白 2.5%，腹围 106 厘米。

此系脾阳虚衰，水湿困聚于中，隧络阻塞，瘀热与水湿互壅。欲攻其壅，恐元阳暴脱，峻补其虚，又难缓标急，惟温阳通泄一法，攻补兼施，标本同治为宜。拟以人参四逆汤合下瘀血汤加减：

一诊：红参 6 克（另煎代茶）　炮附片 9 克　干姜 3 克　黄芪 60 克　白术 30 克　陈葫芦 30 克　生大黄 9 克　䗪虫 9

克　赤芍12克　大腹皮、子各9克　枳壳9克　虫笋30克　泽泻15克　茯苓皮15克　芦根30克　方7剂

二诊：服药7剂，小便量从500毫升增至1500毫升，大便水泻3次，腹胀轻松，腹水渐退，知饥能食，守上方7剂。

三诊：又服7剂，大便每日2次，小便正常，腹围80厘米，改用补中益气活血调理。

患者出院时复查肝功能，血浆蛋白，蛋白电泳：锌浊度8单位，麝浊度10单位，总蛋白6.3克%，白蛋白4.0克%，球蛋白2.3克%，γ球蛋白20%。出院后随访三年，情况良好。

按　本例正虚邪实，况肝硬化腹水已属晚期，病情复杂。既有脾阳虚惫，中气内衰，正虚的一面；又有瘀热壅结，水湿互阻，邪实的一面。既有瘀血阻滞（肝硬化）的一面，又有腹水壅胀的一面。揆度邪正比势，严正选择，攻补兼施，采用温扶脾阳，化瘀泄水并进，标本兼顾，不但使体征改善，化险为夷，化验指标也显著好转。

据此，我们认为人参、附子、干姜、黄芪、白术与大黄、䗪虫、虫笋、芦根等相配伍，能保护肝肾功能，调整血浆蛋白比例，改善血液循环，降低门静脉高压，促进淋巴液回流，调节水盐代谢平衡，并增强肠蠕动、肠黏膜渗透力和排除腹水。

茯苓四逆汤（《伤寒论》）

【方药组成】茯苓12克　人参3克　附子9克　炙甘草12克　干姜9克

【适应证】1. 发汗，若下之，病仍不解，烦躁者。

2. 手足厥冷心下痞而悸者，或小便不利者。

【方解】汗下俱过，表里两虚，阴盛格阳，故见烦躁。以四逆汤壮阳，加人参扶正滋阴。因茯苓主烦满，利小便，并治眩悸，本方以茯苓为主药，在于用来“伐水邪”。

【应用】本方可用于误服大青龙汤招致厥逆、筋惕肉瞤

者。又《类聚方广义》说本方能“治诸久病精气衰惫，干呕不良，腹痛溏泄而恶寒，面部四肢微肿者。”说明本方可用于阳虚水肿，也可用于怵惕悸眩、大脱血后、胸腹停饮、脚气、慢惊风，总之，辨证属于虚寒之证者。

病例 138

张×　男，79 岁。

形体消瘦，面色㿠白，畏寒肢冷，两下肢俱凹陷性浮肿，舌淡、苔薄白，伸舌颤抖，脉濡弱。辨证为阳虚水肿，拟以茯苓四逆汤合当归补血汤加减。

茯苓 12 克　附片 3 克　干姜 3 克　甘草 4.5 克　党参 9 克　黄芪 9 克　当归 6 克　白术 9 克　方 7 剂

药后果诸症悉退。

按　患者 79 岁高龄，气血虚弱，阳虚浮肿，以茯苓四逆汤合当归补血汤加减。其附片与当归同用能温通血脉，温阳益气药与苓、术同用能温阳利水。

白通汤（《伤寒论》）

【单味药药理研究】

葱　白

本品为百合科的多年生草本植物 Allium fistulosum Linn. 的鳞茎。

一、《神农本草经》记载：“味辛温。主伤寒寒热，出汗，中风面目肿。”

伤寒寒热，出汗：发热、恶寒为外感风寒轻证，葱白有发汗解表作用，故治伤寒寒热。

中风面目肿：风为阳邪，多伤于上，风胜则面目浮肿，得葱白之发汗而消失。

二、仲景之应用考证

陈修园说："仲景用通脉四逆汤，面赤者加葱，非取其引阳气以归根乎？白通汤以之命名者，非取其叶下之白，领姜、附以入肾宫，急救自利无脉，命在顷刻乎？二方皆回阳之神剂，回阳先在固脱，仲师岂反用发汗之品？学者不参透此理，总属误人之庸医。"说明仲景用葱白有通阳散寒作用。"命在顷刻"决非葱白之功。

三、后世医家之应用

《大明本草》："治心腹痛。"

孟诜说："通关节，止衄血，利大小便。"

李东垣说："治阳明下痢下血。"

《本草纲目》："除风湿，身痛麻痹，虫积心痛，止大人阳脱……通奶汁，散乳痈，利耳鸣。"

《现代实用中药》："葱油有强力之灭菌作用，外用于化脓病疮面，能很快清除脓汁，并促生肉芽。葱白捣汁滴鼻，治伤风鼻塞、急性及慢性鼻黏膜炎、鼻窦炎等均有效。流行型感冒、头疼鼻塞，煎汤乘热熏之，待温再服，有著效。"

葱白味辛性温，能温通上下阳气，外散风寒解表，配豆豉为葱豉汤《肘后方》，用于外感风寒轻证。内通阳气，用于阴寒里盛，阳气不振的腹痛下利，四肢厥逆，或戴阳证，常与附子、干姜等配伍，如白通汤。

四、葱白的药理作用

（一）葱白挥发性成分等对白喉杆菌、结核杆菌、痢疾杆菌、葡萄球菌及链球菌等有抑制作用，此乃作用于细菌的酶系统所致。

水浸剂用试管稀释法，1∶10对许兰氏毛菌、奥杜盎氏小孢子菌等有抑制作用。

（二）葱白研磨的滤液，1∶4在试管内30分钟对阴道滴虫有杀灭作用。

【方药组成】葱白四茎　干姜6克　附子9克

【适应证】少阴病下利脉微，恶寒蜷卧。

【方解】《医宗金鉴》："少阴病，但欲寐，脉微细，已属阳为阴困矣。更加以下利，恐阴升级，阳下脱也。故君以葱白大通其阳而上升，佐以姜附急胜其阴而缓解，则未脱之阳可复矣！"

【应用】本方治寒厥，四肢厥冷，下利腹痛，脉微之重证。《伤寒论》记载："服后脉暴出者死，微续者生。"盖"暴出"乃药力所迫，药力尽则气仍绝；"微续"乃正气自复，故生。

病例 139

卢× 女，41 岁。

腹泻已一个半月，每日 5 次以上，大便溏薄，食谷不化，近两日来，未进饮食，神志昏迷，形神疲乏，呼吸气短，两眶凹陷，面色红，两手躁动不安，手足虽热，但未去衣被，腹部凉。唇不焦，舌淡红，伸出时颤动，脉微细，重按几无。证为真寒假热，阴盛格阳危证，急投白通汤与参附汤加减：

附子 9 克　干姜 6 克　移山参 6 克　葱白 4 茎

服上方 2 剂后，神志清楚，不再躁动，腹泻止，脉来有神，有饥饿感，乃喂食稀粥，改以香砂六君子汤健脾益气善其后，终获痊愈。

按　本例下利清谷，脉微欲绝，乃少阴真寒之证。至于面红，手足发热，神昏烦躁，乃为阴盛格阳，孤阳外越之危证，急投白通汤与参附汤回阳救逆，温脾止泻，扶阳益气以扶正，卒脱险境，转危为安。

白通加人尿猪胆汁汤（《伤寒论》）

【单味药药理研究】

人中白

本品为凝结在尿器中的灰白色无晶形之薄片或块状物，洗净煅过入药。又选童子小便入药，为人尿或童便。李时珍说："方家谓之轮迴酒、还元汤，隐语也。"

一、张仲景之应用考证

仲景在《伤寒论》少阴病中第135条："少阴病，下利，脉微者，与白通汤。利不止，厥逆无脉，干呕烦者，白通加猪胆汁汤主之。服汤，脉暴出者死，微续者生。"

白通加猪胆汁汤，除葱白、干姜、附子及猪胆汁外尚用人尿。服白通汤后，下利仍不止，并出现厥逆、无脉、干呕、心烦等证。干呕、心烦乃阴寒极盛，厥逆无脉是阳气衰微到严重程度，为阴盛戴阳证。为防阴阳格拒，故加人尿之咸寒，猪胆之苦滑，引辛热之药达于至阴而通之。所以说人尿是急救回阳反佐之药。

二、后世医家之应用：

《别录》："疗鼻衄，汤火伤。"

《新修本草》："主紧唇疮。"

《本草拾遗》："利大肠，去肺痿。"

《大明本草》："疗血闷热狂，扑损瘀血在内运绝，止吐血鼻衄，难产，胎衣不下，蛇犬咬。"

丹溪说："滋阴降火甚速。"

《本草纲目》："降火消瘀血，治咽喉口齿生疮，疳䘌，诸窍出血，肌肤汗血。"

邢钟翰说："为咳嗽吐血及产后血晕闷绝之要药。"

人中白具有清热解毒，散瘀血作用，主治咽喉肿疼、牙疳、口疮，又能治疗吐血、鼻衄、齿衄等。成药中白散（人中白，孩儿茶，冰片，硼砂，薄荷，青黛，黄连，黄柏）治疗口腔溃疡、咽喉肿疼效果良好，亦可推广应用于肠黏膜溃疡。

三、尿的药理研究

据报道，国外着手研究尿治病的"秘密"，从尿内提出尿激酶，首先应用于肺部栓塞，成功地溶解了肺内的血凝块。目前又继续临床试验观察尿激酶是否也能像治疗肺凝块那样地溶解心脏血管内的凝块［《江苏中医杂志》1980，（2）：47］。

【方药组成】 白通汤内加入人尿、猪胆汁少许，冲和服。

【适应证】治少阴病下利不止，厥逆无脉，干呕烦者。

【方解】王旭高说："无脉厥逆，呕而且烦，则上下俱不通，阴阳相格，故加人尿之咸寒，猪胆之苦滑，引辛热之药，达于至阴而通之。《内经》所谓'反佐以取之'是也。"

【应用】本方可通治霍乱吐泻，凡中风卒倒，小儿慢惊，其他一切暴卒之病，脱阳之症，皆可应用，但辨证要以心下痞塞为准。

干姜附子汤（《伤寒论》）

【方药组成】干姜 6 克　附子 9 克

【适应证】下利烦躁而厥者，或干呕者，亦治昼日烦躁，夜而安静，脉沉微，身无大热者。

【方解】柯韵伯说："姜、附者，阳中之阳也。用生附而去甘草，则势力更猛，比四逆为峻，回阳当急。下之后，复发汗，为少阴亡阳之症，致阴躁而见于昼日，是阳亡在顷刻。"诚如喻嘉言说："用附子、干姜以胜阴复阳者，取飞骑突入重围，搴旗树帜，使既散之阳望而争趋，顷之复全。不知此义者，加增药味，反牵制其雄入之势，必至迂缓而无功。"

【应用】据《和剂局方》："姜附汤治暴中风冷，久积痰水，心腹冷痛，霍乱转筋，一切虚寒，并皆治之。"又据《三因方》："干姜附子汤，治中寒卒然晕倒，或吐逆涎沫，手足挛缩，口噤，四肢厥冷，或复燥热。"总之，辨证不能脱离虚寒。

【研究】附子有强心作用，干姜亦有直接兴奋心脏作用。实验证明附子使蛙心的收缩力增强，干姜无明显作用，但附子加干姜具有短暂的收缩力增强［《第一军医大：中西医结合进展概况》1976，239］。

附子配干姜，可使附子毒性大为降低。此种降低乃因熟附片中生物碱在共同煎煮过程中发生了化学变化所致［《药学学报》1966（5）：350］。

附子与干姜配伍，其强心、升压作用明显，毒性下降[《新中医》1981，(1)：49]。这说明张仲景的方剂配伍是科学的，值得深入研究。

真武汤（《伤寒论》）

【方药组成】 茯苓9克　芍药9克　生姜3片　白术6克　附子9克

【适应证】 1. 太阳病发汗，汗出不解，仍发热，心下悸，头眩，筋惕肉瞤，振振欲擗地者。

2. 少阴伤寒腹痛，小便不利，四肢沉重疼痛，自下利者，此为有水气。其人或咳，或小便利，或下利，或呕者。

【方解】 柯韵伯说："此为有水气是立真武汤本意。小便不利是病根，腹痛下利，四肢沉重疼痛，皆水气为患，因水气不利所致。然小便不利实由坎中无阳。坎宫火用不宣，故肾家水体失职，是下焦虚寒不能制水故也。法当壮元阳以消阴翳，逐留垢以清水源，因立此汤。末句语意直接有水气来，后三项是真武加减证，不是主证。若虽有水气而不属少阴，不得以真武主之也。"

本方以附子温壮肾阳以消阴翳。辅以白术、茯苓健脾渗湿利水。佐以白芍养阴利水，平肝止痛（《神农本草经》记载有"止痛、利小便"作用），使以生姜辛温，既可助附子温阳化气，又能助苓、术温中健脾。诸药合用为温阳化气利水之剂。

【应用】 通治肾阳衰微、脾失健运之阴水。也可用于食后下利，休息痢，下白黏液者，小便少者，脚拘挛或冷或不仁者，肠胃有水饮者。总之，辨证以属于虚寒有水饮为主。

病例140

张×　男，19岁。

患慢性肾炎已3年，精神萎靡，面目浮肿，下肢亦有浮肿，怕冷，并觉腰膝酸软，有蛋白尿（++），管型（++），舌淡苔白，脉象沉细，用真武汤加减。

附片 6 克　白术 6 克　茯苓 9 克　芍药 9 克　黄芪 15 克　黑大豆 30 克　泽泻 9 克　方 7 剂

按　本例为慢性肾炎，辨证为肾阳衰微，寒水不行。以真武汤去生姜加黄芪以益气扶正，配合术、苓、泽泻以益气利水。加黑大豆滋肾养阴，并有补充蛋白作用，泽泻利水同时降低尿蛋白作用。药后浮肿果减轻，诸证好转。

病例 141

沈×　男，41 岁。

自 5 岁即发哮喘，现龟背鸡胸，有紫绀，呼吸气急，颈静脉及腹壁静脉曲张，下肢凹陷性浮肿，腹部有转移性振荡浊音，示有腹水，舌红润，脉弱。西医检查：两肺有哮喘音及水泡音，肺动脉瓣区第一心音减轻，第二心音亢进，示肺动脉高压。X 光透视：右心扩大致右心衰竭，诊断为肺源性心脏病，拟温阳利水，用真武汤加减：

茯苓 15 克　芍药 9 克　白术 9 克　干姜 3 克　附片 6 克　党参 15 克　黄芪 15 克　五味子 9 克　方 7 剂

按　本例为肺源性心脏病，有腹水浮肿，为心力衰竭之症，故用附片强心，促进循环改善；配干姜、苓、术，健脾利水；佐白芍养阴利水；加参、芪益气扶正；五味子是强壮止咳药，本例用于扶正止咳，一举二得。服药 14 剂后，腹水及浮肿全退。

附子汤（《伤寒论》）

【方药组成】附子 9～12 克　人参 6 克　茯苓 9 克　白术 12 克　芍药 9 克

【适应证】1. 少阴病身体痛，手足寒，骨节痛，脉沉，口中和，背恶寒者。

2. 阳虚寒湿内侵，身体疼痛。

【方解】少阴病开始即背恶寒，手足寒，脉沉，其人真阳素亏可知。本方重用附子并配人参，以温补元阳而祛寒邪；白术、茯苓健脾利湿；芍药和营血而通血痹，故本方亦为助阳祛湿之剂。

附子汤的药物组成与真武汤相比，真武汤用姜而不用参，温散以逐水气，附子汤去姜而用参，温补以壮元阳。再者附子汤中倍用术、附，则附子汤散寒利湿作用较真武汤为强，故对风寒湿痹有较好疗效。

【应用】本方还可用于风湿关节痛，遍身疼痛，腰脊冷疼，遍身浮肿，痰饮眩晕，膈上有水，脚气下利等。总之，辨证以虚寒温饮为主。

病例 142

黄× 男，49岁。

患风湿关节炎已7年，下肢浮肿，关节疼痛较剧，遇寒更甚，得暖则减，关节屈伸不利，心背后常有冷感，舌淡苔白，脉弦紧。辨证为寒痹，以附子汤加减：

附子9克 党参9克 茯苓12克 白术12克 芍药9克 桂枝9克 黄芪15克 方7剂

按 本例辨证为寒痹，病程已久，故以附子汤加黄芪温阳益气以扶正；参、芪与苓、术同用，益气利尿，可消肿；附子、桂枝同用，温通血脉，有强心作用，增加心输出量可改善心背冷感。药后，痛势减轻，浮肿及心背冷感均有好转。

当归四逆汤（《伤寒论》）

【单味药药理研究】

当 归

当归是属于伞形科植物当归 Angelica sinensis（Oliv.）Diels. 的根。

一、《神农本草经》记载：“味甘温，主咳逆上气，温疟，寒热，癣在皮肤中，妇人漏下绝子，诸恶疮疡金创。”

主咳逆上气：治咳嗽有气上冲，后世少用。

妇人漏下绝子：治妇人前阴持续小量出血和不孕。

诸恶疮疡金创：指痈疽疮疡和外伤等疾病。

二、仲景之应用考证

邹润安《本经疏证》："故治寒必仍照顾血分之热，此当归四逆汤以当归为君也。凡药能于气分中开阴气者多；能于血分中开阳气者少，故厥阴篇列六方，用当归者至四，而四分皆以治厥，则当归能开血分所郁之阳气可知矣！"

三、后世医家之应用

《别录》："温中止痛，除客血内塞，中风痓、汗不出，湿痹，中恶客气、虚冷，补五藏，生肌肉。"

甄权说："止呕逆、虚劳寒热，破宿血，主女子崩中，下肠胃冷，补诸不足，止痢腹痛。"

《本草纲目》："治头痛，心腹诸痛，润肠胃筋骨皮肤。治痈疽排脓止痛，和血补血。"

当归味甘辛，性温，有活血补血及通调血脉作用。如仲景治厥阴证，手足厥冷，脉细欲绝，用当归四逆汤，以桂枝汤加当归、细辛、木通，以通其血脉。笔者用此方治疗冻疮未破有效。至于妇科、内科及外科见血虚血燥之证，均可用当归。如仲景用当归芍药散，《局方》四物汤均为妇科调经的基本方剂。外科炎症初起时，常以当归配以丹皮及连翘清热解毒药；若有瘀血阻滞，则常以当归配下瘀血汤；若兼见气滞症状，常与香附、枳壳等理气药同用；若见血虚或气血两虚时，可以当归配黄芪同用，如当归补血汤；用于痹证，则以当归配羌、独活及秦艽等驱风湿药，如蠲痹汤。最近报告当归治疗急性缺血性脑中风有显著疗效［《中医杂志》1982，（10）：42］。值得注意的是当归具有扩张外周血管，增加血流量，抑制血小板聚集和溶解血栓的作用，为当归活血化瘀提供科学依据。

四、当归的药理作用

（一）对子宫的作用：早年报告，水煎液和其他粗制浸膏静脉注射，对麻醉犬、家兔的在位子宫有收缩作用；挥发油对离体子宫有直接抑制作用。前者是水溶性或醇溶性的非挥发性成分，使子宫产生兴奋，加强收缩；后者是高沸点的挥发油成分，使子宫弛缓，减少子宫节律性收缩。又经口给药进行子宫瘘管实验，发现在未对子宫加压时，当归对子宫的作用不明显；如加压则子宫收缩呈无组织型（即收缩不规则，收缩力较弱，收缩波间隔短等），用当归后，可转变为有组织型（即规律性加强，节律减慢，收缩波间隔延长，收缩力有增无减），可认为此作用为当归治痛经的药理学基础。

（二）对物质代谢及内分泌的影响：给小鼠喂饲5%当归饲料4周后，能增加肝组织的耗氧量，并发现肝组织氧化谷氨酸与半胱氨酸也有加强作用，这可能与当归中含有维生素B_{12}有关，当归的补血作用可能与此有关。又对小鼠急性四氯化碳中毒性肝炎，煎剂有保护肝脏，防止肝糖原降低的作用。

（三）扩张血管作用：当归对麻醉狗的外周血管有明显的扩张作用，临床用于治疗血栓闭塞性脉管炎有效，并能改善脉管炎患者的外周循环。

（四）有抑制血小板聚集和溶解血栓的作用：当归的这些药理作用，可解释对栓塞性疾病的疗效。

（五）抗心律不齐作用：当归乙醇流浸膏在0.5~1%浓度时对离体兔心耳有不应期增长的作用，当归乙醇浸膏对乙酰胆碱或电流所引起的人工心房纤维性颤动有治疗作用。

（六）抑菌作用：当归煎剂用试管稀释法1∶160对鼠疫杆菌、变形杆菌，1∶80对志贺氏痢疾杆菌、伤寒及副伤寒杆菌、霍乱弧菌，1∶120对福氏痢疾杆菌及肺炎双球菌等均有抑制作用。

（七）消炎和镇痛作用：当归煎剂对醋酸引起的小鼠扭体反应有明显的抑制作用（镇痛），并减少醋酸所致腹腔渗出。

（八）其他：当归水煎剂对家兔有镇静作用，对乙酰胆碱引起的回肠平滑肌有解痉作用。

木　通

本品为马兜铃科藤本植物木通马兜铃 Aristolochia mandshuriensis Komar. 的藤茎，或木通科的藤本植物白木通 Akebia trifoliata（Thunb.）Koidz. 的藤茎。

一、《神农本草经》记载："味辛平，主去恶虫，除脾胃寒热，通利九窍血脉关节，令人不忘。"

通利九窍血脉：主要有利小便及通利血脉作用，又用于湿热痹痛，故可治关节不利。

二、后世医家之应用

甄权说："主治五淋，利小便，开关格，治人多睡，主水肿浮大，除烦热。"

《大明本草》："通小肠，下水，破积聚血块，排脓，治疮疖，止痛，催生下胞，女人血闭，月候不匀，天行时疾，头痛目眩，羸劣乳结，及下乳。"

《本草求真》："功同入肺，引热下降，及利小便，通淋治肿，通乳。"

木通有清火，利水及通利血脉作用。药理研究证实有利尿及抑菌作用，故可用于尿路感染，如导赤散、八正散等，木通与丹参、桃仁等活血祛瘀药配伍可治血瘀经闭，也可与王不留行等同用有通乳作用。

三、木通的药理作用

（一）利尿作用：家兔在严密控制进水量的情况下，每日灌服木通酊剂（用时蒸去酒精加水稀释过滤）0.5 克/公斤体重，连服 5 天，有非常显著的利尿作用，灰分则无利尿作用，说明其利尿主要不是由于钾盐，而是其他有效成分。家兔口服或静脉注射煎剂，也出现利尿作用。

（二）抑菌作用：木通乙醇提取液能抑制多种革兰氏阳性菌以及痢疾杆菌、伤寒杆菌。水浸剂或煎剂对多种致病真菌均有不同程度的抑制作用。

【方药组成】当归 9 克　桂枝 9 克　芍药 3 克　细辛 3 克

炙甘草6克　木通8克　大枣5枚

【适应证】1. 手足厥寒，脉细欲绝者。

2. 寒入经络，以致腰、股、腿、足疼痛者。

【方解】吕榇村说："此又属血虚而致四逆者也。血虚则不宜姜附，重劫津液，故以当归补血为主，佐以芍药、甘草、大枣，和阴而生津，复以桂枝、细辛、木通，通阳而温表，使阴阳之气顺接，则四肢末温而厥逆止。"

方以"四逆"命名者，有四逆散、四逆汤、当归四逆汤等，虽同名四逆，而三者理法方药，各不相同。四逆汤全从回阳救逆起见，四逆散以透解郁热起见，当归四逆汤全从养血通脉起见，临床应对三者加以区别。

【应用】通治休息痢，五更泻，疝家腰腹挛痛，妇人血气痛、月经不行，少腹痛，冻疮，血虚头晕，溢饮，头痛等。

病例143

李×　女，37岁。

两手冻疮已逾十年，每年冬季发作，指、臂红肿带紫，略有痛痒，触之冰凉，脉沉细，苔薄白。辨证为寒盛血虚，不能荣于四末，宜养血通脉，以当归四逆汤加减。

当归9克　桂枝9克　附片6克　芍药9克　甘草6克　木通6克　鸡血藤15克

共服药20余剂而愈，次年冬天未再发。

按　冻疮属于寒阻经络致手足冷，脉沉细，为厥阴病当归四逆汤证。本方易细辛为附片与桂枝同用，为加强温阳通脉作用，又加鸡血藤活血通络，用药中的，故病瘥。

病例144

陈×　女，31岁。

患者形寒肢冷，面色㿠白，主诉头晕，常觉头痛绵绵，得温则痛减。舌淡、苔白，脉细。辨证为厥阴血虚头晕，拟养血通脉，以当归四逆汤加味。

当归9克　桂枝9克　细辛3克　白芍15克　甘草6克　木通6克　大枣7枚　川芎9克

14 剂煎服而愈，随访一年未发。

按　本例头晕，系寒盛血虚所致，也为当归四逆汤证。因川芎可治血虚头晕痛，故本方增之，药证合拍而效。

病例 145

王×　女，28 岁。

经行后期，量少，色不泽，腰腹常觉冷痛，得温则减，舌淡，苔白，脉沉细。属于血虚有寒，治以养血通脉，用当归四逆汤加减。

当归 9 克　桂枝 9 克　附片 6 克　芍药 9 克　细辛 3 克　甘草 6 克　木通 6 克　大枣 5 枚

按　本例所列诸见症，责之肾阳不足兼见血虚。经后期而色淡，腰腹冷痛，乃肾阳虚影响冲任通盛，故以附片加桂枝温补肾阳以治其源，当归四逆汤养血调经以理其流。果服药 7 剂后，下次月经恢复正常。

病例 146

周×　男，39 岁。

半年来四肢远端发麻，时现时失，久蹲起立或举手攀握加重，近年来发现脚心冰凉，两脚板如有物挤压，不知痛痒，纳差。体重显著下降。脉弱，苔白厚。经某医院神经科检查为多发性周围神经炎。证属手足厥冷、少阴证，治以温阳益气，养血通脉，以当归四逆汤与四逆汤加减：

当归 15 克　桂枝 9 克　白芍 30 克　甘草 6 克　制附片 9 克　木通 6 克　干姜 4.5 克　鹿角胶 9 克（先熔）　黄芪 15 克　党参 15 克　大枣 12 枚

服上方 30 余剂后，手足知觉恢复，冷感消除，随访 2 年未发。

按　本例属多发性周围神经炎，以“四肢麻冷”为主症，辨治用当归四逆汤与四逆汤加减获效。方中加参、芪温阳益气，使养血通脉之力骤增；鹿角胶助附片温补肾阳；又加大白芍剂量与甘草相配，可缓解平滑肌痉挛。

当归四逆加吴茱萸生姜汤（《伤寒论》）

【方药组成】当归四逆汤加吴茱萸9克　生姜6克

【适应证】治当归四逆汤证，其人内有久寒而胸满腹痛剧者。

【方解】吕榛村说："按内有久寒，不用干姜、附子者，总因亡血家虑其劫阴召变，但以吴茱萸、生姜温中散寒，而复以清酒和之，则阴阳和而手足自温。"

【应用】可通治当归四逆汤证兼有寒饮吐清水等证，亦可用于慢性胃炎，溃疡病而见寒饮上逆者。

病例 147

杨×　女，42岁。

患者7年前产后即患头顶痛，干呕吐涎沫，时发时止，初发时服西药止痛而暂安，渐次失灵。前医曾投以川芎茶调散等药而无效。患者头裹巾，怕冷畏风，四肢欠温，常蒙被而卧，神倦少言，月经亦衍迟，量少色淡，腰常酸痛。舌质淡，苔薄白，脉沉细无力。辨证为厥阴病，乃肝阳不足，阴寒上逆之故，拟当归四逆汤与吴茱萸汤加减：

当归15克　桂枝9克　白芍24克　细辛3克　党参9克　吴茱萸9克　生姜6克　木通9克　大枣7枚　甘草6克　方7剂

药后头痛大减，去头巾，亦无怕冷畏风之感，但月经仍推迟，量少色淡，易当归四逆汤为当归建中汤，调养半月而愈。

按　本例为厥阴头痛，因足厥阴肝经与督脉会于头顶，肝阳不足，阴寒上逆，清阳被扰，故头顶痛，又干呕吐涎沫，为当归四逆加吴茱萸汤证。由于药证相符，故其病速愈。

十八、乌头汤类

方　剂	药物组成	加	减	适应证
乌头汤	制川乌9克，麻黄9克，芍药9克，黄芪9克，甘草9克			病历节，不可屈伸，疼痛
大乌头煎	乌头9克	蜂蜜50毫升		寒疝绕脐痛，发则白汗出，手足厥冷，其脉沉紧
乌头赤石脂丸	蜀椒6克，乌头3克，附子3克，干姜3克，赤石脂6克			心痛彻背，背痛彻心

乌头汤（《金匮要略》）

【单味药药理研究】

乌　头

本品分为草乌及川乌两种。川乌为毛茛科植物乌头 Aconitum carmichaeli Debx. 的主根，如系独根则称为天雄。草乌以华乌头 A. chinense Paxt. 为主。其次为东北产的北乌头 A. kusnezoffii Reich. 的主根。

一、《神农本草经》记载：“辛、温，有大毒。主中风恶风，洗洗出汗，除寒湿痹，咳逆上气，破积聚寒热。”

中风恶风，洗洗出汗：外邪侵入人体，以风邪为主，乌头祛风作用较附子为强。

除寒湿痹：乌头祛风通痹的作用较强，故中医常用乌头治风寒湿痹及历节疼痛。

二、仲景之应用考证

以乌头为主药的方剂约有四个方面：

（一）乌头汤：制川乌、麻黄、芍药、黄芪、甘草。

证：历节疼痛，不可屈伸。

（二）乌头桂枝汤：乌头、桂枝、芍药、甘草、生姜。

证：腹中痛，逆冷，手中不仁。

（三）大乌头煎：乌头、蜂蜜。

证：寒疝绕脐痛，发则白汗出，手足厥冷。

（四）乌头赤石脂丸：乌头、蜀椒、干姜、附子、赤石脂。

证：心痛彻背，背痛彻心。

从仲景应用乌头的方剂，不难看出乌头的镇静作用。可用于历节疼痛，寒疝疼痛，心腹冷痛及手足冷痛，其作用率与《神农本草经》所载相符合。

三、后世医家之应用

《别录》："……心腹冷疾，脐间痛，肩胛痛，不可俯仰，目中痛，不可久视……"

甄权说："……肠腹疠痛，痃癖气块，齿痛，益阳事。"

《本草纲目》："治头风喉痹，痈肿疔毒。"

乌头性味功效与附子相近，可散在表之风邪，可逐在里之寒湿，传统多用附子强心回阳救逆，而用乌头于风寒湿痹。乌、附生用毒性较强，均须炮制后才供药用。

我们根据民间验方用制川乌治头痛的经验，采用制川乌9克、全蝎3克、地龙3克、珍珠母9克，碾细为粉，取名为珍珠母头痛粉，每次1.5克，每日3次，用治顽固性头痛有一定疗效，属血管收缩性头痛尤佳。粉剂用温开水送服，但入汤剂效果较差。

消化性溃疡之疼痛剧烈，遇寒而发者，用制川乌6克、肉桂3克、乳香9克、九香虫9克、高良姜6克，常可应手取效。

病例 148

张×　男，50 岁。

素有胃溃疡，遇冷即发，因天热饮冷遂致胃寒剧痛，曾注射杜冷丁亦少效，投以辛热温胃之品。

制川乌 6 克　肉桂 3 克　高良姜 6 克　乌药 9 克　方三剂，仅服一剂而愈。

按　经云："寒淫于内，治以甘热，佐以苦辛。"本例证属寒淫于内，用制川乌辛热镇痛，肉桂、良姜辛热温胃。寒凝则气滞，用乌药行气止痛，方精药简，效如桴鼓。

病例 149

朱×　男，65 岁。

后头痛已久，由感寒引起。近来夜寐殊倦，脉数，舌溃带蓝。

制川乌 6 克　当归 9 克　桂枝 9 克　防风 9 克　羌活 9 克　大枣 3 枚　方 3 剂

药后头痛大减，续方 3 剂治愈。

按　本例头痛由风寒引起，故用桂枝、防风辛温解表；川乌温经散寒止痛，用为主药；舌蓝说明有瘀血，故配当归，川乌配当归温而不燥，当归得川乌则活血祛瘀止痛之力愈著，佐以羌活治风寒头痛。

病例 150

赵×　男，29 岁。

周身骨痛，觉冷而麻，背肌牵紧如刺，乏力。起自去岁八月，经×医院治疗无效（服中药百剂和西药可的松等），苔白如堆粉，以乌附与葛根汤加减：

制川乌 6 克　制附片 6 克　桂枝 9 克　麻黄 9 克　葛根 15 克　生姜 3 片　方 5 剂　药后骨痛大减，诸症若失。

按　"肾主骨"。本例周身骨痛，故以乌、附镇痛温肾；附、桂温经通络；麻、桂配葛根，祛风寒治"痹"证；葛根尤治背牵紧。

【方药组成】 麻黄 9 克　芍药 9 克　黄芪 9 克　甘草 9 克

制川乌9克（蜜煎）

【适应证】病历节，不可屈伸，疼痛。

【方解】历节是寒气胜的痛痹，因寒湿留于关节，所以疼痛不可屈伸。本方以麻黄通阳开痹，乌头驱寒逐湿，芍药、甘草开血痹以通经脉，使阴阳宣通而气血畅行。麻黄发汗力猛，用黄芪实卫以制其太过；乌头有毒，用白蜜之甘以缓之，使寒湿之邪微汗出解，邪去而正不伤。

【应用】本方尚可用于浮肿、自汗或盗汗者；脚气痿弱麻痹者；偏枯瘫痪者；痈疽累日不溃，坚硬疼痛不可忍，或已溃之后，毒气凝结，腐蚀不复，新肉难生者。

病例151

秦× 男，53岁。

右膝关节能伸不能曲，曲则疼痛非常，遇热稍好，冬日遇寒疼痛更甚，舌苔白，脉弦。

制川乌9克 白芍15克 木瓜9克 五加皮15克 伸筋草15克 秦艽15克 生地60克 方7剂

药后，关节略能屈伸，疼痛减，续方14剂，带回服用。

按 《金匮要略》曾以乌头汤治历节疼痛，本例为寒湿关节疼痛，故以制川乌驱寒逐湿为主药，仿乌头汤法，配芍药同用治关节风湿疼痛。芍药与木瓜及伸筋草相配，又可平肝舒筋。《神农本草经》记载生地治"痹"，大剂量有可的松作用，而无激素的副作用。

大乌头煎（《金匮要略》）

【单味药药理研究】

蜂　蜜

本品为蜜蜂科中华蜜蜂 Apios cerana Fabr. 在蜂巢中酿成的糖类物质。《本经》记载的石蜜即为蜂蜜。

一、《神农本草经》记载："味甘，性平。主心腹邪气，诸惊痫痓，安五脏诸不足，益气补中，止痛解毒，除众病，和百药。"

心腹邪气：心腹者，自心以下及大小腹与胁肋而言也；邪气者，六淫之气自外来，七情之气自内起，非固有之气，即邪气也，其主之者甘平之用也。（陈修园）

诸惊痫痓：诸惊痫痓者，厥阴风木之为病也；其主之者，养胃和中，所谓厥阴不治，取之阳明是也。（陈修园）

安五脏诸不足，益气补中："脾为五脏之本，脾得补而安，则五脏俱安，而无不足之患矣。真气者，得于天而充于谷，味甘益脾，即所以益气而补中也。"

二、仲景之应用考证

《本草纲目》："张仲景治阳明结燥，大便不通，蜜煎导法，诚千古神方也。"

三、后世医家之应用

《别录》："养脾气，除心烦。"

《本草纲目》："蜂蜜入药之功有五，清热也，补中也，解毒也，润燥也，止痛也。生则性凉，故能清热，热则性温，故能补中；甘而和平，故能解毒；柔而濡泽，故能润燥；缓可以去急，故能止心腹肌肉疮疡之痛；和可以致中，故能调和百药而与甘草同功。"

《现代实用中药》："为有滋养性之甘味药，可作矫味用，并有镇咳及缓下之效，因营养而能使心脏机能增强。因缓和镇痛，用于消化性溃疡。"

蜂蜜是滋养性强壮药，可润燥滑肠，如《伤寒论》蜜煎导法，治慢性便秘。能润肺止咳，可用于肺燥干咳。又能补中止痛，治疗胃、十二指肠溃疡。

四、蜂蜜的药理作用

（一）对创面有收敛、营养和促进愈合作用。

（二）有润滑性祛痰和轻泻作用。

【方药组成】 乌头 9 克　加水久煎，再加蜜共煎服，一日仅服一次，不可再服。

【适应证】 寒疝绕脐痛，发则白汗出，手足厥冷，其脉沉迟者。

【方解】 寒疝发作时绕脐痛，如疼痛逐渐加重，汗出肢冷，此时脉象沉迟，说明疝痛已至相当剧烈的程度，故治以破积散寒的大乌头煎。

乌头性大热，可治沉寒痼冷，故宜于腹痛肢冷、脉象沉紧的发作性寒疝证。蜜煎既能制乌头毒性，且能延长药效。方后云："一日仅服一次，不可再服"，可知药性峻烈，故宜慎用。

乌头赤石脂丸（《金匮要略》）

【单味药药理研究】

赤石脂

本品（Halloysitum Rubrum）为一种红色的多水高岭土，为外生矿物，产于岩石的风化壳和黏土层中。

一、《神农本草经》记载："味甘平。主黄疸，泄痢，肠澼，脓血，阴蚀，下血，赤白，邪气，痈肿，疽痔，恶创，头疡，疥搔。"

泄痢，肠澼，脓血：赤石脂有止涩作用，统治水泻赤痢。

阴蚀，下血，赤白：亦是指其有收涩作用。

邪气，痈肿，疽痔：可能由于破溃所致，外敷赤石脂可治。

二、仲景之应用考证

张仲景用赤石脂有二方：一为桃花汤，其证为"下利便脓血。"另一为赤石脂禹余粮汤证为"下利不止。"主要是取赤石脂之重涩，入下焦血分而固脱。

三、后世医家之应用

《别录》："疗腹痛肠澼，下痢赤白，女子崩中漏下，难产胞衣不下。"

《本草纲目》："五色脂，涩而重，故能收涩止血固下。甘而温，故能益气生肌而调中。中者，肠胃、肌肉、惊悸、黄疸是也。下者，肠澼、泄痢、崩带、失精是也。"

邹润安《本经疏证》说："石脂悍而燥，惟水与痰与湿则能治之。凡火也、燥也、风也皆非所宜矣！"其言可谓扼其要。

赤石脂有止涩作用，统治水泻赤痢，功效卓著。然而治疗痢症初起，里急后重者，不可用赤石脂。因痢症初起，热痢下重者，宜用白头翁汤清热燥湿。若误用赤石脂，则关门留寇，病势就更加严重了！所以，仲景用桃花汤于少阴病，下利便脓血者。临床见肠膜糜烂破损，下血色鲜红或便脓，脓色晦暗，脉细神衰者，是便脓血日久，属于虚寒滑脱，用桃花汤起温涩作用，其中赤石脂固涩止泻，但必须得干姜温里散寒，调节肠的功能及机体的作用，方能治下痢。

四、赤石脂的药理作用

（一）吸附作用：内服，能吸附消化道内毒物，如磷、汞、细菌毒素及食物异常发酵的产物等。

（二）对发炎肠黏膜有保护作用，一方面减少异物刺激，另一方面吸附炎性渗出物。

（三）止血，内服对胃肠道出血有止血作用。

【方药组成】蜀椒 6 克　乌头 3 克　附子 3 克　干姜 3 克　赤石脂 6 克

【适应证】治心痛彻背，背痛彻心。

【方解】《医宗金鉴》："心痛彻背，背痛彻心，是连连痛而不休，则为阴寒邪盛，浸浸乎阳光欲熄，非薤白白酒之所能治也，故以乌头赤石脂丸主之。方中乌附椒姜，一派大辛大热，别无他顾，峻逐阴邪而已。"本方伍以赤石脂，取其固涩之性以制乌、附、姜、椒之辛散太过。从药测证，本节除心痛彻背外，应有四肢厥冷，脉象沉紧等。

【应用】本方通治久利白痢久久不愈，感寒心腹痛，阴疝痛，辨证以寒证为主。

十九、瓜蒌薤白汤类

方剂	药物组成	加	减	适应证
瓜蒌薤白白酒汤	瓜蒌实12克，薤白9克，白酒30～60毫升			胸痹喘息咳唾，胸背痛，短气
瓜蒌薤白半夏汤	本方	半夏9克		胸痹不得卧，心痛彻背，或具痰饮
枳实薤白桂枝汤	本方	枳实9克，厚朴9克，桂枝6克	白酒30～60毫升	胸痞，心中痞气，气结在胸，胸满，胁下逆抢心，或背痛者

瓜蒌薤白白酒汤（《金匮要略》）

【单味药药理研究】

瓜　蒌

本品为葫芦科藤本植物栝楼 Trichosanthes kirilowii Maxim. 的成熟果实。

一、仲景之应用考证

《药征》："主治胸痹也，旁治痰饮。"

二、后世医家之应用

《别录》："主胸痹。"

成无己说："通胸中郁热。"

《本草纲目》："能降上焦之火，使痰气下降也。"

《本草思辨录》："栝楼实之长，在导痰浊下行，故结胸胸痹，非此不治。”

瓜蒌甘寒润降，故能降气治咳嗽，润肺利咽，并能润大肠以通便，且能理气宽胸，散结消肿。本品入药部分不同，有瓜蒌仁及瓜蒌皮的区分，若瓜蒌仁及瓜蒌皮同用称为全瓜蒌。瓜蒌仁偏治气逆咳嗽，可与旋覆花同用。瓜蒌仁又有滑肠通便作用。瓜蒌皮清化热痰，适用于喉痒痰黄之症。全瓜蒌兼有皮、仁两者的功效。

古籍称瓜蒌能治黄疸。一肝炎病人，其谷丙转氨酶甚高，服多种中、西药物无效，后不久其谷丙转氨酶下降至正常。询问后得知他曾服一偏方，即用全瓜蒌一只，甘草9克，煎服。如上法，验之其他病人亦有效。

三、现代药理作用

（一）对心血管系统的作用：瓜蒌皮和种子混合制成的注射液，对离体豚鼠心脏有扩张冠状动脉和增加冠脉流量的作用，以单纯瓜蒌皮制成的注射液作用更为显著。每毫升灌注液含生药瓜蒌皮2.5毫克或5.0毫克时，可使冠脉流量增加55%或71%。瓜蒌皮注射液在离体兔心试验中也取得类似的结果。瓜蒌注射液对垂体后叶素引起的大鼠急性心肌缺血有明显的保护作用，且能明显提高小鼠对常压、低压缺氧的耐受力。对预先给予异丙肾上腺素的小鼠，在低压缺氧的情况下，也能增加小鼠的存活率。瓜蒌不同部位的扩冠作用强度：瓜蒌皮＞瓜蒌子＞瓜蒌仁＞瓜蒌子壳。自瓜蒌皮中分离的类生物碱也有扩张冠脉作用，而总氨基酸无效。

（二）对血清胆固醇的作用：动物实验提示，瓜蒌有降低日本大耳兔血清胆固醇作用。

（三）祛痰作用：动物实验证明，自瓜蒌皮分离的总氨基酸有良好的祛痰作用。

（四）泻下作用：瓜蒌含致泻物质，有泻下作用。瓜蒌皮作用较弱，瓜蒌仁所含脂肪油能致泻，故作用强。

（五）抗菌作用：1∶5～1∶1瓜蒌煎剂或浸剂，在体外对大肠杆菌等革兰氏阴性肠内致病菌有抑制作用，对葡萄球菌、肺炎双球菌、甲型溶血性链球菌、流感杆菌、奥杜盎氏小芽胞癣菌及星形奴卡氏菌等也有一定抑制作用。

（六）其他作用：1:5 瓜蒌煎剂在体外（玻片法）能杀死小鼠腹水癌细胞。瓜蒌皮的体外抗癌效果比瓜蒌仁好，且以60%乙醇提取物作用最强，自瓜蒌皮的醚浸出液中得到的类白色非晶体性粉末也有体外抗癌作用，而子壳和脂肪油则无效。

薤　白

本品为百合科多年生草本植物小根蒜 A1lium macrostemon Bunge 或华薤白 A. chinense G. Don. 的鳞茎。

一、《神农本草经》记载：“味辛，主金疮，疮败。”

金疮：为破伤。

疮败：为溃败，但后世罕用。

二、仲景之应用考证

《别录》：“温中散结。”

三、后世医家之应用

《别录》：“温中散结。”

李东垣说：“治泄痢下重，下焦气滞。”

《本草纲目》：“治少阴病厥逆泄痢，及胸痹刺痛，下气散血，安胎。”“温补助阳道。”

薤白辛温，通阳散结，可治疗冠心病，常与瓜蒌、枳实、半夏、桂枝等相配伍。如仲景用瓜蒌薤白白酒汤、瓜蒌薤白半夏汤及枳实薤白桂枝汤，都是以薤白为主药，为治疗胸痹的有效方剂。为提高疗效，常配丹参等活血药同用。

四、现代药理作用

（一）对血小板机能的影响：长梗薤白精油对各种诱聚剂引发的血小板聚集（第二相）显示强有力的抑制作用，对一次聚集的血小板聚体具有明显的促解离作用。抑制机理是通过对血小板膜释放过程的某种作用和 TxA_2 合成的阻止作用。

（二）抑菌作用：薤白水煎剂对痢疾杆菌、金黄色葡萄球菌有抑制作用。30%水煎剂用试管稀释法，1:4 对金黄色葡萄球菌、肺炎双球菌有抑制作用，1∶16 对八叠球菌有抑制作用。

【方药组成】瓜蒌实 12 克　薤白 9 克　白酒 30～60 毫升

【适应证】胸痹喘息咳唾，胸背痛，短气，寸脉沉迟而关上紧者。

【方解】本方为通阳散结，豁痰下气之剂。方中瓜蒌宽胸散结，润下通痹；薤白滑利通阳，理气止痛；白酒助药上行，调畅气机，阳气宣通，升降复常，则喘咳痹痛自愈。

【应用】本方通治噎膈、心痛，辨证以喘息胸痛为主。

病例 152

卡×　男，78 岁。

有冠心病史丨余年，后又发现脑血管硬化，常发心绞痛及早搏。心电图提示：Ⅲ度房室传导阻滞，自搏性交界性心律。主诉心悸、心荡、心痛、胸闷、头痛，手抖指红，大便有时秘结，有时日行 2 次，胃纳差，唇紫舌绛，苔白腻，舌边有瘀点，脉弦结（脉率 42 次/分，有不规则间歇。）证属心血瘀滞，寒凝营热互阻，脉行不畅，拟活血化瘀，舒心络而通心脉。

丹参 15 克　全瓜蒌 15 克　薤白 9 克　檀香 6 克　川椒 1.5 克　赤芍 9 克　红花 6 克　川芎 6 克　当归 9 克　桃仁 9 克　生地 15 克　方 14 剂

按　凡冠心病、风湿性心脏病、病态窦房结综合征等，症见心痛、心悸、舌紫、脉迟涩或结代，不论寒热虚实，必有血脉运行障碍或瘀血搏结脉络的病因。此时血瘀为主要矛盾，治法首推活血化瘀、舒心通脉，再参以寒热虚实辨证配伍，常能使心血畅通，心脉得宁，心律恢复正常。本案取瓜蒌薤白白酒汤、血府逐瘀汤合丹参饮加减。连服 14 剂后，心悸已平，心痛、胸闷缓解，头痛手抖消失，脉弦有力（脉率 68 次/分，无间歇。）心电图复查：1 度房室传导阻滞，窦性心律，提示明显好转。后用活血化瘀加入益气药调理数月，心绞痛未复发，心律基本正常。

病例153

黄× 男，47岁。

近一个月来心悸，偶有早搏，夜间胸闷，透气困难，失眠多梦，又时有嗳气。唇干红，舌尖红，苔薄白，脉两寸弱，拟以瓜蒌薤白汤加味及天王补心丹同用。

全瓜蒌15克 薤白9克 丹参9克 郁金9克 降香3克 五味子9克 茯神9克 砂仁1.5克 旋覆花9克（包） 方5剂

又天王补心丹45克，每晚服9克。

药后有显著好转，续方5剂。

按 本案为胸阳闭塞，心血亏损，故用瓜蒌薤白汤通阳去结；配丹参、降香及郁金，畅通血行；配茯神、五味子及天王补心丹治心血亏损之虚烦不眠，心悸多梦等。

病例154

贾× 男，53岁。

心绞痛发作频繁，痛向背部放射，感寒痛甚，胸闷，喘息，短气，舌苔白腻，脉沉迟。证属寒邪壅盛，胸阳不振，治拟瓜蒌薤白白酒汤及四逆汤加减。心电图检查：心血供应不足。

附片9克 干姜6克 全瓜蒌24克 薤白9克 炙甘草6克 川椒1.5克 丹参24克 当归9克 细辛3克 乳香9克 黄芪15克 党参15克 方7剂

心痛，胸闷大减，续方7剂。

按 本案心绞痛由于寒邪壅甚，阳气不运，心血供应不足所致。又胸阳不布，肺气升降受阻，故见喘息，短气。苔白腻，脉沉迟均属寒象，以四逆汤辛温通阳，加瓜蒌薤白白酒汤通阳祛结，加参、芪及丹参、当归，温阳益气，舒心通脉，药后症状大减，续方调理2个月，心绞痛未发作，心电图正常。按十八反说附片和全瓜蒌二相反药物不能同用，但据我们临床经验：附片和全瓜蒌同用无不良反应。

瓜蒌薤白半夏汤（《金匮要略》）

【方药组成】瓜蒌实12克　薤白9克　半夏9克　白酒30～60毫升

【适应证】胸痹不得卧，心痛彻背或呕者。

【方解】尤在泾说："胸痹不得卧是肺气上而不下。心痛彻背是心气塞而不和。其痹为尤甚矣。所以然者，有痰饮以为之援，故于胸痹药中，加半夏以逐痰饮。"

【应用】通治冠心病心绞痛，肋间神经痛，胃脘痛，胸痛胸痹而痰浊较甚者。

病例155

沈×　女，41岁，工人。

初诊：患肺气肿，慢性肺源性心脏病史，数日前受凉后，曾发高热，经急诊用抗菌素治疗后热已退，但心悸咳喘反甚，痰多清稀，胸闷气急不能平卧，畏冷浮肿尿少，口唇青紫，舌胖苔白腻，脉短而促，脉率110次/分，早搏10次/分。外院心电图示：肺型P波，右心室肥大，频发性早搏。证属心肾阳衰，肺伏痰饮，气不化水，水气凌心。拟温化痰饮，宣畅心脉，俾离照当空，则阴霾自散。

附片9克　桂枝6克　全瓜蒌15克　薤白9克　制半夏9克　川椒1.5克　细辛3克　五味子9克　茯苓9克　白芍9克　生姜3片　方7剂

二诊：服上方后，心悸咳喘改善，浮肿已退，原方再加党参、黄芪各12克，续服14剂。

三诊：心悸咳喘已平，浮肿亦退，尿量正常，略有胸闷，脉率80次/分，无早搏，心电图检查：肺型P波，未见房型早搏，予原方继进7剂，以资巩固。

按　夫血脉运行全赖阳气以鼓动。外罹寒湿之邪，内伤饮食劳倦，致肺脾肾阳气受损，健运宣化失司，三焦气化不利，不能蒸化水液，津液停蓄而成痰饮。饮邪上犯心阳，则离照为阴霾所蒙；浊痰壅遏气化，则脉络之宣畅受阻。因之可引起心悸怔忡，心律失常。本例用附、桂合瓜蒌薤白半夏汤加味，温通心阳，化痰蠲浊，宣畅心脉。

枳实薤白桂枝汤（《金匮要略》）

【方药组成】枳实9克　厚朴9克　薤白9克　桂枝6克　瓜蒌实12克

【适应证】胸痞，心中痞气，留气结在胸，胸满，胁下逆抢心或背痛者。

【方解】王旭高说：“气逆抢心胸胁满，非但气结阳微，而阴气并上逆。以枳、朴破阴气；桂枝之辛、佐薤白、瓜蒌实，行阳开痹。”

【应用】本方通治噎膈、心腹痛胀满，辨证以心胁下逆抢心为主。

病例156

王×　男，62岁。

患冠心病已5年。经×医院心电图检查：诊断“冠心病心绞痛，左前支部分瘀阻，后壁供血不良。”现症胸闷、心悸，心痛，痰多气短，纳呆食少，形寒肢冷，瘈痛，畏寒重，虽近火盖被亦无减轻，苔薄白，舌胖，脉弦滑。辨证属心肾阳衰，寒痰停滞，心脉瘀阻，痹阻经络。治拟温肾强阳，蠲除寒痰，宣畅心脉，通痹活络。以附片加枳实薤白桂枝汤与二陈汤加减：

附片9克　桂枝6克　厚朴9克　枳实9克　瓜蒌实15克　薤白9克　半夏9克　陈皮6克　茯苓9克　丹参30克　桑枝30克　甘草6克　方14剂

药后，胸闷、心悸、心痛及痰饮均减少，但肢冷畏寒略减。守上方加干姜5克，党参、黄芪各12克，续服2个月。复查心电图未见异常，已正式上班。

按　《证治汇补·惊悸怔忡》说：“有停饮水气乘心者，

则胸中漉漉有声，虚气流动；水既上乘，心火恶之，故筑筑跳动，使人有怏怏之状，其脉偏弦。”本例用附、桂温肾强阳以治心肾阳衰，合二陈汤及枳实薤白桂枝汤，温化痰饮，宣畅心脉，则离照当空，阴霾自散，加桑枝通痹活络。后加干姜，与附子、甘草相配为四逆汤，回阳救逆，再与益气药同用，温阳益气，终获良效。

病例 157

胡× 女，48 岁。

冠状动脉硬化性心脏病，面浮苍白，气急不能登楼，月经已停一个月，舌淡、苔白，脉弱。以枳实薤白桂枝汤合二仙汤加味。

全瓜蒌 9 克　薤白 9 克　制附片 6 克　桂枝 6 克　丹参 9 克　檀香 6 克　乳香 9 克　党参 9 克　仙茅 9 克　仙灵脾 9 克　当归 6 克　知母 9 克　黄柏 9 克　方 14 剂

药后能登 4 楼，不气急，脉有力。

按　本例冠心病，又兼经期综合征。故以瓜蒌、薤白、桂枝汤，加附片、丹参、党参，温通心阳，益气散结，配檀香、乳香治心绞痛，又二仙汤能调理经期综合征的内分泌失调，果药后疗效满意。

二十、防己汤类

方剂	药物组成	加	减	适应证
防己黄芪汤	防己12克，炙甘草6克，白术9克，黄芪15克			风湿身重，汗出恶风，或身肿小便不利者。辨证为表气不固，外受风邪，水湿郁于经络之症
防己茯苓汤	本方	茯苓15克，桂枝9克	白术9克	皮水脉浮，四肢肿，水气在皮肤中聂聂动者
木防己汤	木防己15克，石膏45克，桂枝6克，人参12克			膈间支饮，喘满，心下痞坚，烦渴而上逆，或喘满倚息者
防己椒目葶苈大黄丸	防己3克，椒目3克，葶苈3克，大黄3克			治水饮，大腹水肿，小便不利，大便秘者

防己黄芪汤（《金匮要略》）

【单味药药理研究】

防　己

附：木防己

本品为防己科植物防己 Stephania tetrandra S. Moore 的根。别名汉防己，又称粉防己。

一、《神农本草经》记载：“味辛平，主风寒温疟热气诸痫，除邪，利大、小便。”

风寒温疟热气诸痫：感风寒而患但热不寒之疟疾，发热并有痫症。

除邪，利大、小便：如《金匮要略》“除邪利水有防己黄芪汤、防己茯苓汤”，说明防己有利水作用。

二、仲景之应用考证

《药征》：“防己主治水也。”

《本经疏证》：“防己之为物，其用为治水侵于脾无惑矣。然仲景治风水皮水，所谓身重汗出恶风，水气在皮肤中，四肢聂聂动者，均与此合，以身重固系脾病，四肢为脾之合故也。”

三、后世医家之应用

《别录》：“疗水肿风肿，去膀胱热，伤寒寒热邪气，中风手脚挛急，通腠理，利九窍，止泄，散痈肿恶结，诸瘑疥癣虫疮。”

甄权说：“治湿风，口面㖞斜，手足疼，散留痰，肺气喘嗽。”

元素说：“治中下湿热肿，泄脚气，行十二经。”

《医林纂要》：“泻心，坚骨，燥脾湿，功专行水决渎，以达于下。”

《本草求真》：“防己辛苦大寒，性险而健，善走下行，长于除湿通窍利道，能泻下焦血分湿热，及疗风水要药。故凡水湿喘嗽，热气诸痫，温疟脚气，水肿风肿，痈肿恶疮，及湿热流入十二经，以致二阴不通者，皆可用此调治。若属脚气肿痛，如湿则加苍术、薏苡、木瓜。热加黄芩，黄柏。风加羌活、萆薢。痰加竹沥、南星。痛加香附、木香。血虚加四物。大便秘加桃仁、红花。小便秘加牛膝、泽泻。痛连臂加桂枝、威灵仙。痛连胁加胆草。”

防己辛苦寒，泻湿热，通经络，利尿治关节炎，脚气水肿。

四、防己的药理作用

(一) 镇静作用：用小鼠热板法及电刺激鼠尾法证明：粉

防己煎剂、流浸膏及粉防己总碱、甲素、乙素、丙素等均有不同程度的镇痛作用，以粉防己总碱的作用最强。粉防己甲素及乙素最小镇痛有效量分别为硫酸吗啡的10倍及20倍以上。

（二）抗炎及抗过敏性休克作用：粉防己甲素及乙素对大鼠甲醛法引起的“关节炎”有不同程度的消炎作用，前者作用较强；大鼠福尔马林性关节炎动物模型表明粉防己甲素具有可的松样效果，甲素还能降低兔用鸡蛋清引起的过敏性休克的发生率，但对豚鼠因注射组织胺引起的休克无对抗作用。防己浸膏配合维生素可治疗风湿性关节炎、变形性膝关节炎和变形性腰椎炎、神经痛及关节周围炎、腱鞘炎、结缔组织炎等，特别对陈旧性关节挫伤引起的关节水肿和疼痛有效。

（三）对心血管系统的作用

1. 降压作用：粉防己甲素、乙素肌肉注射可使麻醉猫血压明显下降，前者降压作用较后者强而持久，又轮环藤酚碱对猫、兔也有降压作用，并能直接扩张耳壳血管。

2. 对冠状血管作用：粉防己甲素有类似罂粟碱样扩张冠状血管的作用，经动物实验证明能增加冠脉流量和降低心肌氧消耗量，并能降低心肌氧摄取量。临床用粉防己碱治疗冠心病心绞痛。

（四）松弛横纹肌的作用：小鼠腹腔注射25毫克/公斤体重粉防己总碱即出现下肢肌肉松弛作用，肌松半数有效量（ED_{50}）为17.25毫克/公斤体重。以粉防己总碱进行季胺化为“汉肌松”，其药理实验证明有明显的肌肉松弛作用，较粉防己总碱强，与箭毒相比其作用较温和，安全亦较大，临床用为肌松剂。

（五）对平滑肌的作用：粉防己甲素对在体兔肠有兴奋作用，低浓度对离体豚鼠支气管平滑肌产生轻度舒张，而高浓度使之收缩。

（六）对中枢神经系统的作用：较大剂量的粉防己甲素能引起中枢兴奋，加强士的宁毒性及缩短戊巴比妥的催眠时间。

（七）抗肿瘤作用：曾报道粉防己甲素1∶4000稀释液能

杀死癌细胞，又粉防己甲素对 KB 细胞有明显抑制作用。最近发现粉防己甲素对 Hela 细胞及 Hela－S_3 细胞有明显的抑制作用。Wermel 曾用 10 种不同瘤株进行研究，发现粉防己甲素对 WK_{250}有抑制作用，国外已用于治疗肿瘤。

(八) 其他作用：粉防己甲素 1∶200 及 1∶400 对志贺氏杆菌有抑制作用，但对宋氏及弗氏痢疾杆菌无作用，其抗阿米巴原虫作用较黄连素为强，临床用于治疗阿米巴痢疾。

近来报道防己浸出物用小白鼠试验，对结核杆菌、甚至对链霉素、异菸肼、PAS 等药物已产生抗药性者有高度抑制作用。

粉防己甲素对人鼠实验性矽肺具完全地抑制矽肺纤维化作用。

［附］木防己　为防己科植物木防己 Cocculus trilobus (Thunb) DC. 的根。《神农本草经》载防己，无粉防己及木防己的区分，至汉代张仲景在《金匮要略》一书中有木防己汤，用于支饮喘满。防己茯苓汤用于皮水为病，四肢聂聂动者。甄权说："木防己，治男子肢节中风，毒风不语，散结气痈肿，治膀胱。"按：木防己作用类似粉防己，都能利水祛风。但粉防己利水消肿的作用较强，木防己祛风止痛作用较好，故一般对偏于上部兼风邪者，多用木防己；偏下部而湿重者，多用粉防己（简称防己）。

【方药组成】防己 12 克　炙甘草 6 克　白术 9 克　黄芪 15 克

【适应证】1. 风湿脉浮身重，汗出恶风。

2. 头汗出，表无他病，但腰以下当肿及阴，难以屈伸。

3. 湿痹麻木。

【方解】本方所治风湿在表之虚证。风湿在表，法当从汗而解，但本证卫阳不固，不可伐表。方中重用黄芪补气固表，与防己之祛风行水，二者相使，益气利水而不伤正；辅以白术健脾利水；佐以甘草培土和药；生姜、大枣调和营卫。全方通调水道，则表虚水肿、风湿之证可愈。服后如虫行皮中，即是卫阳复振，为风湿欲解之验。

病例158

梁×　男，45岁。

面色苍白，形体虚肿，右大腿两侧疼痛，下肢关节疼痛重着，肢体麻木，活动不便，肌肤常有麻木感，口淡不渴，畏寒，舌苔白腻，脉濡细，西医诊为风湿性关节炎。辨证为湿邪留滞，阻闭气血，以防己黄芪及当归四逆汤加减：

黄芪15克　防己9克　苍术9克　当归9克　桂枝9克　黄附块12克　木通6克　细辛3克　薏苡仁15克　秦艽9克　方14剂

按　本案为湿痹，方用黄芪防己汤合当归四逆汤以祛湿通络。重用黄芪益气，加防己、苍术、薏苡仁祛湿，相使为用，益气利湿作用加强；当归与桂枝、木通、细辛相配，活血通络，养血荣筋；术、附同用可逐在里之湿邪。患者服上方2个月后，病情显著进步，肢体能活动，下肢疼痛重着感减轻，辅以体育锻炼，最后终获痊愈。

病例159

陈×　女，41岁。

十三年来经常骨节痠痛，心悸七年。去岁10月起病气急，胸闷，无喘鸣，四肢浮肿，脉细，苔干白厚，用防己黄芪汤加减：

黄芪9克　防己9克　桂枝9克　附片6克　川朴9克　枳实9克　方3剂

药后显著好转，续方3剂。

按　本案辨证为风湿浮肿，用黄芪配防己洁净府；附、桂同用温经通络，并有强心作用；因心脏衰弱时，血行缓慢，血管渗出液体于皮下结缔组织中形成四肢浮肿，所以标本兼治，收效显著。

防己茯苓汤（《金匮要略》）

【方药组成】防己 12 克　黄芪 15 克　桂枝 9 克　茯苓 15 克　甘草 6 克

【适应证】皮水脉浮，四肢跗肿，按之没指，不恶风，其腹如鼓，不渴，水气在皮肤中，四肢聂聂动者。

【方解】脾主四肢，脾病则水潴留于四肢皮肤，故皮水病人多四肢跗肿；肿则阳气被郁，邪正相争，故肌肉有轻微跳动(聂聂动)。本方以黄芪配防己、茯苓，益气利水；桂枝、茯苓相配，温阳而利四肢之水，配甘草培土健脾，全方亦为洁净府之剂。

【应用】本方亦可通治下利久不愈者。

病例 160

陆×　男，49 岁。

患类风湿性关节炎，小关节变形，疼痛，手足均见凹陷性浮肿，舌淡、苔薄白，脉滑。以防己茯苓汤加活血药。

防己 9 克　黄芪 15 克　桂枝 9 克　丹参 15 克　当归 9 克　生地 90 克　蚕砂 15 克　方 7 剂

药后浮肿减轻，诸症好转，续方 7 剂。

按　本例湿痹为主，若单用防己茯苓汤益气利水，浮肿改变不大，若辅以丹参、当归等活血药物，则浮肿显著减轻。蚕砂治疗痹证，无论风重、湿重均可用之。《本经》云生地“有除痹作用”，大剂量用至 90 克，有类似激素可的松样作用，而无激素的副作用。

病例 161

陈×　女，64 岁。

四肢跗肿，按之没指，少食无力，多食则胀，舌淡，脉浮滑，用防己茯苓汤加减：

防己 9 克　黄芪 9 克　桂枝 9 克　茯苓 9 克　苍术 9 克　方 3 剂

按 本例辨证为皮水。本方以黄芪配防己、茯苓益气利水；桂枝、茯苓相配温阳利水，苍术健脾燥湿。药后浮肿大减，续方图治。

木防己汤（《金匮要略》）

【方药组成】 木防己15克 石膏45克 桂枝6克 人参12克

【适应证】 膈间支饮，其人喘满，心下痞坚，面色黧黑，苔白滑或微黄，脉弦滑或沉紧。

【方解】 木防己行水散结；桂枝通阳降逆；石膏清肺热；人参益气除痞。共成行水散结、通阳降逆、补虚清热之剂，使阳气通而水饮行，逆气平而痞坚散，诸症自愈。

【应用】 本方通治脚气、浮肿，辨证以肿而烦渴痞满为主。

又本方去石膏加芒硝9克、茯苓12克为木防己加茯苓芒硝汤，治上方证而不烦渴，心下悸而痞硬难解，大小便不利者。

病例162

张× 女，60岁。

一身面目俱浮肿已有一周，纳减，溲少，短气不得卧，大便秘结3日，脉细滑数，舌红苔白，投以木防己加茯苓芒硝汤。

木防己18克 茯苓30克 桂枝9克 党参15克 黄芪15克 芒硝9克 方3剂

药后二便得通，浮肿全消。

按 本例为浮肿喘满，兼二便秘结，为《金匮要略》木防己加茯苓芒硝汤证。加大茯苓和防己剂量，与参、芪相配，所以益气利水。

防己椒目葶苈大黄丸（《金匮要略》）

【方药组成】 防己 椒目 葶苈（熬） 大黄各等分，共研细末，蜜丸如梧子大。

【适应证】腹满，口舌干燥，小便不利，大便秘者。

【方解】本方为逐水涤饮之剂，方中防已、椒目辛宣苦泄，导水从小便而出；大黄、葶苈推浊滞从大便而下；这是前后分消方法，使腹满减而水饮行，脾气转而津液生。

【应用】通治膈上水饮，大腹水肿属于实证。可用于肝硬化腹水。

病例163

邹× 男，51岁。

患肝病十多年，诊为早期肝硬化腹水，腹围达105厘米，小便量少，大便秘结已三日未解，巩膜黄染，皮肤黄染不明显，蜘蛛痣未见。腹部有转移性浊音，下肢有凹陷性水肿，肝大，肋下二指许，胃纳不佳，面黄唇黑，脉弱，苔白腻。辨证为瘀热互结，水湿壅阻，正气虚惫。治宜益气健脾，清热泄水，活血化瘀并重。

黄芪15克 党参15克 白术60克 生军9克（后下） 防己9克 椒目9克 葶苈15克 茯苓皮15克 桃仁9克 䗪虫9克 车前子30克（包） 方14剂

服上方30剂后，尿量逐步增加，腹围减至85厘米，腹部转移性浊音已不明显。苔白腻减为薄白，脉细弦，后又加入黑大豆、鳖甲以增加白蛋白，调整白、球蛋白的比例，续服20余剂，患者已恢复健康，肝功能及蛋白电泳及慢性指标下降稳定，出院后一年未复发。

按 本例肝硬化腹水，虚实互见。肝硬化腹水重证多气虚脾弱，黄芪、党参、白术需用大剂量，益气健脾以扶正；用已椒苈黄丸，以行气消胀，攻逐水饮，从二便分消；合下瘀血汤，活血软坚，卒获痊愈。此例之愈的用药思路，是以扶正与逐邪兼施，逐水与化瘀并进。若撒其一面，遗其一面，诚如邹润安说："于是虚因实而难复，实以虚而益猖，可治之候，变为不治。"

二十一、桔梗汤类

桔梗汤（《金匮要略》）

【单味药药理研究】

桔　梗

本品为桔梗科多年生草本植物桔梗 Platycodon grandiflorum (Jacq.) A. DC. 的根。

一、《神农本草经》记载：“味辛微温，主胸胁痛如刀刺，腹满，肠鸣幽幽，惊恐悸气。”

胸胁痛如刀刺：胸胁痛可能由于气滞痰阻，桔梗有宣肺祛痰作用，故可治胸胁痛。但痛如刀刺在古代究指何病待考。

腹满，肠鸣幽幽：或指流饮，症见腹满，肠鸣便溏或心悸短气、呕吐涎沫等。按：肺与大肠互为表里，桔梗于宣肺去痰饮之同时，肠中液体亦可去除。

二、仲景之应用考证

《药征》：“桔梗，主治浊唾肿脓也，旁治咽喉痛。……仲景曰：咽痛者，可与甘草汤，不瘥者，与桔梗汤也。是乃甘草者，缓其毒之急迫也，而浊唾吐脓，非甘草之所主，故其不瘥者，乃加桔梗也。由是观之，肿痛急迫则桔梗汤，浊唾吐脓多则排脓汤。”

三、后世医家之应用

《别录》：“疗喉咽痛。”

甄权说：“治下痢……消积聚痰涎，去肺热气促嗽逆。”

《大明本草》：“肺痈，养血排脓，补内漏及喉痹。”

《本草求真》：“桔梗系开提肺气之药，可为诸药舟楫，载之上浮，能引苦泄峻下之剂至于至高之分成功。”

桔梗含有皂苷为刺激性祛痰药，善于开提肺气，解表利咽，祛痰止咳，适用于外感咳嗽、喉痒痰多之症，但不适宜于燥咳久咳之症。咳嗽初起，肺失清宣，桔梗有升提化痰，祛邪外出之效；但久咳之患，多因肺失肃降而致，理应清肃肺气，若用桔梗，反因其性升提而促使肺气上逆，加重咳嗽。此外，桔梗尚有排脓治痈作用，如《金匮要略》中的桔梗汤，即以桔梗配甘草治疗肺痈。但在临床治疗肺痈时，常在甘桔汤的基础上加冬瓜子、桃仁、苡仁、鲜芦根及鱼腥草等加强清热解毒、化瘀排脓作用。治疗痢疾，亦常加桔梗配伍，取其排脓血作用。

四、桔梗的药理作用

（一）祛痰作用：麻醉犬，以桔梗煎剂1克/公斤体重灌胃后，呼吸道黏液分泌量显著增加，作用强度可与氯化铵相比。对麻醉猫也有相同的试验效果。其祛痰作用主要因其含桔梗皂苷，小剂量时能刺激胃黏膜，引起轻度恶心，因而反射地增加支气管的分泌。大剂量则反射地兴奋呕吐中枢而致呕吐。

按照溶血作用强弱比较，野生桔梗比栽培的作用强；未剥皮比剥皮的作用强；生长二年的作用最强，1年次之，3年作用最小。

（二）降低血糖：家兔内服桔梗的水或醇提取物均可使血糖下降，对四氧嘧啶引起的家兔糖尿病，降低血糖的作用更显著，肝糖原的降低作用在用药后亦可恢复。

（三）在试管内桔梗煎剂对絮状表皮癣菌有抑制作用。

【方药组成】桔梗3克　生甘草6克

【适应证】1. 治少阴病，咽喉痛者。

2. 咳而胸满振寒，脉数，咽干不渴，时出浊唾腥臭，久久吐脓如米粥者为肺痈。

【方解】《别录》说：“桔梗疗喉咽痛。”《大明本草》说：“桔梗排脓。”甘草生用则凉，可泄热解毒缓痛，桔梗配甘草，能清利咽喉。所以王旭高说：“此治咽痛之主方，非独治少阴咽痛也。”

若单以本方治肺痈总嫌药力轻薄，后世多以本方加减化裁以治疗肺痈。

【应用】《金匮要略》用本方加姜、枣为排脓汤，桔梗9克，甘草6克，生姜3片，大枣4枚，以治疗肺痈或肠痈。王旭高说：“甘、桔、姜、枣，仍从上焦开提肺气，调和营卫，俾气行而脓自下。”

病例164

周×　女，10岁。

连续发高热三天未退，体温40.5℃，注射青霉素及内服四环素热度未见下降，咽喉疼痛，喉部红，充血，并见滤泡，至五官科医院检查为急性咽喉炎，注射红霉素，体温未见下降，以桔梗甘草汤加减：

桔梗9克　生甘草6克　蒲公英15克　板蓝根15克　柴胡15克　黄芩9克　山豆根15克　炒谷、麦芽各9克　方3剂

当晚服药一剂后，体温下降至38.6℃，但发现有腹泻，分析可能为药味苦寒，加生姜5片以矫正药性。第二日服药第二剂后头出汗，体温从38.6℃下降到37.6℃，喉头红肿面积缩小，仅剩中间一块。

三剂药尽，体温下降至37.2℃，咽喉不痛，红肿全消。

按　本例为急性咽喉炎，故以桔梗汤及小柴胡汤加减；其中山豆根、板蓝根性味苦寒，配蒲公英用于咽喉肿痛、热毒炽盛之证，故可辅佐桔梗汤解毒、利咽、消肿，药仅三剂，病果痊愈。

病例165

李×　男，35岁。

左扁桃体特大，经常疼，中医所谓喉蛾也，以桔梗汤加味：

银花9克　连翘9克　桔梗9克　甘草6克　西青果3克　方3剂

按　西医所谓扁桃体炎，即中医所谓“喉蛾”，本例用桔梗甘草汤治咽痛，尤恐清热解毒之力不足，故加银、翘，西青果即诃子未成熟的果实，其降火利咽之功甚好，故可用于咽喉肿痛。

二十二、百合汤类

方　剂	药物组成	加	减	适应证
百合地黄汤	百合30克，生地黄30克			热病后，内热不清，或肠出血
百合知母汤	本方	知母9克	生地黄30克	热病后，低热心烦者，但虚寒勿用
百合滑石代赭汤	本方	滑石9克，代赭石15克	生地黄30克	热病后，大便滑泄，小便涩少者
百合鸡子黄汤	本方	鸡子黄1枚	生地黄30克	热病后，阴伤者
栝楼牡蛎散	栝楼根、牡蛎熬，等分。饮服4克，日三服			热病后，烦渴不瘥者

百合地黄汤（《金匮要略》）

【单味药药理研究】

百　　合

本品为百合科多年生植物的卷丹 Lilium lancifolium Thunb. 百合 L. brownii F. E. Brown var. viridulum Baker 或细叶百合 L. tenuifolium Fisch. 等的肉质鳞片。

一、《神农本草经》记载：“味甘平，主邪气，腹胀，心痛，利大、小便，补中益气。”

主邪气：据邹润安《本经疏证》：“玩百合知母汤可以见汗则伤气，邪搏于气分，为消渴热中也。玩百合代赭汤，可以见下则伤血，邪搏于血分为血脉中热也。玩百合鸡子汤，可以见吐则伤上，邪扰于心，为烦懊不眠也。”百合治邪气明矣。

心痛：仲景以百合知母汤或百合地黄汤治疗百合病，心悸失眠等证。百合病即相当于现代神经官能症，此处心痛可解释为神经官能症的心痛。

补中益气：百合有润肺健脾益气作用。

二、后世医家之应用

《别录》：“除浮肿胪胀，痞满，寒热，通身疼痛，及乳难，喉痹，止涕泪。”

甄权说：“除心下急、满、痛，治脚气，热咳。”

元素说：“温肺止嗽。”

百合为润肺、止咳、止血要药，与款冬相配为《济生方》百花膏，治肺热久咳或痰中有血。我们创百合片（百合、白及、百部、麦冬、天冬、丝瓜子）治疗支气管扩张出血，有显著疗效。近来药理研究证实百合有止血作用，为百合片治疗支气管扩张出血提供依据。此外，百合片尚有清心安神作用。

三、百合的药理作用

（一）止咳作用：百合煎剂对小鼠有止咳作用，并能对抗组织胺引起的哮喘。

（二）止血作用：用百合粉制剂或海绵状制剂，* 填塞治疗鼻衄及用于鼻息肉切除、中下鼻甲部分截除等手术后止血，观察100例，止血效果良好。

【方药组成】百合30克　生地黄30克

【适应证】治百合病。百合病者，百脉一宗，悉致其病也。意欲食复不能食，常默然。欲卧不能卧，欲行不能行。饮食或有美时，或有不用闻食臭时，如寒无寒，如热无热，口苦小便赤，诸药不能治，得药则剧吐利，身形如和，其脉微数。

---

* 注：取百合粉15克，加入蒸馏水配成15%混悬液，加温至60℃，搅拌至糊状，俟冷，放入冰箱冷冻至海绵状，放入石灰桶内或用纱布包好，使之慢慢解冻（不可加热）。

若未经吐、下、发汗，病形如初者，此方主之。

【方解】魏荔彤说："百合病，用百合，盖古有百合之名，即用百合一味而瘳此疾，固得名也。"叶橘泉说："百合有镇静作用，可用于急性热病后期，神志恍惚，以及妇女更年期神经官能症，癔病等。"本方以百合润养心肺而有安神镇静作用。复以生地黄汁滋阴复液而清血热，生地黄有止血作用，合之为滋养心肺，清热止血之剂，阴复热退，百脉调和，病自可愈。

【应用】本方通治神经衰弱症，癔病，更年期综合症有百合病症状者，辨证有内热者均可用本方加减。有人认为百合病属"非化脓性脑膜炎"。

病例 166

施× 女，31 岁。

因精神受刺激，而致精神失常，神志恍惚，或悲伤欲泣，或无事自言自语，口苦，小便赤，舌质偏红，脉微数。病属百合病，拟以百合地黄汤及甘麦大枣汤加减。

百合 15 克 生地黄 9 克 淮小麦 30 克 甘草 9 克 大枣 5 枚 龙骨 9 克（先煎） 牡蛎 30 克（先煎） 方 5 剂

药仅服三剂，诸症若失，随访半年后未发。

按 本例百合病兼脏躁，故以百合地黄汤合甘麦大枣汤养心凉血，加龙骨、牡蛎重镇之剂，卒获痊愈。

病例 167

戚× 女，49 岁。

患更年期综合症，近三个月来出现月事不调，烦躁易怒，坐卧不安，起居不宁，口苦、小便赤、脉细数，苔薄黄，舌质红边尖尤甚。用百合地黄汤与甘麦大枣汤加味。

百合 30 克 生地黄 30 克 淮小麦 30 克 甘草 9 克 大枣 7 枚 方 5 剂。

共服药 10 剂，诸症全消。

按 本案更年期综合症，表现症状很似百合病，"欲食复不能食，常默然。欲卧不能卧，欲行不能行，如寒无寒，如热无热。”本拟只投百合地黄汤，因病势较重，加服甘麦大枣汤，竟获痊愈。我们临床体会药少量宜重，百合、地黄、淮小麦各30克为宜，只要辨证正确，不管神经衰弱症，癔病或更年期综合症，只要与百合病描述的症候表现相近时，用治百合病的法和方，效果都较满意。

百合知母汤（《金匮要略》）

【方药组成】百合30克　知母9克

【适应证】百合病，发汗后者，百合知母汤主之。

【方解】百合病汗后者，汗过伤阳，阳虚热郁，不可攻补，故以百合同知母之保肺清胃而滋润者以养其阴，加之泉水以清其热，而阳邪自化。

【应用】本方通治热病后虚弱或有低热心烦，辨证属于有虚热津不足者。

病例168

何×　女，29岁。

自述1981年患流行性感冒，高烧39.5℃之后，常头昏痛，神志恍惚，欲动不能动，欲行不能行，欲卧不能卧，苦恼万状，常失眠，不欲饮食，口苦，小便赤，脉略弦数，舌尖红，苔薄白，证系百合病，投以百合知母及地黄汤加味：

百合30克　生地15克　知母9克　牡蛎30克　龙骨5克　方7剂

药后，稍有好转，续进原方14剂，热去津还，痊愈，随访一年未发。

按　本案辨属百合病证，系热病之后，余热未尽，心肺阴伤，治宜清除余热，滋养心肺，以百合知母及地黄汤保肺清热以养其阴，复辅以龙骨、牡蛎重镇安神。由于药证相合，故其病终愈。

百合滑石代赭汤（《金匮要略》）

【方药组成】百合 30 克　滑石 9 克　代赭石 15 克

【适应证】治百合病下之后者。

【方解】百合病下后者，多伤阴，阴虚火逆，故以百合同滑石之走窍，代赭之镇逆以通阳气，加之泉水以泻阴火，而阴气自调也。

【应用】本方通治热病后大便滑泄、小便涩少者。

百合鸡子黄汤（《金匮要略》）

【方药组成】百合 30 克　鸡子黄 1 枚

【适应证】治百合病吐之后者。

【方解】吐伤元气，而阴精不上举，故百合病在吐后者，须以鸡子黄之养阴者，同泉水以滋之阴，协百合以行肺气，则血气调而阴阳自平。

【应用】本方通治热病后阴伤者。

栝楼牡蛎散（《金匮要略》）

【方药组成】栝楼根　牡蛎（熬）等分。

上为细末，饮服 4 克，日三服。

【适应证】百合病渴不瘥者，栝楼牡蛎散主之。

【方解】百合病渴不瘥者，多属热盛津伤。《本经》“栝楼根味苦寒，主潮热，身热，烦渴大热。”故用栝楼根清润生津、止渴；牡蛎清虚热，除烦。

【应用】本方通治热病后烦渴不瘥者。

二十三、半夏汤类

方剂	药物组成	加	减	适应证
小半夏汤	半夏9克，生姜3片			呕反不渴，心下有支饮者
小半夏加茯苓汤	本方	茯苓9克		停饮而渴者，呕吐，心下痞，心下有支饮，眩悸者
大半夏汤	本方	半夏6克，人参6克，白蜜30毫升		胃反呕吐，而心下痞硬者
半夏散及汤	半夏、桂枝、甘草各等分、8克			咽喉肿痛，痰涎壅盛，不能言语者
半夏干姜散方	半夏、干姜等分4克			干呕吐逆，吐涎沫者

小半夏汤（《金匮要略》）

【单味药药理研究】

半　夏

本品为天南星科植物半夏 Pinellia ternata（Thunb.）Breit. 的块茎经过炮制加工后入药。半夏生用有毒，所以多用制半夏。以生姜、明矾制，称姜半夏。

一、《神农本草经》记载：“味辛平，主伤寒寒热，心下坚，下气，喉咽肿痛，头眩胸胀，咳逆肠鸣，止汗。”

伤寒寒热，心下坚：指外感或外邪引起的心下坚。心下坚指心下痞，半夏有和胃消痞作用。

下气：降逆，止呕。

喉咽肿痛：治少阴咽痛，如半夏散及汤。

头眩胸胀：丹溪说："无痰不作眩"。又痰湿犯胃可见胸胀。半夏有燥湿化痰和胃作用，故可治头眩胸胀。

咳逆肠鸣：仲景用半夏泻心汤治肠鸣，据现代药理研究半夏有镇咳作用。

二、仲景之应用考证

《药征》："痰饮呕吐，心痛逆满，咽中痛，咳悸，腹中雷鸣。"

三、后世医家之应用

《别录》："消心腹胸膈痰热满结，咳嗽上气，心下急痛坚痞，时气呕逆，消痈肿，堕胎，疗痿黄，悦泽面目。"

甄权说："消痰下肺气，开胃健脾，止呕吐，去胸中痰满。生者摩痈肿，除瘤瘿气。"

《大明本草》："治吐食反胃，霍乱转筋，肠腹冷，痰疟。"

元素说："治寒痰及形寒饮冷伤肺而咳，消胸中痞，膈上痰，除胸寒，和胃气，燥脾湿，治痰饮头痛，消肿散结。"又说："半夏，热痰佐以黄芩，风痰佐以南星，寒痰佐以干姜，痰痞佐以陈皮、白术。"

张寿颐说："半夏味辛，辛能泄散，而多涎甚滑，则又速降……此物之长，全在于开宣滑降四字。"

从诸家本草可知半夏的功用有三：其一镇咳祛痰；其二止呕；其三镇静作用——安神。

四、半夏的药理作用

（一）镇咳祛痰作用：20%半夏煎剂给猫灌胃（0.6克/公斤体重），可抑制猫的人工呼吸，其效率仅次于磷酸可待因灌胃（1毫克/公斤体重）。

又给家兔熟半夏粉剂灌胃或50%乙醇浸出液及水浸剂腹腔注射，均能减少毛果芸香碱引起的唾液分泌。

（二）止吐作用：用洋地黄酊给鸽静脉注射引起的呕吐，

证明口服制半夏丸，制半夏或半夏流浸膏，姜半夏或白矾半夏混悬液，生半夏煎剂3克/公斤体重，每日2~3次，连服2日，均有一定的止吐作用。对于阿朴吗啡或硫酸铜所致的狗呕吐，半夏煎剂灌胃也有一定的止吐作用，其有效成分是生物碱。又从半夏中提出的植物甾醇给猫口服或皮下注射可预防小量阿朴吗啡及硫酸铜引起的呕吐，对大量阿朴吗啡及硫酸铜引起的呕吐无效。

（三）降低眼内压作用：20%半夏煎剂以10毫升/公斤体重灌胃，8只兔中有一半于服药30~60分钟，眼内压降低5~6毫米汞柱，此为中医治疗绿风内障（急性青光眼）用半夏的依据。

（四）毒性：小鼠口服各种制剂的混悬液，以死亡为指标，则生半夏毒性最大，次为漂半夏，再次为姜制半夏和蒸半夏，白矾制半夏毒性最小。前四种给鸽灌服均能引起呕吐，喂给豚鼠能使其声音嘶哑或失声，矾制半夏则无此弊。经白矾处理似能解除半夏的毒性。半夏催吐成分不溶或难溶于水，加热可破坏。

【方药组成】半夏9克　生姜3片

【适应证】治呕反不渴，心下有支饮者。

【方解】方中半夏燥湿化痰，和胃降逆，为本方主药；生姜温胃涤饮，降逆止呕，佐半夏既能增强其祛痰降逆之力又可制约其燥烈的毒性。小半夏汤为止呕之祖方，前贤称其为“呕家之圣药”。

【应用】本方通治妊娠呕吐呃逆，辨证为寒性蓄水而不渴为最宜。又若在背七、八椎处有手掌大冷者是水饮证。

病例169

刘×　男，43岁。

十二指肠球部溃疡，每食必吐，吃啥吐啥，已二个月，住院治疗无效。脉弦、苔根黄，为神经性呕吐，用芍药甘草汤合小半夏汤加味：

姜半夏15克　生姜3片　生白芍30克　甘草9克　苏叶

15克　旋覆花9克（包煎）　方3剂

果一剂即吐止，覆杯即愈。

按　本例属十二指肠球部溃疡，但呕吐为其主要矛盾，急则治其标，我们用小半夏汤合芍药甘草汤治疗神经性呕吐有效。半夏有止呕作用，芍药有镇静作用，二者有协同作用。又芍药甘草汤可以缓解胃痉挛呕吐，佐以苏叶、旋覆花下气止呕，果一剂即吐止。

小半夏加茯苓汤（《金匮要略》）

【方药组成】半夏9克　生姜3片　茯苓9克

【适应证】停饮而渴，呕吐，心下痞，膈闷有水，眩悸者。

【方解】尤在泾说："先渴后呕者，本无呕病，因渴饮水，水多不下而反上逆也，故曰：此属饮家。小半夏止呕降逆，加茯苓去其停水。"

【应用】本方通治妊娠呕吐不止，多年反胃，脚气水肿而呕吐者。

病例170

何×　女，28岁。

闭经4个月即开始恶心，呕吐，纳差，厌食。近日来胃疼，觉有热气上冲。舌质红而少苔，脉滑数。西医诊断为妊娠恶阻，中医辨证为肝热气逆，胎气上逆，拟清热疏肝，和胃止呕。以小半夏加茯苓汤与橘皮竹茹汤加减：

半夏9克　茯苓9克　生姜3片　橘皮9克　竹茹9克
黄连3克　吴茱萸1.5克　大枣7枚　方5剂

药后恶心，呕吐止，食纳增，痊愈。

按　本例为妊娠呕吐，以小半夏汤加茯苓加橘皮、竹茹，和胃降逆止呕；左金丸用以清肝热，方药对证，故其病速愈。

大半夏汤（《金匮要略》）

【方药组成】半夏 15 克　人参 9 克　白蜜 30 毫升

【适应证】胃反呕吐者，大半夏汤主之。或呕吐而心下痞硬者。

【方解】尤在泾说："胃反呕吐者，胃虚不能消谷，朝食而暮吐也。又胃脉不下行，虚则反逆也。故以半夏降逆，人参、白蜜益虚安中。东垣说："辛药生姜之类治呕吐，但治上焦气壅表实之病；若胃虚谷气不行，胸中闭塞而呕者，惟宜益胃推扬谷气而已，此大半夏汤之旨也。"

【应用】本方通治痰饮凝结，霍乱逆满，噎膈。又《三因方》用于"心气不行，郁生涎饮，聚结不散，心下痞硬，肠中沥沥有声，食入即吐。"

病例 171

杨×　女，43 岁。

数年来胃脘胀满，近半年来呕吐清水，伴有眩晕，吐尽水后，眩晕始好，伴有大便秘结，二三日一行。舌胖有齿印，脉弦滑。经某医院诊断为"慢性胃炎，幽门不完全梗阻。"拟以大半夏汤及苓桂术甘汤加减。

制半夏 15 克　太子参 30 克　蜂蜜 60 克　嫩苏梗 15 克　茯苓 15 克　桂枝 9 克　白术 9 克　方 5 剂

服药 2 剂后，呕吐即停止，大便转正常。5 剂药尽，病愈，呕吐止，胃不再胀满。

按本例慢性胃炎，辨证属脾阳不振，水饮内停，随呕吐上逆而致眩晕。用苓桂术甘汤加减所以消除痰饮。又大半夏汤中用半夏降逆止呕，人参补虚养胃，白蜜甘润缓中，加嫩苏梗理气畅中，共收益气生津，降逆止呕之效。

半夏散及汤（《伤寒论》）

【方药组成】半夏（洗） 桂枝（去皮） 甘草（炙）各等分

上三味，各别捣筛已，和匀，每服2 ~3克，白开水送下，日三次。

【适应证】1. 少阴病，咽中痛。

2. 咽喉肿痛，痰涎壅塞不能言语者。

【方解】尤在泾说：“盖少阴客邪，郁聚咽嗌之间，既不得出，复不得入，设以寒治，则聚益甚。设以辛温，则郁反通。《内经》‘微者逆之，甚者从之’之意也。”

所以本证的症结所在是寒客少阴，阳郁化热，循经上逆，故病咽痛。方用半夏、桂枝辛开温通以宣郁热；桂枝、甘草辛甘发散而解外寒，所以尤在泾说本方“甘辛合用，而辛胜于甘，其气又温，不特解客寒之气，亦能劫散咽喉怫郁之热也。”

【应用】按《千金方》、《外治寿世方》沿用此方治咽喉疼痛，获效显著。陆渊雷先生用本方治急性咽喉炎、扁桃体及周围炎症等常获良效。凡咽痛属阴虚咽燥者勿用。今人治咽痛，喜用甘凉清热解毒之剂，动辄玄参、板蓝根、山豆根，或大剂银翘、牛蒡之属，恶用温燥，须知咽痛属燥热或温毒者，固当用甘凉清热解毒；若为寒邪外束，则非辛温不效。若误投寒凉，则反闭其邪，必致更重。

病例 172

向× 男，27岁。

初感风热，咽部红肿，经某医院诊断为咽炎，经服抗菌素及清热解毒寒凉药数十剂未愈，延成慢性咽喉炎。现咽喉疼痛，但无红肿，音低，身倦无力，舌淡苔白，脉弱。证属少阴咽痛，用半夏散及汤合桔梗甘草汤。

桂枝9克 半夏12克 甘草6克 桔梗9克 方7剂

药后而愈。

按 此例初感风热，未能及时宣泄，过投寒凉，而致寒凝咽痛，用半夏散及汤辛温祛寒，与桔梗甘草汤相使为用，终获痊愈。

半夏干姜散方（《金匮要略》）

【方药组成】 半夏 干姜各等分

上二味，杵为散，取4克，水煎服。

【适应证】 干呕吐逆，吐涎沫者。

【方解】 有声无物谓之干呕，即哕也。今干呕无物只有涎沫，此是胃中虚寒。半夏止呕，干姜温中，与小半夏汤不同，因生姜能发散，干姜温中而止呕则相同。

【应用】 本方通治冷痰宿饮，胸膈气满吐逆者。

二十四、旋覆代赭汤类

旋覆代赭汤（《伤寒论》）

【单味药药理研究】

旋覆花

本品为菊科植物旋覆花 Inula britannica. Linn. var. chinensis（Rup.）Regel 或日本旋覆花 Inula britannica Linn. var. japonica（Thunb.）Franch. 的头状花序。

一、《神农本草经》记载：“味咸温，主结气，胁下满，惊悸，除水，去五脏间寒热，补中，下气。”

结气，胁下满：实为气结壅塞，所以感觉胁下满。

除水：据现代药理研究，本品略有利水作用。

二、后世医家之应用

《别录》：“消胸中痰结，唾如胶漆，心胁痰水，膀胱留饮，风气湿痹。”

甄权说：“主水肿，逐大腹，开胃，止呕逆不下食。”

好古说：“消坚软坚，治噫气。”

旋覆花为常用下气之药，降逆止呕，治噫气，如《伤寒论》旋覆代赭汤，用于吐下后心下痞，噫气不除等证。本品又能降气消痰而减轻咳喘，故又可治疗哮喘气逆痰多之症，与前胡配伍相须为用，效果更好。本品细如绒毛，每能刺喉作痒，故入药须包煎。

三、旋覆花的药理作用

（一）平喘、镇咳作用：旋覆花所含黄酮，对组织胺引起的豚鼠支气管痉挛性哮喘，有明显的解痉作用；对组织胺引起的豚鼠离体气管痉挛亦有对抗作用，但较氨茶碱的作用慢而弱。每只小鼠腹腔注射150%旋覆花煎剂0.1毫升，于注射后1小时有显著镇咳作用，但祛痰效果不明显。

（二）抗菌作用：平板纸片法或挖沟法试验，1∶1旋覆花煎剂对金黄色葡萄球菌、炭疽杆菌和福氏痢疾杆菌Ⅱa株有明显的抑制作用，而对溶血性链球菌、大肠杆菌、伤寒杆菌、绿脓杆菌，变形杆菌、白喉杆菌等多种致病菌的抑制作用较弱或无作用。

（三）利尿作用：动物试验有较弱的利尿作用，比木通、茯苓等中药的利尿作用均弱。

代赭石

本品为一种赤铁矿的产物（Fe_2O_3）。

一、《神农本草经》记载：“味苦寒，主鬼注，贼风，蛊毒……腹中毒，邪气，女子赤沃漏下。”

蛊毒：古病名，可见下利红白。

女子赤沃漏下：即赤白带下；漏下指前阴持续小量出血。

二、后世医家之应用

《别录》：“主带下百病，产难，胞衣不出，堕胎，养血气，除五脏血脉中热，血痹，血瘀，大人小儿惊气入腹，及阳痿不起。”

《大明本草》：“止吐血，鼻衄，肠风痔瘘，月经不止，小儿惊痫，疳疾，反胃，止泻痢脱精，尿血遗溺，金疮长肉，安胎健脾，又治夜多小便。”

《医学衷中参西录》：“赭石能生血兼能凉血，而其质重坠，又善镇逆气，降痰逆，止呕吐，通燥结，生研服之不伤肠胃，若煅用之无效。徐灵胎谓‘若煅之复用醋淬即能伤肺’。”又说：“吐衄之症，当以降胃为主，而降胃之药，实以赭石为最效。无论吐衄之证，种种病因不同，疏方皆以赭石为主，而随证制宜，佐以相当之药品，吐衄未有不愈者。”

赭石确为重镇降逆的要药，且有清火平肝、凉血止血的功效。如《伤寒论》旋覆代赭汤可以治疗胃逆、喘息等证。又《医学衷中参西录》用镇肝息风汤（配龙骨、牡蛎、龟板、白芍、玄参、天门冬、川楝子、麦芽、青蒿、甘草）治肝火上升、肝风内动，皆效。

三、代赭石的药理作用

（一）有镇静作用，故能降逆止呕，并能促进红细胞及血红蛋白的新生。

（二）对肠管有兴奋作用，能使蠕动亢进。以其诱导作用故可止吐衄。

【方药组成】旋覆花9克（包） 代赭石24克 生姜3片 大枣4枚 半夏9克 人参6克 甘草6克

【适应证】治伤寒吐下解后，心下痞硬，噫气不除等。

【方解】尤在泾说："伤寒发汗，或吐或下，邪气则解，而心下痞硬，噫气不除者，胃气弱而未和，痰气动而上逆也。旋覆花咸温，行水下气。代赭石味苦质重，能坠痰降气，半夏、生姜辛温，人参、大枣、甘草甘温，合而用之，所以旋覆代赭汤和胃气而止虚逆也。"

柯韻伯说："旋覆、半夏作汤，合代赭石末，治顽痰结于胸膈，或痰沫上涌者最佳，虚者加人参甚效。"

【应用】本方可用于噎膈反胃呃逆下利。张锡纯氏《医学衷中参西录》善用本方加减化裁，如参赭镇气汤，参赭培气汤、镇逆汤等，用于治疗虚气上逆之胸膈满闷、喘逆、膈食、呕吐、吐血等。近来常用本方治疗急、慢性胃炎，胃下垂，胃扩张，溃疡病，胃神经官能症，慢性支气管炎，神经性反胃而属于胃虚痰浊内阻者，均效。

病例173

刘× 男，49岁。

患慢性胃炎已多年，纳差，常呕吐，现脘腹痞闷胀痛，舌红，苔白厚，脉弦。以旋覆代赭汤加味。

旋覆花9克（包） 代赭石24克 姜半夏15克 紫苏15克（后下） 生白芍30克 生姜3片 甘草6克 川黄连

1.5克　方7剂

药后呕吐缓解，但尚呕恶白沫，苔根白厚。上方去代赭石加伏龙肝15克，续方7剂，治愈。

按　本例慢性胃炎呕吐属胃气上逆，故用旋覆代赭汤合芍药甘草汤加减，加紫苏和胃，川连健胃，果药后呕止痞消。

病例174

薛×　男，56岁。

患胃溃疡，常噫酸嗳气，呕去始快，食后腹胀。近十日来食量减少。苔腻，脉滑。用旋覆代赭合加味乌贝散治之：

旋覆花9克（包）　代赭石24克　姜半夏9克　枳壳9克　乌药9克　丁香1.5克　方3剂

又乌贼骨30克，大贝9克，乳香9克，元胡9克共研细粉，每次服3克，每日3次。药后痛减，不噫酸嗳气，照前方继服5剂。

按　本案胃溃疡，有嗳气噫酸症状，用旋覆代赭汤加减降逆温胃。另配加味乌贝散有制酸止痛作用，盖乌贼骨制酸，大贝有类似阿托品样的解痉及抑制胃酸分泌作用，乳香外用生肌收口，也可用于胃溃疡，元胡理气止痛。

病例175

沈×　男，27岁。

胃痛3年，兼有胁痛，常上午干呕，或吐酸水，嗳气，无疼痛，常头晕无力，脉弦，舌净。证属肝气犯胃，以左金丸及旋覆代赭汤加减。

旋覆花9克（包）　代赭石24克　姜半夏9克　太子参9克　吴茱萸2.4克　川黄连1.5克　伏龙肝30克（包）　方3剂

药后诸症悉减，续方3剂治愈。

按　本例辨证因肝郁不舒，气机上逆，致胃失和降而呕吐、嗳气。用左金丸及旋覆代赭汤加减，疏肝解郁，降逆止呕，果获良效。

病例 176

陈× 女，51 岁。

患咳喘已 20 余年，晨间为甚，胃痛亦已多年，主诉胸脘痞闷，常有呕恶清水，舌色紫暗，苔微黄，脉沉细。以旋覆代赭汤加减：

旋覆花 9 克（包） 代赭石 24 克 太子参 9 克 姜半夏 9 克 款冬花 12 克 麻黄 6 克 大贝 6 克 百部 6 克 方 7 剂

药后喘咳大定。胃痛，痞闷及呕恶大减，续方 5 剂图治。

按 本例辨证为肺胃气逆，宗旋覆代赭汤加减。旋覆代赭汤有降逆下气，和胃消痰作用，所以临床亦治疗痰饮咳喘，本案即是明证。盖旋覆花、代赭石与麻黄、款冬花相须为用，亦可治肺气上逆。

病例 177

李× 女，28 岁。

患慢性咽喉炎，觉咽中有物梗阻，吐之不出，吞之不下，已一个月，或缓或剧，伴有胸脘满闷，嗳气恶心，纳差。舌苔白腻，脉弦，以旋覆代赭汤加减：

旋覆花 9 克（包）代赭石 24 克 党参 9 克 姜半夏 12 克 嫩苏梗 15 克（后下） 生姜 3 片 炙甘草 4.5 克 大枣 4 枚 方 5 剂

药后，咽中梗塞已消，嗳气恶心好转，食欲增加，苔净，续服 3 剂而愈。

按 《医宗金鉴》记载："咽中如炙脔，谓咽中如有痰涎，如同炙肉，咯之不出，吞之不下者，即今之梅核气病也。"本案慢性咽喉炎即相当于梅核气，多因情绪不畅，肝气郁结，胃失和降，痰湿与气搏结所致，临床多以半夏厚朴汤治疗。今本案除梅核气外兼有胃脘痞闷，嗳气恶心，故用旋覆代赭汤加减，一举治好二病。

病例 178

杨× 女，48 岁。

患慢性支气管炎已 10 年，近急性发作，咳嗽喘息，夜不得卧，多黄痰，心下痞闷，甚则呕吐痰涎，纳差，肢倦，大便难，舌白腻，中间黄，脉滑数，以旋覆代赭汤及小陷胸汤加减：

旋覆花9克（包） 代赭石15克 瓜蒌实15克 制半夏9克 党参9克 茯苓12克 陈皮6克 甘草6克 黄连3克 生姜3片 方3剂

药后大便通畅，喘咳减轻，夜能平卧，呕吐止。按原方继进3剂，胸闷消，咳喘平。

按 本例支气管炎，咳嗽及呕吐，辨证属于痰热相结于胃脘，肺胃气逆，故心下痞满。以旋覆代赭汤降逆止呕；又配小陷胸汤清热祛痰开结，由于药证相符，故其病速愈。

病例179

沙× 男，53岁。

患胃溃疡病多年，柏油样黑粪，潜血试验（+++），每饥则腹痛，多食则吞酸，嗳气，乏力，头晕，大便常秘结，苔根白厚，边有瘀紫。用旋覆代赭及下瘀血汤加减：

旋覆花9克 代赭石24克 刺猬皮9克 生大黄6克 䗪虫3克 移山参6克 黄芪15克 煅瓦楞30克 方7剂

药后果黑粪止，潜血试验阴性，精神亦佳。

按 本例溃疡病出血，有胃逆嗳气及瘀血见症，故用旋覆代赭及下瘀血汤加减。代赭石降逆并有止血作用，生大黄能祛瘀止血，佐䗪虫祛瘀，配刺猬皮化瘀止血。加参、芪固气摄血防脱。

二十五、橘皮竹茹汤类

橘皮竹茹汤（《金匮要略》）

【单味药药理研究】

陈皮（橘皮）

本品为芸香科植物大红柑（茶枝柑）Citrus reticulata Blanco var. chachiensis H. H. Hu；福橘 C. reticulata Blanco vat. deliciosa H. H. Hu；朱橘 C. reticulata Blanco var. erythrosa Tanaka 及橘 C. reticulata B1anco 等的外层果皮。《本经》为橘柚或橘皮。

一、《神农本草经》记载：“味辛温，主胸中瘕热，逆气，利水谷，久服去臭，下气。”

逆气，下气：陈皮有理气止呕作用，能和胃下气，也可用于咳嗽气逆。

利水谷：陈皮有健脾作用，可用于脾胃气滞、消化不良等症，故曰利水谷。

二、后世医家之应用

《别录》：“下气，止呕咳……主脾不能消谷，气冲胸中，吐逆霍乱，止泄。”

甄权说：“清痰涎，治上气咳嗽，开胃，主气痢。”

《本草纲目》：“橘皮，苦能泻能燥，辛能散，温能和，其治百病，总是取其理气燥湿之功。同补药则补，同泻药则泻，同升药则升，同降药则降。”

《本草求真》：“同生姜则能止呕。同半夏则豁痰。同杏仁则治大肠气闭。同桃仁则治大肠血闭。至其利气，虽有类于青皮，但此气味辛温，则入脾肺而宣壅。不如青皮专入肝疏泄，而无入脾燥湿，入肺理气之故也。然多服亦能损气。用补留白，下气消痰除白，即书所名橘红，然亦寓有发表之意。陈皮取广陈久者良。”

陈皮是理气常用之药，治气逆不顺，痰湿壅滞咳嗽，常与半夏、茯苓、甘草同用，如二陈汤。陈皮、半夏取陈久者，无燥烈之弊。陈皮有和胃健脾作用，如六君子汤、平胃散等。

三、陈皮的药理作用

（一）对平滑肌的作用：陈皮所含挥发油对胃肠平滑肌有温和的刺激作用，能促进消化液的分泌，排除肠内积气。陈皮煎剂对家兔、小鼠离体肠管和麻醉兔、犬之在体胃及肠运动有抑制作用。陈皮挥发油能刺激呼吸道黏膜，使分泌增多，痰液稀释，有利于排出。

陈皮煎剂对小鼠离体子宫表现抑制，对麻醉兔的在体子宫则呈强直收缩。

（二）抗炎、抗溃疡、利胆作用：陈皮中所含顺式香豆素有抗炎作用。人工合成的甲基橙皮苷对结扎幽门引起的大鼠实验性胃溃疡，有明显的抗溃疡的作用；给大鼠腹腔注射甲基橙皮苷，迅速表现利胆作用。维生素 C 及维生素 K 可增强其抗溃疡及利胆作用。

（三）抑菌作用：广陈皮在试管内能抑制葡萄球菌、卡他奈菌、溶血性嗜血杆菌的生长。

（四）对心血管的作用：小量陈皮煎剂使离体及在体蟾蜍心脏收缩力增强，输出量增加，对心率影响不大，加大剂量则出现心脏抑制；离体兔心灌流陈皮煎剂可使冠状血管扩张；陈皮煎剂静脉注射可使犬肾容积减小，肾血管收缩，尿量减少，对犬及兔可使动脉压上升，在血压恢复后有短时间下降现象，共作用与肾上腺素极为相似。

（五）其他：橙皮苷有延长肾上腺素作用，并能维持血管正常通透性，减低脆性，缩短血流时间等。

竹　茹

本品为禾本科植物淡竹 Schizostachyum nigra var. henonis (Miff.) Stapf. ex Rendle 的杆除去外层后刮下的中间层，冬采者为佳。

一、《名医别录》记载：“气味甘，微寒。主呕啘，温气，寒热，吐血，崩中。”

呕啘：指竹茹有止呕作用。

二、后世医家之应用

甄权说：“止肺痿唾血，鼻衄，治五痔。”

孟诜说：治“噎膈”。

《本草纲目》：“治伤寒劳复，小儿热痫，妇人胎动。”

《药品化义》：“专清热痰，为宁神开郁佳品。主治胃热噎膈，胃虚干呕，热呃咳逆，痰热恶心，酒伤呕吐，痰涎酸水，惊悸怔忡，心烦躁乱，睡卧不宁，此皆胆胃热痰之症，悉能奏效。”

《本经逢原》：“专清胃府之热，为虚烦烦渴，胃虚呕逆之要药；咳逆唾血，产后虚烦，无不宜之。”

竹茹味甘，性微寒。清热化痰，止呕。适用于热性咳嗽，症见喉痒咽干，咯唾黄脓痰，也用于热证呕哕。一般除痰热多生用；止呕多姜汁炒用。

三、竹茹的药理作用

商品竹茹粉在平皿上对白色葡萄球菌、枯草杆菌、大肠杆菌及伤寒杆菌等有抑制作用。

【方药组成】橘皮 9 克　竹茹 9 克　大枣 5 枚　生姜 5 片　甘草 6 克　人参 3 克

【适应证】1. 胸中痹而呕哕者；

2. 久病体弱，或吐下后，胃虚有热，气逆不降所致的呃逆或呕哕。

【方解】尤在泾说：“胃虚而热乘之则作呕逆，橘皮、生姜和胃散逆，竹茹除热止呕哕，人参、甘草、大枣益虚安中也。”

【应用】本方通治胃中壅热呃逆，小儿百日咳，咳逆而渴虚烦者，或中脘气壅作痛。

临床若见胃气不虚者，可去人参；痰多者加茯苓、半夏以和胃化饮；胃阴虚，可加麦冬、石斛以养胃阴。

病例 180

严× 男，32 岁。

中脘作胀，不饥少食，胸痛背疼，喉间似物梗阻，乃木火挟痰，侮胃及肺，中脘气滞不运，治宜泄肝和胃。

薤白 9 克 全瓜蒌 9 克 苏梗 9 克 竹茹 9 克 姜半夏 9 克 陈皮 6 克 太子参 9 克 麦芽 6 克 方 5 剂

药后终获痊愈。

按 本例为梅核气，相当于慢性咽炎，多因情绪不畅，肝气横结，胃失和降，痰湿与气搏结所致。用瓜蒌薤白半夏汤及橘皮竹茹汤加减，以泄肝和胃。其中瓜蒌薤白半夏治胸痛背疼；陈皮配竹茹、太子参、麦芽和胃降逆；半夏配陈皮燥湿化痰；佐以苏梗理气畅中。

病例 181

梅× 女，56 岁。

眩晕伴呕吐发作已 5 年，屡治罔效。经某医院诊断为耳源性眩晕。近月来，发作频繁，头晕目眩，常呕吐，面色青黄，脉象弦滑，苔白腻，基部黄。证属痰浊壅阻以致眩晕，宜温化痰浊，以橘皮竹茹及旋覆代赭汤加减：

陈皮 6 克 竹茹 9 克 旋覆花 9 克 代赭石 15 克 生姜 3 片 大枣 4 枚 方 3 剂

药后眩晕呕吐均止，苔腻渐化，惟食量减少。改用香砂六君善其后。随访一年，未复发。

按 内耳性眩晕兼有呕吐症状者，属于土壅木旺，所以用橘皮竹茹汤及旋覆代赭汤温化痰浊。仿朱丹溪：“阳明土气一通，厥阴风木自平。”治好痰阻肝风上逆之眩晕，本案即是一例。

橘皮汤（《金匮要略》）

【方药组成】橘皮9克　生姜5片

【适应证】干呕，哕，若手足厥。

【方解】程林说："干呕哕则气逆于胸膈间，而不行于四末，故手足为之厥，橘皮能降逆气，生姜为呕家圣药，小剂以和之也。然干呕非反胃，厥非无阳，故下咽气行即愈。"

【应用】本方通治消化不良，纳少，中脘气胀。非虚寒之肢厥乃手足微寒。

二十六、麦门冬汤类

麦门冬汤（《金匮要略》）

【单味药药理研究】

麦门冬

本品属于百合科植物沿阶草 Ophiopogon japonicus (Thunb.) Ker. – Gawl. 的块根

一、《神农本草经》记载：“味甘平，主心腹结气，伤中伤饱，胃络脉绝，羸瘦短气。”

伤中伤饱：指胃肠因食滞运输之不利。

胃络脉绝：《素问·平人气象论》：“胃之大络，名曰虚里，贯膈络肺，出左乳下，其动应衣，脉宗气也。”由此可知“胃之大络”即心跳部位。而麦冬能治“胃络脉绝”意味着有强心复脉之效。

羸瘦短气：指补虚。

二、仲景之应用考证

邹润安《本经疏证》：“仲景用麦门冬五方，惟薯蓣丸药味多，无以见其功外，于炙甘草汤，可以见其阳中阴虚，脉道泣涩；于竹叶石膏汤，可以见其胃火尚盛，谷神未旺；于麦门冬汤，可以见其气因火逆；于温经汤，可以见其下焦之实，成上焦之虚。虽然，下焦实证，非见手掌烦热，唇口干燥，不可用也。”

三、后世医家之应用

《别录》：“疗身重目黄，心下支满，虚劳客热，口干烦渴，止呕吐，愈踒蹶，强阴益精，消谷调中，保神，定肺气，安五脏，令人肥健。”

甄权说：“治热毒，止烦渴，主大水面目肢节浮肿，下水。治肺痿吐脓，主泄精。”

《大明本草》：“治五劳七伤，安魂定魄，止嗽，治肺痿吐脓，时疾热狂头痛。”

元素说：“治肺中伏火，补心气不足，主血妄行，及经水枯，乳汁不下。”

麦冬益胃之功，至叶天士而始见。邹润安对叶天士特加赞美，他说：“胃得之而能输精上行，自不与他脏腑绝。肺得之而能敷布四脏，洒陈五腑，结气自尔消熔，脉络自尔联续。饮食得为肌肤，谷神旺而气随之充也。是证也农黄，轩岐唱之于前，仲景、思邈和之于后，既已彰彰显著矣！乃金元以来，凡遇此者，不曰补中消运，则曰清火泄热，梦梦者几五百年，赖香岩叶氏起而明之曰：‘知饥不能食，胃阴伤也。太阴湿土得阳始运，阳明燥土，得阴乃安。所制益胃阴方，遂与仲景甘药调之之义合。’”

前人的脾、胃两个名词，实是两个概念。脾喜燥而畏湿，在用药上宜芳香药而非滋润药；胃喜湿而恶燥，宜用滋润而不用香燥药。这两个功能概念，既不是现代解剖学概念，又不是《内经》“胃主纳，脾主运”的概念，实是人体消化系统在病理上的两种需要不同。脾阳不足者，用芳香健运；胃阴不足者，用滋养胃阴。大凡在热性病消耗过多之时所出现的知饥不食，或无食欲，用二冬、石斛、沙参等滋阴药，食欲即可大振。而慢性消化不良性疾病，滋阴药益加碍胃，芳香健胃药，对体质又会消耗过度，两者俱不适宜。不腻不燥之消化药，如鸡内金、谷芽、麦芽最为适宜。所以说：麦冬甘寒，主要养肺、胃之阴。

四、麦门冬之药理作用

（一）对血糖的影响：正常家兔口服麦冬水提取液，12.5 克/公斤体重或肌注 0.5 克/公斤体重，均引起血糖升高；有人报道麦门冬的水和醇提取物 0.2 克/公斤体重，有降血糖作用；

对四氧嘧啶性糖尿病兔，用0.5克/公斤体重/日，连续4日，也有降血糖作用，并促使胰岛细胞恢复，肝糖原较对照组有增加趋势。

（二）对心血管系统的作用：麦冬注射液对小白鼠在低压缺氧条件下，有明显提高耐缺氧的能力。临床试用麦冬制剂治疗冠心病心绞痛有一定疗效，能缓解心绞痛，并对心电图的改善有一定作用。据报告，麦冬含天门冬氨酸、谷氨酸和草酰乙酸等转氨酸，能改善心肌代谢。

（三）抗菌作用：麦门冬粉，在平板培养皿上对白色葡萄球菌、枯草杆菌、大肠杆菌及伤寒杆菌等有抗菌作用；50%全草煎剂对金黄色葡萄球菌、福氏痢疾杆菌和伤寒杆菌有抑制作用。

【方药组成】麦门冬30克　半夏6克　人参5克　甘草6克　粳米5克　大枣4枚

【适应证】咳逆上气，咽喉燥渴者。

【方解】喻昌说："此胃中津液枯燥，虚火上炎之证，麦冬汤乃治本之良法也。夫用降火之药而火反升，用寒凉之药而热转炽者，不惟无益，而反害之。凡病有胃气则生，无胃气即死，胃气者，肺之母气也。"

本方中重用麦冬为主药滋养肺胃阴液；配合人参、粳米、甘草、大枣益气补脾，使脾能散精，上归于肺，使肺得养，肺胃气阴两长；半夏少量降逆下气，与麦冬相伍，使之补而不滞，滋而不腻；诸药同用，可使津液自复而气火自平。

【应用】本方通治病后劳复发热；肺痿咳唾涎沫不止，咽喉燥热，虚劳咳甚；手足烦热羸瘦吐血衄血；消渴身热咽喉不利；妊娠咳逆；小儿卒咳及咳血；老人吞物困难，亦治癫痫音瘖。

病例182

王×　女，62岁。

青年时患过肺结核，老咳数十年，感寒即发，现干咳无痰，胸痛，舌光而红，脉细数，证属阴虚燥咳，用麦门冬汤及生脉散加味：

麦门冬30克　半夏6克　北沙参15克　党参9克　五味子6克　全瓜蒌12克　甘草6克　方5剂

服5剂而安。

按　本例久咳伤肺，气阴两虚，伴见舌光而红，脉细数，显系肺胃阴亏，火气上逆。故用麦门冬汤及生脉散滋养肺胃，以降逆止咳。

病例183

陶×　女，30岁。

患肺结核八年，去岁又患肋膜炎，近吐血，面色苍白，气短乏力，咳吐稠黏液，手心热，面潮红，舌红少苔，脉弱。证属阴虚肺痿，用麦门冬汤及增液汤加减：

麦门冬15克　玄参9克　生地9克　党参9克　黄芪9克　半夏6克　白及9克　甘草3克　方5剂

连服5剂后，症状有显著好转，续方5剂。

按　本例肺痿阴虚，咳吐稠痰，舌红脉弱，用麦门冬汤及增液汤以养阴清火生津；加参、芪以益肺气而扶正；白及润肺止血；半夏降逆止咳。

病例184

梁×　男，29岁。

患慢性胃炎已三年，常觉心嘈，纳差，食已作痛，口干，舌红，无苔，脉细弦。辨证系胃阴不足，用麦门冬汤加减：

麦门冬15克　玉竹9克　天花粉15克　太子参9克　北沙参9克　乌梅9克　全瓜蒌15克　川楝子9克　延胡索9克　方5剂

药后诸证悉减，续方图治。

按　本例慢性胃炎，辨证属胃阴虚损，治宜用麦门冬汤加减，佐以金铃子散疏肝和胃，理气止痛。

病例185

张×　男，65岁。

连续发高热一周，热已退，全身乏力，口干，少津，知饥不食，舌红，脉细弦。

太子参9克　天门冬15克　麦门冬9克　鲜石斛12克　枇杷叶9克（去毛）　方3剂

药未尽剂，胃口即开，食欲大振。

按　本例高热伤阴，用养胃阴法，取麦门冬汤加减，辅以鲜石斛、天门冬等，对高热伤津病人有卓效。

二十七、甘麦大枣汤类

甘麦大枣汤（《金匮要略》）

【单味药药理研究】

小　麦

本品为禾本科植物小麦 Triticum aestivum Linn. 的种子或面粉。

一、仲景之应用考证

《金匮要略》之甘麦大枣汤，以小麦配伍甘草、大枣治妇人脏躁，悲伤欲哭，精神恍惚等证。

二、后世医家之应用

《别录》："除热，止燥渴，利小便，养肝气，止漏血，唾血。"

《千金食治》："养心气，心病宜之。"

《本草纲目》："陈者煎汤饮，止虚汗。"

《本草再新》："养心，益肾，和血，健脾。"

本品味甘，性微寒。具有养心安神作用，适用于神志失常，烦躁不安诸症。

【方药组成】 甘草9克　小麦30克　大枣5枚

【适应证】 脏躁，悲伤欲哭，狂惊烦躁，忧郁恍惚或欠伸者。

【方解】 本方是治疗脏躁的名方。脏躁多因情志不遂，肝气郁结，或思虑伤心，劳倦伤脾，或产后亡血，病后伤阴，以致阴阳失调，浮火妄动，上扰心神所致。《内经》："精不足者，补之以味"，"肝苦急，急食甘以缓之。"本方用小麦配大枣以养心润燥，甘草合大枣以甘润缓急，共成养心宁神缓急之剂。

【应用】本方通用于一切属于心虚肝郁的精神病患者，如癔病、癫痫、失眠烦躁、神经衰弱、肌肉掣动者、痉挛咳嗽者。

病例 186

杨× 男，43 岁。

重度神经衰弱，有时失眠通宵，目倦，神疲，甚则恼怒气郁。舌红苔少，脉象弦细，从脏躁论治，以甘麦大枣汤及桂枝龙骨牡蛎汤加减：

生甘草 9 克 淮小麦 30 克 大枣 5 枚 桂枝 9 克 白芍 9 克 五味子 9 克 龙骨 9 克 牡蛎 30 克 方 7 剂

药后失眠症减，续方 14 剂后，竟获痊愈。

按 本例证属脏躁，故以甘麦大枣汤养心安神；桂枝龙骨牡蛎汤是兴奋与抑制同用治疗失眠有效，与甘麦大枣及五味子安神镇静相辅为用，终将重度神经衰弱失眠症治愈。

病例 187

丁× 女，50 岁。

患高血压心脏病，有Ⅱ度房颤，左心肥大，现精神疲乏，少寐，舌红中剥，脉结代，治以养心宁神，益气养阴之法，拟甘麦大枣汤及生脉散加味：

淮小麦 30 克 炙甘草 9 克 大枣 7 枚 丹参 15 克 党参 9 克 五味子 5 克 麦冬 9 克 方 7 剂

另服天王补心丹，每服 9 克，温开水送服。

药后，房颤消失，精神好，能入眠。

按 本例辨证为气阴两虚，血不养心，故常少寐，治以甘麦大枣汤养心安神，生脉散益气养阴，与丹参养血宁心相辅为使，病情显著好转。

病例 188

戴× 女，27 岁。

心烦不眠，口干，舌尖红，脉细数。辨证为心火重及脏躁，用栀子豉汤及甘麦大枣汤加味：

炙甘草9克　淮小麦30克　大枣7枚　川黄连1.5克　栀子6克　豆豉9克　方5剂

仅服三剂，诸症悉减，能入眠。

按　本例辨证为心火重及脏躁。用甘麦大枣汤治脏躁，辅以黄连清心火，佐以栀子豉汤治虚烦不眠，由于药证相合，其病速愈。

二十八、桃花汤类

桃花汤（《伤寒论》）

【方药组成】 赤石脂24克　干姜6克　粳米30克

【适应证】 1. 少阴病，下利便脓血者，桃花汤主之。

2. 少阴病，二三日至四五日，腹痛，小便不利，下利不止，便脓血者，桃花汤主之。

【方解】 少阴病下利便脓血，多为里寒，下焦不约，虚寒滑脱。桃花汤起温涩作用，赤石脂固涩止泻，但必须得干姜温里散寒，调节肠的功能及机体的作用，方能治下利。单用固涩未必有效。

又白头翁汤症状亦可见下利，但为热利下重。桃花汤证为虚寒，白头翁汤证为湿热，病机全然不同。故热利下重，不可用桃花汤，若误用桃花汤，则关门留寇，病势就更加严重，而热利用白头翁汤则越早越易见效。

【应用】 本方通治痢疾后期，伤寒肠出血，慢性肠炎，溃疡病，带下等，辨证属于少阴病者。

若辨证属于脾肾俱虚、阴寒内盛者或兼见手足厥冷，脉沉微者，宜加附子，如葛洪《肘后方》赤石脂汤，方用赤石脂15克，干姜6克，附子6克。

病例189

陆×　男，20岁。

神倦，大便鲜血，日2次，已多年，无腹痛，无脓样物，舌淡、脉虚，证属少阴便血，用桃花汤加减：

赤石脂15克　炮姜6克　炒槐花9克　阿胶9克（先烊后冲）　地榆9克　生蒲黄9克　茜草根9克　方4剂

药后，大便略带血，减为1次，续方3剂后治愈。

按 本例辨证属少阴便血，因无腹痛，无脓样物，分析非湿热脓血，故用桃花汤固涩止血，不取干姜因炮姜止血效果较好，我们认为炒槐花止血作用较生槐花为好。

二十九、芎归胶艾汤类

芎归胶艾汤（《金匮要略》）

【单味药药理研究】

芎　䓖

本品是伞形科植物芎䓖 Ligusticum chuanxiong Hort. 的根茎，因药材商品多来自四川，又称川芎。近年来上海市郊也有川芎之栽培品。

一、《神农本草经》记载：“味辛温，主中风入脑头痛，寒痹，筋挛，缓急，金疮，妇人血闭，无子。”

中风入脑头痛：指外受风寒之头痛，亦治血管收缩性之头痛，血管扩张性之头痛用芎䓖无效。

寒痹，筋挛：即冷痹，指感寒性之关节痛及痉挛。

金疮：指创伤性疼痛痉挛。

血闭：指通调月经。

二、仲景之应用考证

邹润安《本经疏证》说：“芎䓖仲景用之最少，如侯氏黑散、薯蓣丸、奔豚汤、芎归胶艾汤、当归芍药散、温经汤等方，与诸血药同用，不足见制方之长，惟白术散有心下毒痛倍芎䓖一语，可略窥一斑。”联系上述治头痛寒痹，似乎芎䓖以止痛为主，其作用可泛用于寒性经滞血壅之疾。

张仲景《金匮要略》使用芎䓖的方剂如下表。

方剂	药物	适应证
侯氏黑散	菊花 白术 细辛 茯苓 牡蛎 桔梗 防风 人参 矾石 黄芩 当归 干姜 芎䓖 桂枝	治大风，四肢烦重，心中恶寒不足。
薯蓣丸	薯蓣 当归 桂枝 神曲 干地黄 豆黄卷 甘草 人参 芎䓖 芍药 白术 麦门冬 杏仁 柴胡 桔梗 茯苓 阿胶 干姜 白蔹 防风 大枣	虚劳诸气不足，风气百疾
奔豚汤	甘草 芎䓖 当归 半夏 黄芩 生葛 芍药 生姜 甘李根白皮	气上冲胸、腹痛、往来寒热
芎归胶艾汤	芎䓖 阿胶 甘草 艾叶 当归 芍药 干地黄	胞阻，漏下
当归芍药散	当归 芍药 茯苓 白术 泽泻 芎䓖	怀妊腹中㽲痛，安胎
温经汤	吴茱萸 当归 芎䓖 芍药 人参 桂枝 阿胶 牡丹皮 生姜 甘草 半夏 麦门冬	妇人下血，数十日不止，暮即发热，少腹里急，腹满，手掌发热，唇口干燥

三、后世医家之应用

《别录》："除脑中冷动，面上游风去来，目泪出，多涕唾，忽忽如醉，诸寒冷气，心腹坚痛，中恶，卒急肿痛，胁风痛，温中内寒。"

甄权说："治腰脚软弱，半身不遂，胞衣不下。"

元素说："芎䓖上行头目，下行血海，去湿气在头，治诸经头痛。"

东垣说："头痛必用川芎。"

丹溪说："芎䓖但能升散，而不能下守，四物用川芎，以畅血中之气，使血自生，非谓能养血也。"

《本草纲目》："行气开郁"，"血中气药用也。"

川芎辛温，香而走窜。所谓芎䓖上行头目，指治头痛、脑痛，确有效果。若云治胁痛则效果不显。川芎又可用于胎动不安，如佛手散，以川芎配当归。至于川芎下行血海，是指四物汤中用川芎，为血中气分之药，能通达气血，用治妇女月经不调，仲景用当归芍药散亦是此意。

四、芎䓖的现代药理作用

（一）川芎有镇静作用：用其煎剂给大鼠灌胃，能抑制其自发活动，对小鼠的镇静较大鼠更明显。它们还能延长戊巴比妥钠的睡眠时间，有人治头痛可能与其镇静作用有关。

（二）川芎的总生物碱与酚性部分对心血管系统的作用

1. 扩张冠状动脉：麻醉狗静脉注入川芎总生物碱或酚性部分，比较给药前后，冠状动脉流量及血管阻力变化，结果川芎总生物碱 25～50 毫克/公斤体重，川芎酚性部分 57 毫克/公斤体重时，均可使冠脉流量增加，血管阻力降低。

2. 对抗心肌缺氧的作用：川芎生物碱或川芎酚性物质给兔静脉注射，均可对抗脑垂体后叶素引起的 T 波升高，具有对抗急性心肌缺氧缺血的作用。据报道用川芎总生物碱注射液，静脉滴注治疗心绞痛有效。（川芎注射液，粗碱 4 毫克/毫升）

《别录》认为川芎可治疗“心腹坚痛”，与现代临床治疗冠心病心绞痛的结果是一致的。

（三）对血小板聚集及血栓形成的影响

川芎嗪对 ADP 引起的家兔和正常人血小板凝聚反应有抑制作用。还能使已凝集的血小板迅速解聚，用电子显微镜观察，也证实川芎嗪对大脑血栓形成有抑制作用。给药组血栓的长度和重量都比对照组明显减小。

据报道用川芎嗪注射液，治疗闭塞性脑血管疾病，有显著疗效。古方小续命汤治疗外因中风，川芎是小续命汤的主药。现代药理及临床与古说是完全一致的。

（四）对平滑肌的作用

1. 对子宫的影响：川芎浸膏 10% 水溶液对妊娠家兔离体子宫，小剂量使其张力增高，收缩力增强，终成挛缩；大剂量则反致麻痹而收缩停止。

2. 对肠管的影响：川芎浸膏能抑制离体家兔或豚鼠的小肠，大量可使小肠收缩完全停止。川芎中所含阿魏酸及川芎内酯对平滑肌有抗痉作用。

（五）抗菌作用：体外试验，川芎对大肠、宋内氏痢疾、变形、绿脓、伤寒、副伤寒杆菌及霍乱弧菌等有抑制作用。川芎水浸剂（1∶3）在试管内对某些致病性皮肤真菌也有抑制作用。

艾

本品为菊科植物家艾 Artemisia argyi Levl. et Vant. 的叶。

一、《名医别录》记载：“艾叶味苦微温，主灸百病，下部䘌疮，妇人漏血。”

下部䘌疮：指人体下部隐䘌之疮。

妇人漏血：指子宫功能性出血。

二、后世医家之应用

《新修本草》：“主衄血、下血、脓血痢，水煮及丸散任用。”

甄权说：“止崩血，肠痔血，拓金疮，止腹痛，安胎。苦酒作煎，治癣甚良。捣汁饮治心腹一切冷气。”

《大明本草》：“治带下，止霍乱转筋，痢后寒热。”

《本草纲目》：“温中逐冷除湿。”

《本经逢原》：“艾叶服之逐一切寒湿，转肃杀之气为融和，生用则性温，炒熟则大热。用以灸之，则透诸经而治百病。若素有虚寒痼冷，妇人湿郁带漏之病，以艾和归附诸药治之。艾附丸调经而温子宫，兼主心腹诸病。胶艾汤治虚痢，及胎妊产后下血。”

《本草求真》：“艾叶能除沉寒痼冷，凡一切病因寒湿而见血衄崩带，腹痛冷痢，霍乱转筋，胎动腰痛，气郁经水不调子宫虚冷者，服之立能见效。若其阳气将绝之候，灸之即能回阳。故古方有同阿胶以治虚痢及胎前产后下血。同香附制丸，以调经而温子宫，兼除心腹诸痛。同白矾为末以治疮疥。又以热艾布兜，以治寒湿脚气及老人脐腹畏冷。用绢裹以擦风瘙瘾疹，皆取辛温则散之义。若使症非寒湿，而用是药燥烈以治，其失非轻。是以书载气虚血热者禁用。”

艾叶为温性止血药，用于虚寒性出血最有效。能温经脉、理气血、逐寒湿、止冷痛，为妇科要药。

三、艾的药理作用

（一）平喘：艾叶油有松弛豚鼠平滑肌的作用，能对抗由乙酰胆碱、氯化钡和组织胺引起的气管收缩现象，这可能由于药物直接作用于气管平滑肌的关系。艾叶油对豚鼠用组织胺、乙酰胆碱喷雾引起的哮喘，不论灌胃、肌肉注射或喷雾给药均有平喘作用。

（二）艾叶油能抑制豚鼠由丙烯醛或枸橼酸引起的咳嗽，能使咳嗽频率减少。

（三）艾叶水煎剂体外试验，对金黄色葡萄球菌、甲型或乙型溶血性链球菌、肺炎双球菌、霍乱弧菌及白喉、宋内氏痢疾、伤寒、副伤寒等杆菌均有不同程度的抑制作用，对多种皮肤真菌也有一定的抑制作用。

（四）止血：艾叶水浸液给兔灌服有促进血液凝固作用，又给小鼠腹腔或静脉注射可降低毛细血管的通透性。

【方药组成】芎䓖6克　阿胶6克　甘草6克　艾叶9克　当归9克　芍药12克　干地黄18克

【适应证】妇人有漏下者，有半产后，因续下血都不绝者，有妊娠下血者，假令妊娠腹中痛，为胞阻，胶艾汤主之。

【方解】尤在泾说：“妇人经水淋沥，及胎前产后下血不止者，皆冲任脉虚，而阴气不能守也，是惟胶艾汤能补而固之。”

冲任脉虚，不能温养胞宫，故用艾叶暖宫安胎调经。虚则补之，故用阿胶辅以当归、地黄、芍药、川芎补血调经止血；配芍药、甘草可缓急止痛。合而用之，冲任得充，胞宫得养，诸症自除。

【应用】本方通治吐血、下血、血痢、血尿、跌仆损伤失血。辨证用于虚寒性之出血，其痛在小腹。

病例 190

吴× 女，27 岁。

面色皖白，月经 45 日始来，来时腹痛，十日淋漓未尽，量不多。畏寒，舌淡苔白腻，脉弱。此系冲任不调，用胶艾汤加味补而固之。

川芎 3 克 阿胶 9 克 当归 9 克 艾叶 9 克 熟地 9 克 肉桂 3 克 侧柏叶 9 克 白芍 12 克 方 5 剂

药后诸症改善，月经趋于正常。

按 本例月经推迟，虚寒腹痛，辨证属于冲任不调引起经水淋漓不尽。方用芎归胶艾汤加减：以当归、熟地、白芍和阿胶补血养血；辅以肉桂温经；艾叶及侧柏叶止血；川芎活血行气；合而用之，则冲任得充，胞宫得养，诸症自除。

三十、当归芍药散类

当归芍药散（《金匮要略》）

【方药组成】当归 9 克　芍药 30 克　茯苓 12 克　白术 12 克　泽泻 15 克　芎䓖 9 克

【适应证】妇人怀妊，腹中㽲痛，当归芍药散主之。

【方解】赵以德说："此因脾土为木邪所客，谷气不举，湿气下流，搏于阴血而痛，故用芍药多他药数倍，以泻肝木。"

尤在泾说："按《说文》㽲音绞，腹中急也，乃血不足而水反侵之也。血不足而水侵，则胎失其所养，而反得所害矣！腹中能无㽲痛乎？芎归芍药，益血之虚。苓术泽泻，除水之气。"

【应用】本方除用于妇女怀孕腹痛，肝脾不和之证，如小便不利，足跗浮肿外，尚可通用于妇女痛经，血虚，眩晕，水肿，泄泻，崩漏等证。现代临床报告，常用于妊娠胎位不正，以纠正胎位等。

病例 191

夏×　女，32 岁。

痛经数年，经来少腹疼痛，难以忍受，甚则晕厥。纳差，面目虚浮，足跗浮肿，舌淡苔薄白，脉缓。拟以养血调肝，健脾利湿，投以当归芍药散加味。

当归 9 克　芍药 15 克　茯苓 9 克　白术 9 克　泽泻 15 克　川芎 6 克　香附 9 克　甘草 5 克　方 7 剂

药后痛经止。

按　本例痛经、浮肿等，辨证属于气滞血瘀，脾虚湿胜所致。用当归对药散以养血调肝，健脾利湿。方中当归、白芍与川芎养血调肝。术、苓与泽泻相配，健脾利湿。我们用香附配伍芍药、甘草，治疗痛经，加大芍药剂量以弛缓平滑肌，故对痉挛性痛经有效。

病例 192

童× 女，34岁。

肥胖8年，疲乏恶心，经量少，色黑，偶过期数月，腹胀，有白带，常左腹痛，触之有肿块，手麻，畏寒，舌下有瘀斑，脉弱。证属月经失调，腹有癥块，兼有脾虚湿胜，拟以桂枝茯苓丸及当归芍药散加减。

桂枝9克 桃仁9克 川芎6克 当归9克 茯苓9克 赤芍9克 白术9克 泽泻6克 方7剂

药后，腹痛减轻，经量增多，白带减少。续方21剂后，腹内肿块消失，诸症好转。

【研究】当归芍药散治疗贫血的疗效最好，据后藤氏用微生物鉴定法证实，本方各组成生药及其混合制剂中均含有叶酸、复合叶酸、烟酸和维生素H，其中以当归、川芎、芍药中含量为最高。这些成分与该方具有抗贫血的功效有密切关系。

另有报道，当归芍药散治疗83例功能性子宫出血，有效率达91.6%，对经期延长的疗效尤为显著。“功血”病人经当归芍药散治疗后，微循环障碍明显改善，提高“功血”患者红细胞表面的负电荷密度，降低血浆比黏度和血浆渗透压，从而可以促使聚集的红细胞解聚，降低红细胞内黏度，加强红细胞变形能力以及加快微血管中血浆的环形运动等，这不仅有利于微血流的向前推进，而且还有利于血液与组织液之间进行物质交换。“功血”病人经当归芍药散治疗后，其血球压积、全血比黏度的均值与治疗前均值的高低有关。如治疗前增高的血瘀气滞型，治疗后下降；治疗前降低的气血两虚型，治疗后则上升，结果都趋向正常。

根据临床观察，本方宜用生药散剂，煎剂疗效不佳；对器质性病变引起的子宫出血无效；对兼有寒证或兼有热证病例的疗效显著低于无寒热兼证者［《中医杂志》1983，24（6）：25］。

三十一、肾气丸类

肾气丸（《金匮要略》）

【单味药药理研究】

地　黄

本品为玄参科植物怀庆地黄 Rehmannia glutinosa（Gaertn.）f. hueichingensis（Chao et Schih）Hsiao 的块根。

一、《神农本草经》记载：“味甘寒。主折跌绝筋，伤中，逐血痹，填骨髓，长肌肉。作汤，除寒热积聚，除痹，生者尤良。”

主折跌绝筋：有恢复修补作用。

逐血痹：血痹为气血虚弱不通的痹证，症见身体不仁，肢节疼痛，脉微涩，尺脉小紧。

除痹：能消除风寒湿邪侵袭肢体经络而导致肢体疼痛、麻木、屈伸不利的病证。

二、仲景之应用考证

邹润安《本经疏证》：“百合地黄汤、防己地黄汤二方均是一则药和而地黄浅煮，一则药峻而地黄久蒸。生者其锋迅，熟者其力厚。故防己地黄汤，地黄之用在补。百合地黄汤，地黄之用在宣，此义不可不知也。”

三、后世医家之应用

《别录》：“主男子五劳七伤，女子伤中胞漏下血，破恶血，溺血，利大小肠，去胃中宿食……补五脏内伤不足，通血脉，益气力，利耳目。”

《大明本草》：“治惊悸劳劣，心肺损，吐血鼻衄，妇人崩中血晕。”

元素说:“凉血,生血,补肾水真阴。”

以上从《本经》至元素所云的地黄均为干地黄,李时珍说:“《本经》所谓干地黄者,乃阴干、日干、火干者,故又云生者尤良。”《别录》复云:“生地黄者,乃新鲜者,故其性大寒。其熟地黄乃后人复蒸晒者。”因熟地之性味与生地不同。生地甘寒,熟地甘微苦微温。

熟地应用如下:

元素说:“熟地补血气,滋肾水,益真阴,去脐腹急痛,病后胫股酸痛。”

《本草从新》:“滋肾水,封填骨髓,利血脉,补益真阴,聪耳明目,黑发乌须。”

历代名医善用地黄者,莫如张景岳,故有“张熟地”之称。景岳创左、右归丸,均以地黄作为补肾的主药。若追溯景岳之左、右归丸由来,则从钱仲阳之六味丸化裁,而钱氏之六味丸,又从仲景的肾气丸减附子、桂枝变化而来。可知地黄为养血的要药。如《伤寒论》炙甘草汤,为益气养血、滋阴复脉之方剂,其中干地黄用至30克,主要取地黄的养血滋阴作用;又如四物汤中用地黄亦取其养血作用,配芎、归、芍用作养血调经剂,其实四物汤也是从《金匮要略》胶艾汤化裁而来。地黄有生地、鲜生地与熟地之不同,前者有清热凉血作用,清热凉血功效又以鲜生地为最。然而生地清热之作用,又与石膏、知母、芩、连不同,生地主要退阴虚及血分之热;而石膏、知母、芩、连主要退实热,二者不可混淆。例如《温病条辨》增液汤,即以本品配伍玄参、麦冬,治内热烦渴;《备急千金要方》犀角地黄汤,以生地配犀角、芍药、丹皮,治热入血分之证。熟地性温,以补血滋阴为主,如六味地黄丸,左、右归丸等用熟地,四物汤亦多用熟地黄,其用全在于补血滋阴。

临床除用地黄为养血药外,据《神农本草经》用地黄治疗痹证。以地黄为养血药,用小剂量9~15克已足够。地黄治疗痹证，用生地大剂量，30～90克，无论风湿及类风湿关节炎均有效。临床实践认为大剂量使用生地，有类似可的松激素样作用，而无激素的副作用。

四、地黄的现代药理作用

（一）降血糖作用：怀庆地黄提取的有效成分（R－BP－F）100毫克/公斤体重腹腔注射，对四氧嘧啶所致小鼠实验性糖尿病有降低血糖作用。

（二）止血作用：动物实验证明，本品酒精提取物所得无色针状结晶，对兔有促进血液凝固的作用。

（三）对循环系统的作用：以地黄醇浸膏中等浓度，对离体蛙心，有强心作用，高浓度有抑制作用；地黄浸膏静脉注射于家兔和狗，可使血压上升，并有利尿作用。但怀庆地黄醇提取液给麻醉犬及兔静脉注射可使血压下降，对离体蛙心则表现抑制作用。

（四）保肝作用：对小鼠实验性四氯化碳中毒性肝炎，煎剂有保护肝脏，防止肝糖原减少作用。

（五）抑菌作用：本品水浸剂体外试验对须疮癣菌、石膏样小芽孢癣菌、羊毛状小芽孢癣菌等真菌有一定抑制作用。

山茱萸

本品为山茱萸科植物山茱萸 Cornus officinalis Sieb. et Zucc. 除去种子的果肉。

一、《神农本草经》记载：“味酸平，主心下邪气寒热，温中，逐寒湿痹，去三虫。”

心下邪气寒热：指心下不舒。

逐寒湿痹：指风湿关节炎。

二、后世医家之应用

《别录》：“……强阴益精，安五脏，通九窍，止小便利。”

元素说：“温肝”。

《医学衷中参西录》：“山萸肉味酸辛温，大能收敛元气，振作精神，固涩滑脱。”

山茱萸有补益肝肾和强阴益精功效，如六味丸及《扶寿精方》草还丹等均有山茱萸，本品尚有敛汗及固脱作用。张锡纯氏重用山茱萸与党参、龙骨、牡蛎配伍，如来复汤，治疗大汗欲脱之证屡效。

按：温中，查吴茱萸有温中作用，而山茱萸并无温中作用，是否古人误将吴茱萸的作用列入山茱萸项下，存疑。

三、山茱萸的药理作用

（一）抑菌作用：本品煎剂在试管中能抑制志贺氏痢疾杆菌、金黄色葡萄球菌的生长；水浸剂（1:3）对堇色毛癣菌、同心性毛癣菌、许兰氏黄癣菌等皮肤真菌有抑制作用。

（二）本品对组织胺、氯化钡及乙酰胆碱所引起的肠管痉挛有对抗作用。

（三）升高白血球：对因化学方法及放射线疗法所引起的白血球下降，有使其升高作用。

（四）利尿降压：本品流浸膏对麻醉犬有利尿降压作用。

山　　药

本品为多年生蔓性植物薯蓣科薯蓣 Dioscorea opposita Thunb. 的块根。

一、《神农本草经》记载：“味甘温，主伤中，补虚羸，除寒热邪气，补中益气，长肌肉，久服耳目聪明。”

主伤中，补虚羸：伤中为脾虚气弱，本品为健脾补虚药。

寒热邪气：可能为虚弱性之寒热。

二、仲景之应用考证

邹润安《本经疏证》：“仲景书中凡两用薯蓣，一为薯蓣丸，一为肾气丸。薯蓣丸脾肺之剂也。肾气丸肺肾之剂也。曰肾气丸者，明肾之气，固当留精而泻其粗也。曰薯蓣丸，明脾之气，固当散其精而归于肺也。是薯蓣丸虽谓之脾气丸也可，肾气丸虽谓之地黄丸亦无不可。”

三、后世医家之应用

《别录》：“主头面游风，风头（一作‘头风’）眼眩，下气，止腰痛，治虚劳羸瘦，充五脏，除烦热，强阴。”

甄权说：“补五劳七伤，去冷风，止腰痛，镇心神，补心气不足，患人体虚羸，加而用之。”

《大明本草》：“助五脏，强筋骨，长志安神，主泄精健忘。”

山药味甘性平，不润不燥，属于滋养性补益药，有健脾补气作用，用于慢性消耗性疾病。如六味地黄丸中用地黄补肾，山药健脾，萸肉益肝。此外，用治消渴病有效，多用大量水煎代茶饮。也可与生地，泽泻，白术，五味子，麦冬及黄芪等养阴补气药同用治糖尿病。

【方药组成】干地黄240克　薯蓣120克　山茱萸120克　泽泻90克　茯苓90克　牡丹皮90克　桂枝30克　附子30克

为末，炼蜜为小丸，每次服6~9克。

【适应证】1. 虚劳腰痛，少腹拘急，小便不利；

2. 肾阳不足，症见腰膝冷痛，下半身常有冷感，或小便失禁，或夜间多尿或遗精；

3. 肾阳虚证可见于痰饮喘咳，水肿，消渴，久泻等证。

【方解】柯韻伯说：“命门之火乃水中之阳。夫水体本静，而川流不息者，气之动火之用也。然少火则生气。若命门火衰，少火几乎熄矣。欲暖脾胃之阳，必先温命门之火，此肾气丸纳桂、附于滋阴剂中，是藏心于渊，美厥灵根也。命门有火则肾有生气矣！故不曰温肾而名肾气，斯知肾以气为主。肾得气而土自生也。且形不足者，温之以气，则脾胃因虚寒而致病者固痊。即虚火不归其部，而失血亡阳者，亦纳气而封蛰之本矣。”本方温补肾阳与滋补肾阴药同用，即《景岳全书》说：“善补阳者，必于阴中求阳，则阳得阴而生化无穷。善补阴者，必于阳中求阴，则阴得阳升而泉源不竭。”肾气丸可称之为补肾之祖方。

【应用】肾气丸始见于《金匮要略》，其用治虚劳之腰痛、少腹拘急、小便不利、痰饮之短气有微饮以及胞系了戾之小便不利等证。后世常用熟地黄易干地黄、肉桂易桂枝称附桂八味丸，为治疗肾阳不足的常用方，对于肾阳不足，不能化水上泛为痰饮，或不能蒸化津液引起消渴，或肾阳不足引起脾阳不足不能运化水谷，引起水肿久泻等，均可用治疗。总之，运用本方，以畏寒、小便消利、腰痠腿软，舌淡而胖，尺脉微为辨证要点。

近年来临床常用于糖尿病，醛固酮增多症，甲状腺功能低下，神经衰弱，慢性肾炎，尿崩症，肺气肿，慢性支气管炎及哮喘，属于肾虚不足者，均可加减治疗。

病例 193

刘× 女，43 岁。

初诊：哮喘持续发作，多汗，胸闷塞，脉右寸弱，苔黑。

熟地 9 克 山药 15 克 栝楼皮 9 克 五味子 6 克 麻黄 6 克 枳实 9 克 方 3 剂

另移山参 1.5 克 蛤蚧 1.5 克 分二次吞。

复诊：胸闷略减，痰亦易咯出，胃纳稍增，怕冷，苔黑减，口不干。

熟地 9 克 山药 15 克 萸肉 6 克 泽泻 6 克 茯苓 6 克 丹皮 6 克 附片 6 克 桂枝 8 克 麻黄 6 克 枳实 6 克 栝楼皮 9 克 方 7 剂

药后喘平。

按 中医治疗哮喘过去有一个清规戒律，即发时治标(肺)，平时治本（肾)，过去也照这个规律办事，发现标证发作剧烈，服治标药无效的，止喘药与培补药同用，标本同治，收到较好效果，本案即是一例。以参蛤散或金匮肾气丸加减，固本培元；配伍麻黄、枳实、栝楼皮，宣肺、平喘、宽胸，药后取得显著疗效。

中医“十八反”谓“附片反蒌皮”，但根据我们临床观察，无不良反应。

病例 194

顾×，男，60 岁。

形寒肢冷，哮喘十余年，夏季稍差，发作时咳喘痰多，白色泡沫状，舌淡而胖，两尺脉弱。辨证为肾阳不足的哮喘，以金匮肾气丸，自9月份即服，发作时给予础矾丸。

金匮肾气丸500克，每次服9克，每日2次，连续服一个月。发作时服础矾丸，每次服6克，约6～7颗，连续服10日即须停药。

据患者云，今年寒喘发作较轻，服础矾丸一周后即好。

按《景岳全书》说："肾为气之根"。本例辨证为肾阳虚的哮端，服金匮肾气丸，温补肾阳，自9月份即服，以预防并减轻其发作，因属寒喘用础矾丸有效。

病例195

容× 男，43岁。

患席汉氏病，皮肤苍白，胡须毛发稀少，睫毛及眉毛脱落稀少，少气乏力，四肢畏寒，腰酸膝软，脉迟而弱，舌胖润有齿印。拟温补肾阳，以金匮肾气丸加减。

附片9克　桂枝9克　地黄9克　山药15克　萸肉9克　丹皮6克　泽泻9克　茯苓9克　黄芪9克　党参9克　方7剂

按　本例席汉氏病，即垂体、肾上腺机能减退症。附子对垂体肾上腺机能减退有改善作用，又中医辨证为肾阳不足，故主以金匮肾气丸温补肾阳，配参、芪益气扶正，果药后畏寒及肢冷改善，服药30余剂后，患者胡须加重，毛发逐渐重生，余症均好转。

病例196

杨× 男，45岁。

患糖尿病已五年，曾经住院两次，用胰岛素治疗，停药即发。多食、多饮、多尿，形体消瘦，头昏乏力，耳鸣，腰膝酸软，口干，舌红，脉细数。以六味地黄丸加味。

生地黄9克　熟地黄9克　淮山药15克　泽泻9克　粉丹皮9克　天花粉30克　凉粉草15克　方7剂

药后血糖显著降低，续方7剂。

按　糖尿病相当于中医的消渴证，本例辨证为肾阴不足，气阴两虚，故以六味地黄丸与黄芪、天花粉加减。方中凉粉草为唇形科植物 Mesona chinensis Bentham，初步观察有降低血糖作用。

【研究】六味地黄丸对神经和血液系统都有一定影响，有人实验证明，本方能改善动物神经系统及性腺功能障碍，并能促使红细胞糖代谢恢复正常［《中华内科杂志》1964，(4)：310］。

六味地黄丸对正常小鼠除可增加体重，延长游泳时间，增强体力外，还能降低 N－亚硝基氨酸乙酯引起的小鼠前胃鳞癌的诱发率，使接受化学致癌物的动物脾脏淋巴小结发生中心增生活跃，在接种移植性肿瘤的初期，可增强单核巨噬系统的吞噬活性，提高荷瘤动物血清白蛋白/球蛋白的比例，似可延长荷瘤动物的存活时间。由此推测，该方的主要效应可能在于调动机体的抗癌能力以达到扶正祛邪的作用［《新医药学杂志》1977 (7)：41)］。

最近试验研究通过体外的细胞免疫法——淋巴细胞转化试验及活性化斑试验，初步证明六味地黄丸、参附汤等均较明显地对细胞免疫反应，具有不同程度的促进作用。

三十二、泽泻汤类

泽泻汤（《金匮要略》）

【单味药药理研究】

泽 泻

本品为泽泻科植物泽泻 Alisma orientale（Sam.）Juzep. 的块茎。

一、《神农本草经》记载：“味甘寒，主风寒湿痹，乳难，消水，养五脏，益气力，肥健。”

风寒湿痹：即风湿性关节炎。

乳难：通乳，即促进乳腺的分泌。

消水：即利水，利水药多能通乳。

二、仲景之应用考证

邹润安《本经疏证》：“水饮为病，除大腹水肿不论外，其小者在上为喘咳，悸眩渴呕吐哕，在下为肠鸣泄泻，小便不利。”这一段指出，病因属水者，可作消水治疗，非水饮所致之病，解其病因则病亦愈。邹氏又说：“《伤寒论》及《金匮要略》两书用泽泻者六方，内与猪苓、茯苓同用者五苓散、猪苓汤，与茯苓同用者肾气丸、茯苓泽泻汤。不与二苓同用者，只牡蛎泽泻散、泽泻汤二方而已。二方所主之证，一曰病后腰以下有水气：一曰心下有支饮，其人苦冒眩。”本品利水作用甚为明确。

三、后世医家之应用

《别录》：“……治消渴淋沥，逐膀胱三焦停水。”

《本草纲目》：“渗湿热，行痰饮，止呕吐，泻痢，疝痛，脚气。”

钱仲阳从《金匮要略》肾气丸中去附、桂而为六味地黄丸，是滋补肾阴的主要方剂。此外，补中有泻，寓泻于补，为通补开合之剂。其中泽泻有泄肾利湿作用，配熟地等滋补肾阴药则补而不腻。后世本草认为泽泻补阴分之不足；李东垣亦讲泽泻利水补阴；六味地黄丸治疗消渴淋漓等证，可能与泽泻有关。

据现代药理研究，本品能降低血糖，古代指“消渴”即相当于糖尿病。本品除用于糖尿病外，并能降低血脂，有抑制血中胆固醇增高及抗脂肪肝的作用，它是一个治疗高血脂症，防治动脉粥样硬化有希望的药物。

泽泻是较理想的利尿药，不仅能泄肾经之火，且能泻膀胱之热。《金匮要略》的泽泻汤，以本品配白术，用于心下有支饮；又方以泽泻、白术为丸，茯苓为引治疗湿热肿胀。中医所谓湿热，即湿与热相交，如油入面，单纯利湿效果不大，必须清热利湿，而泽泻既能泻热又能利湿，为治疗湿热扭转截断之药，配伍薏苡仁、茯苓、白术等，作用更为显著。

四、泽泻的现代药理作用

（一）利尿作用：皮下注射硝酸钠的家兔或健康人，其尿素与胆固醇在血内会产生滞留现象。泽泻有减轻上述血内滞留现象的功效，能增加健康人的尿量，利于尿素与氯化钠的排泄。

（二）对脂质代谢的影响：泽泻水及苯提取物具有抗脂肪肝作用，并使血中胆固醇含量轻度降低。对实验性家兔动脉粥样硬化有缓和倾向。

临床已证实泽泻片降低高血脂有肯定的效果。且能增加冠脉血流量，这对于患高血脂心绞痛的病人尤为适宜。

（三）降血糖作用：对实验性血糖增高的家兔皮下注射本品提取物，有轻度降低血糖作用。

（四）抑菌作用：本品提取物对金黄色葡萄球菌、肺炎双球菌、结核杆菌均有抑制作用。

【方药组成】 泽泻 15 克　白术 6 克

【适应证】 心下有支饮，其人苦冒眩，泽泻汤主之。

【方解】 尤在泾说："水饮之邪，上乘清阳之位，则为冒眩。冒者，昏冒而神不清，如有物冒蔽之也；眩者，目眩转而乍见立黑也。"可见泽泻汤是治疗饮停心下，清阳不升，浊阴上逆而致眩晕的方剂。方中泽泻渗湿利水，以治其标；白术补脾利水，以治其本。标本兼顾，补泻兼施，使饮消痰除，冒眩自止。

【应用】 本方可通治冒眩症及内耳眩晕症（美尼尔氏综合征）有效。

病例 197

何× 女，42 岁。

素患内耳眩晕症，近来眩晕发作三天，视物旋转，头目冒旋，伴有呕吐痰涎，纳少胸闷，舌肥大，苔白腻而滑，脉沉弦。辨证为泽泻汤的冒眩证，投以泽泻汤加味。

泽泻 24 克　白术 12 克　五味子 9 克　半夏 12 克　茯苓 9 克　生姜 3 片　方 5 剂

药后眩晕已止，随访半年未发。

按　本例内耳性眩晕，苔白腻而滑，脉沉弦，此心下（指胃）有支饮，阳气被遏，饮邪上冒，所以冒眩，故用泽泻汤及小半夏加茯苓汤，使饮去胃和而使眩晕得平。方中五味子为治疗耳源性眩晕的有效药物。据现代药理研究，认为五味子对中枢神经有显著的兴奋作用，并能促进代谢，提高视觉、听觉等感受器官之感受作用。

病例 198

韩× 女，41 岁。

耳源性眩晕，月发 2 次，发时坐立不稳，觉周围家具旋转，剧时呕吐，且素有支气管炎，痰多色白，纳差便溏，苔白腻而润，脉弦滑。方用泽泻汤、苓桂术甘汤及二陈汤加味：

泽泻 12 克　茯苓 12 克　桂枝 9 克　白术 9 克　半夏 9 克　陈皮 6 克　五味子 9 克　甘草 3 克

服上方7剂后，眩晕大减，再进7剂，诸症悉除。

按 本案证属痰湿中阻，清阳不升，浊阴不降，头目眩晕，坐立不稳，恶心呕吐，食欲不振，治宜蠲饮化痰。本方实为泽泻汤、苓桂术甘及二陈汤合五味子为一炉。以泽泻、茯苓化湿行水，苓桂术甘温化痰饮，配半夏燥湿化痰，陈皮理气祛痰，诸药相合痰饮得化，水湿自去，痰饮所致眩晕无不奏效。

三十三、黄土汤类

黄土汤（《金匮要略》）

【单味药药理研究】

伏龙肝*

本品为久经柴草熏烧的灶底中心的焦黄土，称为灶心黄土，又称伏龙肝。

一、仲景之应用考证

伏龙肝有温中摄血作用，仲景用于下血和先便后血之证，配附子、阿胶、干地黄等同用，如《金匮要略》黄土汤。

二、后世医家之应用

《别录》："治妇人崩中、吐血，止咳逆血，醋调除痈肿毒气。"

《本草蒙筌》："辟除时疫，安胎。捣细，调水服之。"

《本草纲目》："治心痛狂癫。妊娠护胎，诸疮。"

《本草备要》："调中止血，去湿消肿。"

伏龙肝味辛，性温，有温中摄血功能，适用于虚寒性大便下血及吐血、衄血、妇女崩漏等证；又有和胃止呕作用，适用于脾胃虚寒气逆反胃及妊娠呕吐；此外，兼有温中涩肠止泻功效，用于脾虚久泻不止。

【方药组成】 甘草 9 克　干地黄 9 克　白术 9 克　附子 9 克　阿胶 9 克　黄芩 9 克　灶心黄土 60 克

【适应证】 1. 下血，先便后血，此远血也，黄土汤主之。

---

* 注：伏龙肝，城市多不备，如无灶心土，可用赤石脂代替。《本经》称："赤石脂主泄利，肠澼脓血，阴蚀下血赤白。"

2. 下血，手足烦热不得眠者。

【方解】 先便后血，称为远血，远血多属脾阳不足，中气虚寒不能摄血，治以黄土汤，温脾摄血。方中灶心黄土，即伏龙肝，温中收敛止血，合术、附温中祛寒健脾，使脾能统血；辅以地黄、阿胶养阴止血；加黄芩一味反佐，苦寒制约温燥，以防其太过；甘草和药调中。

【应用】 本方通治吐血、衄血、血崩不止、脏毒痔疾脓血不止，腹痛濡泻或伤重下血厥冷汗出者。

现广泛用于慢性胃肠道出血及功能性子宫出血，属于脾阳不足者。

病例 199

杨× 男，51 岁。

患胃溃疡病已多年，前日大便有黑粪，潜血（卅），面色苍白，头晕，胃素虚寒，喜温喜按，肢冷无力，舌淡苔白，脉弱，仿黄土汤加减。

白术 9 克 制附片 9 克 阿胶 9 克（先烊，后冲） 黄芪 15 克 赤石脂 30 克 炮姜 6 克 党参 9 克 甘草 6 克 方 7 剂

药后大便潜血转阴，精神亦佳。嘱其注意日常生活，饮食调理，以防复发。

按 本例胃溃疡病出血，证属脾不统血，故用术、附温脾摄血。灶心黄土现多不备，可以赤石脂代之。《本经》称："赤石脂主泄利，肠澼脓血，阴蚀下血赤白。"《伤寒论》："桃花汤治少阴病下利便脓血者。"本例加参、芪扶正固气，摄血防脱，故收效甚速。

病例 200

戴× 男，65 岁。

高血压病（210/110 毫米汞柱），常患痔疮出血，血色鲜红，喷射难止，患者肢冷无力，面色萎黄，舌淡苔白，脉弦。证属肠风下血，拟以黄土汤加减：

伏龙肝 60 克 生小蓟 30 克 炒槐花 15 克 黄芩 9 克

制附片9克　白术9克　黄芪15克　生地黄9克　阿胶9克　钩藤9克（后下）　方7剂

药后血止，血压下降（180/100毫米汞柱）。

按　本例辨证属肠风下血，方用黄土汤加减。方中重用伏龙肝、生小蓟、炒槐花、生地黄止血；附片与芪、术同用温阳益气健脾；地黄与阿胶补血养阴，药后便血止，精神好。

三十四、薏苡附子败酱散类

薏苡附子败酱散（《金匮要略》）

【单味药药理研究】

败 酱

本品为败酱科多年生草本植物黄花败酱 Patrinia scabiosaefoia Fisch. ex Link. 及白花败酱 Patrinia villosa（Thunb.）Juss. 的全草。

一、《神农本草经》记载："味苦平，主暴热火疮，赤气，疥瘙，疽痔，马鞍热气。"

暴热火疮，赤气：为急性肤色发红的火疮。

疥瘙：属于疥疮瘙痒。

疽痔：痈疽痔疮。

马鞍热气：古人乘马为马毛、马汗、马热之气所传染的一种传染病。

二、后世医家之应用

《别录》："除痈肿浮肿。"

甄权说："治毒风顽痹，破多年凝血，能化脓为水。产后诸病，止腹痛。"

《本草纲目》："败酱……善排脓破血，故仲景治痈及古方妇人科皆用之。"

败酱清热解毒，排脓消肿，为治肠痈之要药。如《金匮要略》薏苡附子败酱散，治肠痈，其实也可推广应用治肺痈。

三、败酱的药理作用

（一）抗菌：黄花败酱对金黄色葡萄球菌、福氏痢疾杆菌、宋氏痢疾杆菌、伤寒杆菌、绿脓杆菌、大肠杆菌均有抑制作用，并有抗病毒作用。

（二）对肝脏作用：黄花败酱能促进肝细胞增生，防止肝细胞变性；其果枝能舒通门静脉循环，加速肝细胞再生，因而有降酶、降絮作用。

【方药组成】 薏苡仁 8 克　附子 2 克　败酱 4 克

上三味药，研为末，取其粉末 4 克，用水煎服。

【适应证】 肠痈内脓已成，其身甲错，腹皮急，按之濡，如肿状，脉数恶寒者。

【方解】 方中以薏苡仁利湿消肿毒，是为主药；败酱排脓破血以为辅药；少佐附子之辛热，以行郁滞之气，合而用之，有排脓消肿之功。

【应用】 本方亦可治遍身疮疥，肌肤不仁，不知痛痒，亦治鹅掌风。

病例 201

顾×　男，52 岁。

胸腔积液已一年，住某医院，胸外科会诊说要开胸手术，但家属不愿。诊见患者面色㿠白，疲乏无力，畏寒，略有低烧（37.8℃），舌红少苔，脉弦细，投以附子败酱散及葶苈大枣泻肺汤加减：

党参 9 克　黄芪 15 克　附片 6 克　薏苡仁 15 克　败酱草 30 克　鱼腥草 30 克　鸭跖草 30 克　葶苈子 15 克　桃仁 9 克　冬瓜子 15 克　大枣 7 枚　方 7 剂

药后精神佳，低烧退，续方 7 剂，后去桃仁、冬瓜子，再服药 14 剂后，痊愈（积液培养无细菌），随访十三年未发。

按　本例正虚邪实，故以党参、黄芪配附片温阳益气以扶正；败酱草与桃仁及冬瓜子相配，破血化脓消瘀；辅以鱼腥草、鸭跖草清热解毒；佐以葶苈大枣泻肺逐邪。本方扶正与逐邪同施，标本兼顾，疗效满意。

三十五、乌梅丸类

乌梅丸（《伤寒论》）

【单味药药理研究】

乌　梅

本品为蔷薇科木本植物梅 Prunus mume（Sieb.）Sieb. et Zucc. 的未成熟果实。

一、《神农本草经》记载："气味酸、温、平、涩。主下气，除热，烦满，安心，止肢体痛，偏枯不仁，死肌，去青黑痣，蚀恶肉。"

主下气，除热，烦满，安心：《本草经疏》："经曰热伤气，邪客于胸中，则气上逆而烦满，心为之不安。乌梅味酸，能敛浮热，能吸气归元，故主下气，除热烦满及安心也。"

蚀恶肉：外疡胬肉可用乌梅炭敷之。

二、后世医家之应用

《别录》："止下痢、好唾、口干。"

《本草拾遗》："止渴……止吐逆，除冷热痢。"

《本草纲目》："敛肺涩肠，治久嗽，泻痢，反胃噎膈，蛔厥吐利。"

《现代实用中药》："为清凉性解热药，能驱虫、灭菌、镇咳、祛痰、治蛔虫症之呕吐腹痛，及细菌肠炎疾患、烦热口渴，吐泻。"

乌梅味酸涩，性温，有敛肺止咳，杀虫作用。用于急慢性热病，止渴，干咳，结核病发热盗汗，慢性肠炎，下痢及蛔厥等。

三、乌梅的药理作用

（一）抑菌：乙醇或热水浸出液在试管中对金黄色葡萄球菌、白喉杆菌、伤寒及副伤寒杆菌、枯草杆菌、福氏痢疾杆菌、大肠杆菌、绿脓杆菌、变形杆菌或人型结核杆菌均有抑制作用；对须疮癣菌、絮状表皮癣菌、石膏样小芽孢癣菌也有抑制作用。

（二）乌梅煎剂对离体兔肠有抑制作用。

（三）抗过敏：乌梅对豚鼠的蛋白质过敏性及组织胺休克，有对抗作用。

【方药组成】乌梅480克　细辛180克　干姜300克　黄连500克　当归120克　附子180克　蜀椒120克　桂枝180克　人参180克　黄柏180克

按上比例制乌梅丸；亦可水煎服，用量按原方比例酌减。

【适应证】蛔厥者，其人当吐蛔。今病者静而复时烦者，此为脏寒，蛔上入其膈，故烦。须臾复止，得食而呕，又烦者，蛔闻食臭出，其人常自吐蛔。蛔厥者，乌梅丸主之。又主久痢。

【方解】柯韻伯说："蛔得酸则静，得辛则伏，得苦则下。"本方治蛔厥（蚘厥），以乌梅、蜀椒、黄连三味极酸、极辛、极苦之药为主药。蛔厥之症，上热下寒，寒热错杂，用细辛、桂枝、干姜、附子助川椒辛开以治脏寒；用黄柏助黄连以苦降泄热；党参、当归补气血以顾正气之虚，本方不但安蛔，亦能安胃。

【应用】本方以安蛔为主，使用时可加大黄以帮助泻下虫体。本方对胆道蛔虫症亦有较好疗效，加入驱虫药苦楝根皮、使君子等则驱虫力更强。又本方对寒热错杂正气虚的久痢（慢性痢疾）、慢性肠炎、过敏性肠炎、慢性特异性溃疡性结肠炎、崩漏或慢性反胃呕吐也有一定的疗效。

病例202

史×　女，29岁。

患慢性溃疡性结肠炎已二年，常腹痛，大便溏薄日3～4

次，有时见红，形体瘦削，面色苍白，四肢不温，脉沉细，证属脾虚久痢，仿乌梅丸义立方：

乌梅9克　诃子6克　干姜5克　炮附块9克　黄连3克　黄柏9克　党参15克　当归9克　铁苋菜15克　方5剂

药仅3剂，痢止，诸恙皆除。

按　本例久泻久痢，故以乌梅、诃子固涩止泻；附子配干姜温脾助阳；加参、归补益气血，与诸药共同调整脾胃之吸收功能；以连、柏清热解毒；铁苋菜有止血和止痢作用。药仅三剂，久痢竟霍然而愈。

病例203

张×　女，13岁。

面色萎黄，腹痛常反复发作，多在脐周围，易饿，常恶心，唇黏膜有小白斑点，舌尖及两侧舌面有红色小刺，脉细弱。西医诊为蛔虫病，以乌梅丸及大黄同用。

乌梅丸120克　每次服9克，日服2次。

另以大黄粉4.5克吞服　方7剂

药后泻下蛔虫廿余条，续服上方治愈。

【研究】实验研究结果表明乌梅丸对蛔虫没有直接杀死的作用，但能麻醉蛔虫，具有抑制蛔虫活动的作用。在胆道造影前服乌梅丸汤剂，发现服药后造影剂迅速通过奥狄氏括约肌流入十二指肠，表示乌梅丸对奥狄氏括约肌有明显弛缓扩张作用，因此，蛔虫可以从胆道退回十二指肠，而使胆道蛔虫症治愈［《福建中医药》1960，6：29］。

据临床证明，服乌梅汤后，经胆囊造影和超声波检查，乌梅有缩小胆囊的作用，加大乌梅用量，作用更显著。单味乌梅没有复方强，说明复方有协同作用［《中成药研究》1983，(9)：19］。

三十六、葶苈大枣泻肺汤类

葶苈大枣泻肺汤（《金匮要略》）

【单味药药理研究】

葶 苈 子

本品为十字花科草本植物播娘蒿（南葶苈子）Descurrainiasophia（Linn.）Webb. 和腺茎独行菜（北葶苈子）Lepidium apetalum Willd. 的成熟种子。

一、《神农本草经》记载：“味辛寒，主癥瘕积聚结气，饮食寒热，破坚逐邪，通利水道。”

癥瘕积聚结气，破坚逐邪：指腹内肝脾肿大，或有腹水，逐邪可以认为有逐水作用。

通利水道：即利水作用。

二、后世医家之应用

《别录》：“下膀胱水，伏留热气，皮间邪水上出，面目浮肿。”

甄权说：“疗肺壅上气咳嗽，止喘促，除胸中痰饮。”

《本草求真》：“葶苈辛苦，大寒，性急不减硝黄，大泻肺中水气膹急，下行膀胱。故凡积聚癥结，伏留热气，水肿痰壅，嗽喘经闭便塞至极等症，无不当用此调。”

葶苈子有泻肺行水作用，尤对于膈上之水，如胸膜间水，胸膜炎等有行水消胀满作用，改善胸闷，减轻咳喘，如《金匮要略》葶苈大枣泻肺汤，治痰饮咳喘不得卧，一身面目浮肿之证侯。

三、葶苈子的药理作用

（一）强心作用：葶苈子醇提取物，有强心苷样作用，对在位蛙心可使之停止于收缩期；对在位兔心、猫心、猫心肺装置，猫心电图等研究，均使心收缩力增强，心率减慢，降低传导速度，对衰竭的心脏可增加心输出量，降低静脉压。又据临床报导：用北葶苈子末，治疗肺源性心脏病并发心力衰竭，配合一般药物对症处理和控制感染，能使浮肿消退，尿量增加，心力衰竭减轻。

（二）有利尿作用。

（三）毒性：鸽静脉注射，含生药的最小致死量独行菜子为4.36克/公斤体重，播娘蒿子为2.125克/公斤体重。

【方药组成】葶苈子9克　大枣7枚

【适应证】支饮或肺痈，痰饮积于胸膈，肺实气闭，喘咳不得平卧。

【方解】本方为治疗痰水壅肺之剂，方中葶苈子泻水平喘为主药；大枣缓中健脾，制葶苈子之峻而不伤正为佐药，痰水去则喘咳浮肿自愈。

【应用】通治小儿水气腹肿，膈上水饮，辨证以喘鸣胸满属实为主。

病例204

王×　男，48岁。

咳喘已3年，秋冬发作较剧，近正发作，咳喘胸闷，呼吸有水鸡声，痰多咳不出，几难平卧，影响食眠，苔白腻，脉滑数。西医诊为慢性支气管炎急性发作。治宜宣肺豁痰定喘，拟葶苈大枣泻肺汤及射干麻黄汤加减：

葶苈子9克　射干9克　麻黄9克　款冬9克　五味子6克　枳实6克　川朴9克　大枣12枚　方7剂

药后喘息平，痰液减，能平卧，续方5剂治愈。

按　本例痰饮喘鸣，胸闷，属葶苈大枣泻肺实证。又肺气不通为痰饮阻塞，故呼吸有水鸡声，以射干麻黄汤治咳喘有水鸡声；枳、朴相辅解胸闷，方证相符，故病痊愈。

【讨论】《金匮要略》说："肺痈，喘不得卧，葶苈大枣泻肺汤主之。"喻昌注说："此肺痈吃紧之方也。肺中生痈，不泻其肺，更欲何待？然日久痈脓已成，泻之无益，日久肺气已索，泻之转伤，惟血结而脓未成，当急以泻肺之法夺之，亦必其人表证尽入于里，因势利导，乃可为功。"可见，本方适用于肺痈脓未成的实证，配伍清热解毒排脓之剂，如千金苇茎汤以增强疗效。若已成脓，则非所宜。

三十七、厚朴生姜半夏甘草人参汤类

厚朴生姜半夏甘草人参汤（《伤寒论》）

【方药组成】厚朴 24 克　生姜 6 片　半夏 9 克　炙甘草 6 克　人参 3 克

【适应证】1. 汗后腹胀满。

2. 胸痞腹满，呕逆不欲饮食者。

【方解】尤在泾说："发汗后，表邪虽解而腹胀满者，汗多伤阳，气窒不行也。是不可以徒补，补之虚则气愈窒。亦不可以径攻，攻之则阳气益伤。故以人参、甘草、生姜助阳气，厚朴、半夏行滞气，乃补泄兼行之法也。"

【应用】本方尚可通治霍乱、赤痢止后，腹胀满不欲食，或平日噫气吞酸心下坚满，辨证以胃虚胀呕为主。

病例 205

黄×　男，49 岁。

自去年二月起，咽部有紧窄感，似物梗阻，剧则胸痛，颈脊骨轻度退行性变，咽部充血，苔白根厚湿润，脉弦细，以厚朴生姜半夏甘草人参汤加减：

川朴 9 克　姜半夏 9 克　蒌皮 9 克　嫩苏梗 9 克　竹茹 9 克　陈皮 6 克　玄参 9 克　马勃 3 克　党参 9 克　甘草 6 克　方 5 剂

药后，咽部觉通畅，诸症减轻，续方 3 剂。

按　本例为梅核气，中脘气滞不运，咽部梗阻，故用厚朴生姜半夏甘草人参汤加减。因喉部充血，故用玄参、马勃等利咽，嫩苏梗理气畅中，与川朴、蒌皮配伍，治胸满胀痛，由于药证相符，其病速瘳。

三十八、茵陈蒿汤类

茵陈蒿汤（《伤寒论》）

【单味药药理研究】

茵　陈

本品是属于菊科植物茵陈蒿 Artemisia capillaris Thunb. 的去根幼苗。

一、《神农本草经》记载：“主风湿寒热邪气，热结黄疸。”

主风湿寒热邪气：风湿此处不作风湿病解，拟作为外感邪气而有寒热。现代药理研究认为茵陈有退热作用。

热结黄疸：指因热结而发黄，殆仲景所谓瘀热发黄。

二、仲景之应用考证

仲景治疗黄疸，并非均用茵陈，必须辨别是热重还是湿重。若为热重，身热发黄，或头微汗出，小便利而黄者，可用栀子柏皮汤；若为湿重，小便不利而至渴欲饮水，此为瘀热在里，身必发黄可用茵陈蒿汤；若见兼有表证黄疸，仲景又用麻黄连翘赤小豆汤解表利尿而分消之。然而，《金匮要略》中仲景用茵陈五苓散，无非是以五苓散加强茵陈的利尿作用，使黄疸从小便而泄。以上诸方仲景均以治阳黄之证，若为阴黄，则用茵陈四逆汤。

三、后世医家之应用

《别录》：“治通身发黄，小便不利，除头热，去伏瘕。”

《大明本草》：“治天行时疾热狂，头痛头旋，风眼疼，瘴疟。”

《本草拾遗》："通关节，去滞热，伤寒用之。"

都说明茵陈无非是利尿泄热而已。

吴又可氏认为茵陈蒿汤治黄疸，主药应为大黄，其次为栀子，再次为茵陈。我们同意吴又可的意见，认为黄疸是湿热，湿热多为炎症，若不用大黄作为主药，而用茵陈，则只能减轻症状而不能除病。必用大黄清热消炎，而后佐以山栀，其次辅以茵陈利尿退黄，所以治病重于治证，所以我们用茵陈多作为辅助退黄疸的药物。

四、茵陈的药理作用

（一）促进胆汁分泌：本品含6，7－二甲氧基香豆素、绿原酸、咖啡酸均能促进动物胆汁分泌和胆汁中胆酸及胆红素的排出量。对四氯化碳引起的肝损伤的大白鼠也有增加胆汁分泌的作用。所含对羟基苯乙酮也有利胆作用。

（二）解热：本品煎剂给人工发热的家兔口服，有明显的解热作用，但煎剂解热作用效果较弱。

（三）抗病毒：茵陈煎剂对流感病毒有抑制作用，效价为1∶490。而茵陈的醇浸剂效价为1∶2800～1∶16000。临床上用于预防流感病毒有显著效果。

（四）抗菌：茵陈煎剂（1∶100）对人型及牛型结核杆菌有抑制作用；茵陈蒿挥发油在试管内能抑制金黄色葡萄球菌、痢疾杆菌、溶血性链球菌等的生长。又茵陈二炔酮能抑制皮肤病原性的某些真菌的生长。

（五）其他：茵陈内含6，7－二甲基香豆素，以在开花季节时含量较高。据报告6，7－二甲基香豆素有平喘及降低血压作用。

【方药组成】茵陈蒿30克　栀子15克　大黄9克

【适应证】1. 伤寒七八日，身黄如橘子色，小便不利，腹微满者。

2. 但头汗出，齐颈而还，小便不利，渴引水浆者，此为瘀热在里，身必发黄。

3. 谷疸之为病，寒热不食，食即头眩，心胸不安，久久发黄。

【方解】 凡黄疸型肝炎初起时总以湿热为本，二者之中以热为本，以湿为标，治疗以清热为主，利湿次之，因为清热有消炎解毒作用，利湿则有通利小便，促进排除黄疸作用，利湿为协助清热作用，不起治本作用。明代吴又可论茵陈蒿汤，认为大黄为治疗黄疸之主药，他改变茵陈蒿汤的分量，用大黄15克，山栀6克，茵陈3克。他说："设去大黄而服山栀、茵陈，是忘本治标，鲜有效矣！或用茵陈、五苓，不惟不能退黄，小便间亦难利。"吴又可之说很对，确从临床经验而来。我们亦同意吴氏之说，认为大黄是茵陈蒿汤中主药，用大黄多至24～30克。黄疸型肝炎以病毒为本，肝炎为标；肝炎为本，黄疸为标；黄疸为本，小便赤少为标。治疗当以解决病毒为本，治疗黄疸为标；治黄疸又当以治肝炎为本。所以茵陈蒿汤中，以大黄为主药是针对肝炎病毒为本。若以茵陈蒿为主药，是以利小便退黄疸为本而言。若以利小便为本，治肝炎病毒为标，则是本末倒置矣！据药理报道，大黄为治疗肝炎病毒之有效药物兼有活血祛瘀作用，此为茵陈所不及，也为临床所证实。

【应用】 本方可通治急性黄疸传染性肝炎、慢性肝病、胆囊炎、胆石症、钩端螺旋体引起的黄疸属湿热者，及肝硬化具有黄疸症状者，均可用本方加减使用。

病例206

盛×　男，37岁。

患急性黄疸型肝炎，谷丙转氨酶1000U，日来胸闷，纳呆，腹胀，尿赤而少，肝区不舒，苔白，脉弦细。以茵陈蒿汤加味：

生大黄9克　山栀9克　茵陈蒿15克　泽泻9克　大腹皮9克　苍术9克　金瓜蒌15克　田基黄15克　对座草30克　方7剂

按　本案为湿重型黄疸，标本兼治，故以茵陈蒿汤加味。大黄配田基黄、全瓜蒌控制肝炎病毒，此为治本；茵陈蒿配对座草、大腹皮、泽泻利水退黄疸，此为治标。药后谷丙转氨酶下降到500U，病情显著好转，续方7剂图治。

病例207

康× 男，32岁。

患者于一周前即突感中脘胀满不适，发热曾至38.5℃，服西药4天后热退，巩膜及皮肤即出现黄疸，经某医院检查谷丙转氨酶为300U，黄疸指数为80U，西医诊断为黄疸型肝炎，现住院治疗。不思饮食，泛泛欲吐，小便色深似浓茶，大便3日未解，舌红，苔黄，脉弦数。证属湿热俱重型黄疸，投以茵陈蒿汤及栀子柏皮汤加味。

生大黄18克 山栀15克 田基黄15克 黄柏9克 木通9克 川黄连6克 茵陈蒿30克 鲜茅根30克 方7剂

服1剂后，大便即通，小便亦利。治疗一周后，遍身黄疸大减，胸闷烦恶亦舒，查：谷丙转氨酶70U，黄疸指数40U。减大黄，加重健脾利湿药物，继续服药14剂后，黄疸全退，黄疸指数为10U，谷丙转氨酶下降至30U，食欲增加，于住院三周后出院。

按 本案为急性黄疸型肝炎属于湿热俱重型，本方重用大黄、黄柏、川连、山栀清热解毒，田基黄亦为姜老治疗肝炎常用的主药，有清热解毒利湿作用，以上5味药以治肝炎为本；利胆的药物有大黄、山栀、茵陈等；利水则有茵陈、木通及鲜茅根；通便则有大黄。使黄疸从二便中分消。

病例208

鲁× 男，38岁。

急性黄疸型肝炎，巩膜黄染，目络微赤，昨有鼻衄，胁痛，唇、舌红，脉弦。谷丙转氨酶150U。以茵陈蒿汤及四逆散加味：

大黄9克 丹皮9克 赤芍9克 柴胡9克 大青叶9克 枳壳9克 茅花9克 山栀9克 茵陈蒿30克 茅根30克 甘草6克 方7剂

药后黄疸退，衄止，谷丙转氨酶下降至80U，续方7剂治愈，随访一年未发。

按　本案为热重型黄疸型肝炎兼见胁痛，故用茵陈蒿汤及四逆散加味。大黄配柴胡、大青叶能控制肝炎病毒，降低谷丙转氨酶，此为治本。本案血热重，以丹皮配赤芍、大青叶、山栀以凉血清热。茅花配山栀有止血作用治鼻衄，鲜茅根与茵陈蒿相配利湿退黄，此为治标。标本兼治，方药对证，病焉不愈。

病例 209

何× 女，50 岁。

高热 39℃，急性胆囊炎发作，上腹骤然疼痛，拒按，巩膜黄染，口苦，咽干，呕吐黄水，时恶寒，腹胀，大便秘结三日，舌红，苔根黄，脉弦数，此湿热蕴结，用茵陈蒿汤及大柴胡汤加减：

生大黄 9 克　柴胡 9 克　黄芩 9 克　生山栀 9 克　茵陈 30 克　金钱草 30 克　虎杖 9 克　枳实 9 克　半夏 9 克　生姜 3 片　大枣 4 枚

5 剂而症平。

按　本例由湿热内蕴，肝失疏泄，胆失通降，郁而化火所致。故合疏肝利胆，清热解毒，通里攻下为治则，以茵陈蒿汤合大柴胡汤加减，切合病机，故取效甚速。

病例 210

方×　女，55 岁。

因胆囊结石症，面目皆黄，纳差，消瘦，胆区疼痛反射到两肩背，舌根黄腻苔，脉弦急。法胆道排石汤，以茵陈蒿汤加味：

生大黄 9 克　山栀 9 克　柴胡 9 克　虎杖 9 克　郁金 15 克　茵陈蒿 30 克　大叶金钱草 30 克　方 7 剂

药后，果黄疸退，余症显著好转。

按　胆囊结石引起黄疸，属于阻塞性黄疸。取法胆道排石汤，以利胆、理气、疏肝、排石、泄热为治。据天津医药杂志报道：茵陈蒿汤必须全方使用，有利胆排石作用。

病例 211

梁× 男，41岁。

患慢性肝炎已4年，面色如烟熏黄，1分钟胆红素为0.27，总胆红素为1.9，畏寒肢冷，腹胀，便溏，口淡，舌胖苔黄腻，脉弱，脾虚寒湿使然，以茵陈四逆汤加减：

大黄6克 茵陈15克 山栀6克 附子9克 干姜4.5克 大腹皮9克 茯苓9克 甘草6克 方7剂

药后，黄疸减退，怕冷好转，续服7剂善后。

按 本例为阴黄，系脾虚寒湿不运，胆液外侵肌肉所致，又阳虚症状明显，故治取茵陈四逆汤温阳健脾利湿，疗效满意。

病例 212

王× 女，49岁。1975年11月27日初诊。

患肝病14年。1961年发现肝肿大，白、球蛋白倒置，但谷丙转氨酶正常，肝穿刺诊断为迁延性肝炎，1972～1975年谷丙转氨酶5次升高，均在400U以上，蛋白电泳γ27.5%。10月27日开始腹胀，11月24日发现腹水，神疲乏力，面色晦黑，巩膜黄染，体瘦，腹水中等，微肿，唇红苔黄，胃纳差。一周来予以50%葡萄糖、肝泰乐、腹水及食欲未见改善。11月25日查肝功能：SGPT324U，ZnTT35.5U，蛋白倒置，蛋白电泳γ球蛋白35，AKP 13.5，γGT15.7，甲胎（-）；超声波：肝剑下2.5cm，胁下1.5 cm；扫描：纹密低小结节波，脾（-），腹水1cm平段。治以化瘀软坚，益气利水：

制大黄9克 桃仁9克 䗪虫3克 蟋蟀10只 对座草30克 田基黄30克 炮山甲6克 鳖甲15克 黄芪15克 黑大豆60克 方7剂

12月4日二诊：腹水见退，脚肿消，胃纳差，下肢少力，有黄疸。加强利水退疸为治：上方加茵陈、郁金各30克 元胡9克。方14剂。

12月18日三诊：腹水消失，胃纳精神均好，肝仍痛，鼻衄，前几天发热3天。以活血化瘀软坚，利水益气滋阴为治。

制大黄 9 克　桃仁 9 克　䗪虫 3 克　生山栀 9 克　茵陈 30 克　田基黄 30 克　对座草 30 克　茅根 30 克　黄芪 9 克　炮山甲 6 克　黑大豆 60 克　11 剂。

1976 年 8 月 1 日四诊：晚间剑突下痛，肝痛不剧，大便稀 2～3 次/日。1 月 6 日查肝功能：SGPT65，ZnTT36，A/G = 3.3/4.9。为加强镇痛作用，上方加元胡 9 克，方 14 剂。

1 月 22 日五诊，天冷关节痛，肝痛心慌，多恶梦。1 月 21 日 SGPT40U 以下，ZnTT26U，遂加强镇痛安神作用，上方加川芎 6 克，茯神 9 克，方 14 剂。

以上方加减治疗 8 个月，腹水消失，面色晦黑消退，巩膜黄染全退。SGPT 从 324U 下降至正常，ZnTT 从 36U 下降至 11U，蛋白电泳 γ 从 35% 下降到 21%。

按　本案为黑疸，现代医学诊断为肝硬化腹水。在本案治疗过程中，活血化瘀利水与扶正益气养阴药同用，攻补兼施。用下瘀血汤及茵陈蒿汤加减。下瘀血汤（制大黄、桃仁、䗪虫），为我们治疗肝硬化腹水的基本方，临床疗效较好。炮山甲、黑大豆有增加白蛋白的作用，能调整白、球蛋白的比例，其中炮山甲有降低蛋白电泳 γ 的作用。茵陈蒿汤全方有利胆作用，又茵陈配伍蟋蟀、对座草、茅根、黑大豆等加强利水作用，消除腹水及黄疸，大黄与田基黄等配伍有使谷丙转氨酶下降作用。参、芪益气，玄参、鳖甲养阴，可提高机体免疫功能。诸药合用，使疸退水消，病人得以康复。

【研究】据最近报告，茵陈蒿汤中用生大黄，其利胆作用较制大黄为强，出现的时间也较早；大黄于煎时后下，一沸为度者也比久煎的利胆作用强；大黄用量大者比用量少的胆汁流量要多些。实验也表明，栀子单用有利胆作用，但栀子也能削弱大黄的利胆作用。茵陈与大黄有协同的利胆作用。就三者比较而言，茵陈蒿的利胆作用最强［《中医杂志》1982，(7)：72］。

若以收缩胆囊而言，茵陈虽有明显的利胆作用，但不能使胆囊收缩，山栀只能轻度收缩胆囊，大黄无收缩胆囊作用。茵陈配山栀，只呈现山栀的作用，当再加入大黄，胆囊发生强烈收缩。证实了茵陈蒿汤必须全方使用，才有最佳疗效［《天津医药杂志》1960，（1）：4］。

在实验用四氯化碳致成的大白鼠的急性肝损伤，观察茵陈蒿汤及其组成各药对肝损伤的防治作用。实验结果表明：接受药物治疗的动物，与对照组比较，肝脏细胞的肿胀、气球样变、脂变与坏死，均有程度不等的减轻。肝细胞内蓄积的糖原与核糖核酸含量有所恢复或接近正常，血清谷丙转氨酶活力显著下降，这就为茵陈蒿汤的退黄作用与治疗肝炎，提供了形态和功能的基础［《山西医药杂志》1975，（3）：79］。

三十九、炙甘草汤类

炙甘草汤（《伤寒论》）

【方药组成】炙甘草12克　人参6克　干地黄30克　桂枝10克　阿胶6克　麦门冬10克　麻仁20克　生姜3片　大枣10枚

【适应证】1. 行动如常而脉结代，心动悸如惊惕者。

2. 治虚劳不足，汗出而闷，脉结悸，虽行动如常，不出百日，若危急者十一日死。

3. 治肺痿涎唾多，心中温温液液者。

【方解】柯韵伯说："仲景于脉弱者，用芍药以滋阴，阳虚者用桂枝以通阳，甚则加人参以生脉；未有用地黄、麦冬者，岂以伤寒之法义重扶阳乎？抑阴无骤补之法欤？此以心虚脉结代，用生地黄为君，麦冬为臣，峻补真阴，开始学滋阴之路也。地黄、麦冬，味虽甘而气则寒，非发陈蕃莠之品，必得人参、桂枝以通脉，生姜、大枣以和卫营，阿胶补血，麻仁润肠，甘草之缓不使速下，清酒之猛捷于上行，内外调和，悸可宁而脉可复矣？"

本方主要用于津涸燥烦之证。麦冬疗烦热，润肺止嗽，用于肺热而渴、胸中烦热；人参或用党参益气生津；生地清热养阴；阿胶补血养阴；本方全是清润调补，但用桂枝一味以流动经脉；麻仁一味油类缓下药，滋润肠胃，由此而改善荣养，诸症自愈。

【应用】凡肺痿虚劳失血、病毒性心肌炎、冠心病、风湿性心脏病等而致心悸、短气、脉结代，辨证属气血两虚者，均可加减应用。

病例 213

钱× 男，52 岁，科研人员。

先则眩晕少寐，继则怔忡无时，病已三年，入夏心悸更甚，口干汗出，五心烦热，面赤火升，舌质红，无苔，脉细代而数。经西医检查示心电图频发窦性早搏，以生脉散与炙甘草汤加减：

党参 15 克　麦冬 12 克　五味子 9 克　炙甘草 12 克　桂枝 9 克　丹参 15 克　生地 15 克　麻子仁 9 克　阿胶 9 克（烊化，冲入）　生姜 3 片　大枣 10 枚　黄酒 30 克（入煎）

水煎服　方 7 剂

按　此例因思虑过度，损伤心脾，致使气虚不能生血，气血两亏，发为神志不安而心律失常，治拟益气滋阴，养血宁心。取生脉散与炙甘草汤加减，药后结代减轻，续进 14 剂，心电图趋于正常。

四十、黄连阿胶汤类

黄连阿胶汤（《伤寒论》）

【方药组成】黄连6克　黄芩6克　芍药6克　鸡子黄2枚　阿胶9克（烊化，冲服）

【适应证】伤寒少阴病，邪从热化，心阳亢盛，阴血亏耗，以致心神不宁，烦躁不寐者。

【方解】柯韵伯说："此少阴之泻心汤也。……病在少阴而心中烦不得卧者……用芩、连以直折心火，用阿胶以补肾阴，鸡子黄佐芩、连，于泻心中补心血，芍药佐阿胶，于补阴中敛阴气。斯则心肾交会，水升火降。是以扶阴泻阳之方而变为滋阴和阳之剂也。"

【应用】本方通治杂病中因心肾不交的失眠症，对治阴虚内热，心下痞，虚烦不眠，咽燥口干，或咳血者。

病例214

陈×　女，37岁。

劳心过度，致夜卧难寐，甚至彻夜不眠。近来时觉头晕痛，以二侧为甚，耳鸣目眩，腰痠足软，小便频数，夜尿必4~5次。舌质红绛，少苔，脉弦细。证属心肾不交，治宜滋肾降火，交通心肾，以黄连阿胶汤、交泰丸及二至丸加减：

黄连6克　黄芩6克　白芍9克　阿胶9克（烊，冲）　肉桂3克　生地9克　女贞子9克　旱莲草9克　龙骨9克（先煎）　牡蛎30克（先煎）　方3剂

药后夜尿减，寐有进步，但仍耳鸣腰痠目眩，续方3剂后，已能安眠，诸症大减。续方2剂后未再复诊，因病者已愈。

按　本例为劳心过度，致心火亢盛，火旺伤阴，心火不能

下降，肾水不能上升，证属心肾不交，坎离失调，故用交泰丸以交通心肾，配合黄连阿胶汤及二至丸滋养肾阴并泻心火，斯则心肾交会，水火相济，夜寐安宁矣！

四十一、酸枣仁汤类

酸枣仁汤（《金匮要略》）

【单味药药理研究】

酸枣仁

本品为鼠李科植物酸枣树 Zizyphus jujuba Mill. var. spinosus Bunge 的成熟种仁。

一、《神农本草经》记载：“味酸平，主心腹寒热，邪结气聚，四肢酸疼，湿痹。”

心腹寒热，邪结气聚：可理解为腹中有寒热，或因某种因素引起腹内气聚。

四肢酸疼，湿痹：可能是一病。湿痹可能指关节疼重。邹润安说：“《本经》酸枣主治，是酸枣之功能，非酸枣仁之功能。”此言极是。

二、仲景之应用考证

仲景以酸枣仁汤治疗虚烦不眠，惊悸多梦，酸枣仁为主药，配伍川芎、知母、甘草、茯苓。

三、后世医家之应用

《别录》：“治烦心不得眠……虚汗，烦渴，补中，益肝气。”

酸枣仁有补肝宁心作用，故可用于虚烦不眠，为安神良药。此外尚有敛汗作用，又可用于体虚多汗。

三、酸枣仁的药理作用

（一）镇静：用酸枣仁煎剂给大白鼠口服或腹腔注射均表现镇静及催眠作用；酸枣仁对巴比妥类药物表现协同作用，单独应用能对抗咖啡因引起的兴奋状态。生枣仁与炒枣仁的镇静作用并无区别，但生枣仁作用较弱，久炒后则失效。有人认为其镇静有效成分可能与油质有关；另有人认为水溶性部分有关。

（二）镇痛，抗惊厥作用：用热板法证明酸枣仁煎剂5克/公斤体重小鼠腹腔注射有镇痛作用，还具有抗士的宁的惊厥作用。

（三）酸枣仁单用或与五味子合用，均能提高烫伤小白鼠的存活率，延长存活时间，并能减轻小鼠烧伤局部的水肿。

【方药组成】酸枣仁18克　甘草3克　知母6克　茯苓6克　川芎3克

【适应证】虚劳虚烦不得眠，酸枣仁汤主之。

【方解】酸枣仁有镇静作用，治疗虚烦不得眠为主药；配甘草、知母清热降火；茯苓安神；略加川芎佐知母清头部之热，以达到安眠的效果。

【应用】本方通治慢性肝病，虚烦不得眠。

病例215

徐×　女，31岁。

下午有低热37.7℃，已有二个月，头昏，乏力，失眠，舌稍红，脉弱，以酸枣仁汤加减：

青蒿15克　白薇15克　知母9克　茯神9克　酸枣仁15克　炙甘草3克　方7剂

药后低热已除，失眠症状改善，但仍乏力。

上方加党参9克，黄芪9克，续方7剂，药后病者已好，未再复诊。

按　本案辨证为虚热烦不得眠，以青蒿、白薇配知母退虚热，酸枣仁及茯神安神镇静，热去神安。

四十二、枳实白术汤类

枳实白术汤（《金匮要略》）

【方药组成】枳实 15 克　白术 6 克

【适应证】心下坚，大如盘，边如旋盘，水饮所作，枳术汤主之。

【方解】《医宗金鉴》："心下，胃之上脘也。上脘结硬如盘，边旋如杯，谓时大时小，水气所作，非有形食滞也。用枳实以破结气，白术以除水湿，温服三服，则腹软结开，而硬消矣！"

【应用】本方通治慢性胃炎，胃扩张有水饮者。

病例 216

张×　女，32 岁。

患慢性胃扩张，饮与食后中脘皆胀痛，按其胃部膨满，痰多，纳呆，苔白腻，脉弦滑。证属痰饮积聚，湿阻中焦，治宜祛痰蠲饮，理气畅中，拟以枳术汤与二陈汤加减：

枳实 12 克　白术 6 克　半夏 6 克　陈皮 6 克　茯苓 9 克　藿、苏梗各 12 克　方 5 剂

按　本例慢性胃扩张，为水饮所作，故以枳实白术汤消水饮，与二陈汤相配，理气祛痰；苓，术健脾利湿；加藿，苏梗理气畅中。药后中腹胀减，食欲增加，续方 5 剂终获痊愈。

四十三、鳖甲煎丸类

鳖甲煎丸（《金匮要略》）

【单味药药理研究】

鳖　甲

本品为脊椎动物鳖 Amyda sinensis（Weigmann）的背甲。

一、《神农本草经》记载：“味咸平，主心腹癥瘕坚积，寒热，去痞息肉，阴蚀，痔，恶肉。”

心腹癥瘕坚积，寒热：指腹中有痞块，有寒热，或是疟母肝脾肿大。如《金匮要略》以鳖甲煎丸软坚散结治疟母癥瘕。

去痞息肉：痞即前所指心腹癥瘕。息肉可生于肛门，大小多少不等，常有鲜血及黏液随粪便排出，无痛。此处息肉与“痔，恶肉”恐系同义。

阴蚀：症见外阴部溃疡，脓血淋漓，或痛或痒，肿胀坠痛，多伴有赤白带下，小便淋漓等。

二、后世医家之应用

《大明本草》：“破癥结恶血，堕胎，消疮肿并扑损瘀血，疟疾，肠痈。”

《本草纲目》：“除老疟、疟母。”

《本草求真》：“凡厥阴血分积热，而见劳嗽骨蒸，寒热往来，温疟疟母，及腰腹胁坚，血瘕痔核，经阻产难，疡痈疮肿，惊痫斑痘等症。”

鳖甲咸寒，传统作养阴药，如《温病条辨》青蒿鳖甲汤用于阴虚发热。亦可软坚散结，如《金匮要略》鳖甲煎丸治久疟、疟母肝脾肿大、胁肋疼痛。我们用于治疗肝炎和早期肝硬化之阴虚内热，常配生地、玄参等。

露蜂房

本品为胡蜂科昆虫大黄蜂 Polistes mandarinus Saussure 或同属近缘昆虫的巢。

一、《神农本草经》记载：“味苦平，主惊痫瘈疭，寒热邪气，癫疾，肠痔。”

惊痫瘈疭：指惊风抽搐。

癫疾：指精神错乱的一类疾病。

肠痔：《诸病源候论》：“肛边肿核痛，发寒热而出血者肠痔也。”相当于肛门周围脓肿。

二、后世医家之应用

《别录》：“咸，有毒。疗蜂毒，毒肿。”

《大明本草》：“治牙齿疼，痢疾，乳痈，蜂叮，恶疮，即煎洗。”

《证治准绳》：“蜂房膏”之治瘰疬。

《本草纲目》：“露蜂房，阳明药也。外科齿科及他病用之者，亦取其以毒攻毒，兼杀虫之功耳！”

历代本草均谓露蜂房有毒，但从临床报道来看，蜂房不仅外用，亦可内服。本品具有祛风定痉，解毒疗疮，散肿定痛，兴阳起痹作用。

三、露蜂房的药理作用

（一）促进血液凝固：露蜂房的醇、醚及丙酮浸出物有促进血液的凝固作用，尤以丙酮浸出物为最强。

（二）增强心脏运动：其丙酮浸出物，有增强心脏运动、利尿和一时性降压作用。

鼠　妇

本品为节肢动物鼠妇科鼠妇 Porcellis scaber Latreille 的干燥全体。

一、《神农本草经》记载：“味酸温，主气癃，不得小便，妇人月闭，血癥，痫痓，寒热，利水道。”

气癃，不得小便：气癃为淋证之一，由脾肾虚膀胱热所致，症见小便涩痛，小腹胀满明显。

妇人月闭，血癥：血瘀积滞，壅阻经络，妇人可致闭经等。

二、仲景之应用考证

仲景治疟母，癥瘕之鳖甲煎丸，即用本品。

邹润安《本经疏证》：“鼠妇利水，白鱼亦利水，又皆气血交阻。但白鱼所主是寒湿阻气，因而及血；鼠妇所主是气阻及血，因壅湿热，故有异云。”

三、后世本草及医家之应用

《大明本草》：“有毒，通小便，能堕胎。”

《本草纲目》：“治久疟寒热，风虫牙齿疼痛，小儿撮口惊风，鹅口疮，痘疮倒靥，解射工毒，蜘蛛毒，蚰蜒入耳。”

本品破瘀血，消癥瘕，通经，利水。临床常与下瘀血汤同用，以治经闭癥瘕；与车前子、泽泻等同用，治小便不利或水肿；与鳖甲、地鳖虫等软坚散瘀药同用，治疗疟母痞块。

蜣　螂

本品为金龟子科屎壳郎 Catharsius molossus Linn. 俗称推车虫或铁甲将军。

一、《神农本草经》记载：“味咸寒，主小儿惊痫，瘈疭，腹胀寒热，大人癫疾狂易。”

小儿惊痫：即小儿惊风。

大人癫疾狂易：《难经》：“重阳者狂，重阴者癫”，所以癫属阴，多偏于虚，患者多静默；狂属阳，多偏于实，患者多躁动。癫病经久，痰郁化火，也可出现狂证，所以说癫难狂易。

二、仲景之应用考证

《长沙药解》：“蜣螂喜破癥瘕，能开燥结。《金匮》鳖甲煎丸用之，治病疟日久结为疟瘕，以其破癥而开结也。”

三、后世医家之应用

《别录》："有毒，主手足端寒，肢满，奔豚。"

《药性论》："治小儿疳虫蚀。"

《大明本草》："能堕胎，治疰忤。和干姜敷恶疮，出箭头。"

《本草求原》："治小儿积滞，土包烧食。"

本品有破瘀，通便，定惊，攻毒作用。据药理报告蜣螂有毒，故多外用。内服散剂 1～2 克，入煎剂，用量可稍大。

四、蜣螂的药理作用

据《日本药学杂志》报道：曾由蜣螂中提得蜣螂毒素约 1%，此毒素溶于水、乙醇、氯仿，不溶于醚，加热至 100℃，经 30 分钟，亦不破坏。

（一）注射于小白鼠后，表现不安，不快状，数十分钟后因痉挛发作而致死。

（二）静脉注射于家兔后，血压一时下降，随而上升；呼吸振幅增大，频率加快。

（三）对蟾蜍离体心脏有抑制作用，灌注于蟾蜍的后肢血管，有暂时的扩张作用。

（四）对家兔肠管及子宫有抑制作用。

（五）对蟾蜍的神经肌肉标本，有麻痹作用。

石　韦

本品为水龙骨科植物石韦 Pyrrosia lingua（Thunb.）Farwell；有柄石韦 Pyrrosia petiolosa（Christ）Ching 和庐山石韦 Pyrrosia sheareri（Bak.）Ching 的全草。

一、《神农本草经》记载："味苦平，主劳热邪气，五癃闭不通，利小便水道。"

五癃闭不通：可作五淋解，据《外台秘要》五淋为石淋、气淋、膏淋、劳淋、热淋，五淋皆小便不通。

利小便水道：即利水。

二、后世医家之应用

《别录》："止烦下气，通膀胱满，补五劳，安五脏，去恶风，益精气。"

《大明本草》："治淋沥遗溺。"

《本草图经》："炒末冷酒调服，疗发背。"

《本草纲目》："主崩漏，金疮，清肺气。"

《本草求真》："攻专清肺行水，凡水道不行，化源不清，当用此调治，俾肺肃而水通，亦淋除而毒去。"

石韦利水、止血，可用于淋病涩痛，尤以血淋为宜。近来用本品治疗慢性支气管炎有效。

三、石韦的药理作用

（一）镇咳、祛痰作用：用二氧化硫引咳的小鼠，口服庐山石韦提取物，有明显镇咳作用，但不及可待因。小鼠酚红法试验，用石韦所含异芒果苷 0.4 克/公斤体重腹腔注射或 3.1 克/公斤体重灌胃，均有祛痰作用。经临床验证，异芒果苷（口服 0.48 克，20 天为一疗程）有较好的祛痰镇咳疗效。

（二）石韦提取物对流行性感冒杆菌有微弱的抑制作用，但能增强机体抗病力，这可能与活跃网状内皮细胞系统，促进局部细胞吞噬能力有关。

（三）本品对化学治疗及放射线疗法引起的白细胞下降能使之升高。

瞿　麦

本品为石竹科多年生草本植物瞿麦 Dianthus superbus Linn. 或石竹 Dianthus chinensis Linn. 的带花全草。

一、《神农本草经》记载："瞿麦味苦、寒。主关格诸癃结，小便不通，出刺，决痈肿，明目去翳，破胎堕子，下闭血。"

关格诸癃结：大便不通名"内关"，小便不通名"外关"，大小便都不通名关格。诸癃结，指各种原因引起的尿潴留。

破胎堕子，下闭血：本品有破血通经作用。

二、后世医家之应用

《别录》:“养肾气,逐膀胱邪逆。”

甄权说:“主五淋。”

《大明本草》:“月经不通,破血块排脓。”

《本草图经》:“利小肠为最要。”

《现代实用中药》:“为利尿剂,治水肿及淋病,适用于血淋、尿痛、尿热涩痛等,对于血淋有特效。又为通经药,及阵缩催进剂,大剂量用于孕妇,有致流产之弊。”

瞿麦清热、通淋、止血。消炎利尿治急性淋病,结膜炎,咽峡炎,疔肿。

三、瞿麦的药理作用

(一)利尿:瞿麦穗煎剂2克/公斤体重灌胃,可使盐水潴留的家兔在6小时内尿量增加到156.6%,排出的氯化物增加到268.2%。瞿麦煎剂使麻醉犬尿量增加1~2.5倍,不麻醉犬尿量增加5~8倍。

(二)抑菌:对金黄色葡萄球菌、大肠杆菌、伤寒杆菌、福氏痢疾杆菌、绿脓杆菌均有抑制作用。

(三)对心血管的影响:瞿麦对离体蛙心、兔心有很强的抑制作用,瞿麦穗煎剂对麻醉犬有降压作用,这可能由于心脏抑制所引起的。

(四)对肠管的作用:瞿麦煎剂对肠管有显著的兴奋作用,实验中观察到:离体兔肠主要表现在紧张度上升,麻醉犬在位肠管及狗慢性肠瘘则表现为肠蠕动增加,而张力并无太大影响。

紫 葳

本品为紫葳科植物凌霄 Campsis grandiflora (Thunb.) Loisel. 的花。

一、《神农本草经》记载:“味酸微寒,主妇人产乳余疾,崩中,癥瘕,血闭,寒热羸瘦。”

妇人产乳余疾:《本草正义》说:“《本经》专主妇人产乳余疾,正以初产乳子之时,阴血已虚,孤阳偏旺,最宜此酸咸微寒，直入血分，借以固护既耗之元阴，而收摄浮游之阳焰。”

崩中：指不在经期，忽然阴道大量出血，称为崩中。

癥瘕，血闭：以血热太甚，灼烁成瘀，致月经闭塞。

寒热羸瘦：指血虚内热以致消瘦。

二、后世医家之应用

《药性论》：“主热风，风痫，大小便不利，肠中结实，止产后崩血不定，淋沥。”

《滇南本草》：“祛皮肤瘙痒，消风解热。”

《本草纲目》：“凌霄花及根……手足厥阴经药也，能去血中伏火，故主产乳崩漏诸疾，及血热生风之证也。”

《本草经疏》：“长于破血消瘀，凡妇人血气虚者，一概勿施，胎前断不宜用。”

本品有行血破瘀及凉血祛风作用，可用于瘀血阻滞，月经闭止，久疟疟母，风疹瘙痒及皮肤湿癣。

【方药组成】鳖甲9克 柴胡4.5克 芍药4克 厚朴2.5克 半夏0.8克 蜂窝3克 鼠妇2.5克 干姜2.5克 桂枝2.5克 牡丹4克 人参0.8克 赤硝9克 乌扇2.5克 葶苈0.8克 瞿麦1.5克 䗪虫4克 蜣螂4.5克 黄芩2.5克 大黄2.5克 石韦2.5克 紫葳2.5克 阿胶2.5克 桃仁1.5克

上药为丸，梧桐子大，每服七丸，日三服。

【适应证】疟疾日久不愈，胁下痞硬有块，成为疟母，以及各种癥瘕积聚之症。

【方解】《内经》：“坚者削之，积者行之。”本方以鳖甲治癥瘕寒热为主；大黄、芍药、䗪虫、桃仁、赤硝、牡丹、鼠妇、紫葳攻逐血结为辅，以上主邪结于血分；以厚朴、半夏、石韦、葶苈、瞿麦、乌扇、蜂窝、蜣螂下气利小便为佐，主邪结于气分；黄芩、干姜调寒热；柴胡、桂枝通营卫；阿胶、人参和气血；乌扇即射干，散腹中结气邪热；赤硝产于赤山，同鼠妇治月闭血瘕寒热；石韦又治寒热邪气，利水道。此方合小柴胡汤、桂枝汤及大承气汤，去枳实、甘草、大枣，加入鳖甲活血、化瘀、软坚药，全方具有气血同治，寒热并用，升降结合，攻补兼施的特点。

【应用】本方除治疟母外，尚可通治热病后脾肿大；对肝病所致的脾大有小效；对血吸虫病晚期肝硬化所致的脾大无显效。

病例217

彭×　男，41岁。

患慢性肝病已四年，现肝脾肿大，肝肋下一指半，脾肋下半指，两胁胀痛，纳差，大便溏薄，唇、咽、舌尖均红，苔白，脉细弦。治拟健脾疏肝，活血理气，以四逆散加味及鳖甲煎丸同用：

柴胡9克　延胡9克　白芍9克　枳壳9克　甘草6克　丹参9克　丹皮6克　连翘9克　神曲6克　方5剂

另鳖甲煎丸6克，分2次吞服。

药后显著进步，续方5剂。后以鳖甲煎丸单服一个月左右。经西医内科检查，肝脾肿大显著缩小。

按　本例肝脾肿大，由慢性肝病所致。始以四逆散加味，健脾疏肝，活血理气。再以鳖甲煎丸攻癥瘕积聚之证，疗效显著。

病例218

杨×　女，43岁。

间日疟反复发作已数月，左肋下脾肿大质硬，疟母已成，舌见瘀斑，脉细弦。拟先截疟，继投以鳖甲煎丸，标本并治。

太子参9克　柴胡9克　黄芩9克　常山9克　草果3克　方3剂

药后疟止，每日早晚各服鳖甲煎丸6克，3周后脾肿大显著缩小。

按　本例间日疟，寒热往来，取小柴胡汤之一半，加以常山、草果截疟，此为治本。疟止后以鳖甲煎丸化瘀攻坚，治疟母癥瘕，此为治标。先本后标，病焉不瘳。

四十四、大黄甘遂汤类

大黄甘遂汤（《金匮要略》）

【单味药药理研究】

甘 遂

本品为大戟科多年生植物甘遂 Euphorbia kansui Liou 的根。

一、《神农本草经》记载：“甘遂味苦寒，主大腹疝瘕，腹满，面目浮肿，留饮宿食，破癥坚积聚，利水谷道。”

大腹疝瘕，腹满：为腹水的症状。

面目浮肿：为膈以上有水饮症状。

利水谷道：通利二便。

二、仲景之应用考证

《药征》：“主利水，旁治掣痛咳烦短气，小便难，心下满。”

三、后世医家之应用

《别录》：“下五水，散膀胱留热，皮中痞热气肿满。”

甄权说：“能泻十二种水疾，去痰水。”

《本草纲目》：“泻肾经及隧道水湿。”又云“肾主水，凝则为痰饮，溢则为肿胀，甘遂能泻肾经湿气，治痰之本也，不可过服，但中病则止可也。”

甘遂为峻下通水药，逐腹水，用生甘遂粉 3 分（为 0.9 克）敷腹部后，即有利水作用。煨甘遂比生甘遂作用缓和，每次服 0.9 至 1.5 克或入丸散。甘遂适用于体格壮实的阳实水肿症，与大戟、芫花同用，如十枣汤。

四、甘遂的药理作用

（一）泻下作用：动物实验，其醇浸膏有显著的泻下作用，能强烈刺激肠黏膜，引起炎症充血和蠕动增加，造成峻泻。其毒副作用大，可引起呕吐、腹痛、呼吸困难，血压下降等。

（二）甘遂与甘草配伍的药理作用：甘草的用量与甘遂相等或少于甘遂时，无相反作用，有时可能解除甘遂的副作用。但甘草用量大于甘遂则起相反作用，而且甘草愈多，则毒性也愈大。

【方药组成】大黄9克　甘遂6克　阿胶6克

【适应证】妇人少腹满如敦状，小便微难而不渴，生后者为水与血结在血室。

【方解】尤在泾说："周礼注'盘以盛血，敦以盛食，盖古器也。'少腹满如敦状者，言少腹有形高起，如敦之状。小便难，病不独在血矣。不渴，知上焦气热不化。生后，即产后，产后得此，乃是水血并结，而病属下焦也。故以大黄下血，甘遂逐水，加阿胶者，所以去瘀浊，而兼安养也。"

【应用】本方尚可通用于血臌腹水（肝硬化腹水）重证。

方剂索引

七　画

八　画

九　画

十　画

十一画

十二画

十四画

十六画

十九画

药名索引

十一画

十二画

十三画

十四画

十六画

十八画

十九画

二十一画